瘟疫与
人类文明的进程

武 斌　著

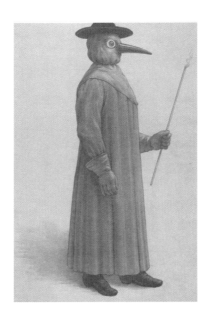

Plague and the
Cource of Human
Civilization

山东人民出版社·济南

国家一级出版社　全国百佳图书出版单位

图书在版编目（CIP）数据

瘟疫与人类文明的进程/武斌著. —济南：山东人民
出版社，2020.10

ISBN 978-7-209-12693-9

Ⅰ.①瘟… Ⅱ.①武… Ⅲ.①瘟疫—医学史—世
界 Ⅳ.①R51-091

中国版本图书馆CIP数据核字（2020）第113643号

瘟疫与人类文明的进程

WENYI YU RENLEI WENMING DE JINCHENG

武　斌　著

主管单位　山东出版传媒股份有限公司
出版发行　山东人民出版社
出 版 人　胡长青
社　　址　济南市英雄山路165号
邮　　编　250002
电　　话　总编室（0531）82098914
　　　　　市场部（0531）82098027
网　　址　http://www.sd-book.com.cn
印　　装　济南龙玺印刷有限公司印装
经　　销　新华书店

规　　格　16开（170mm×240mm）
印　　张　21.25
字　　数　340千
版　　次　2020年10月第1版
印　　次　2020年10月第1次
ISBN 978-7-209-12693-9
定　　价　48.00元
　　　　　如有印装质量问题，请与出版社总编室联系调换。

目 录

第二编

第四编

前　言

　　新冠肺炎疫情在全球范围内的多点暴发、持续蔓延，给人们的身体健康和生命安全带来很大的威胁，也严重影响了经济社会发展。瘟疫，再度引起人们的关注。

　　在人类文明的历史上，人类始终在与各种灾难，包括自然的灾难和人为的灾难，进行着持久的搏斗。人类的文明史，在相当大的程度上是与灾难作斗争的历史，是克服灾难、战胜灾难的历史。而在人类所遇到的各种灾难中，瘟疫是最大的灾难。瘟疫在大规模暴发和蔓延时，比任何其他天灾人祸都具有更大的危险性和杀伤力，它不仅会杀害无数无辜的生灵，还会造成严重的社会危机和文化危机，并干预人类文明的发展进程。

　　瘟疫是随着人类文明的发展而出现的，或者说是人类文明的一部分。瘟疫不仅仅是一种自然灾害，还是历史上特定时期特定社会的象征。瘟疫的产生和蔓延，在许多情况下都与人类的生存方式和生存状态有关，与一定的物质环境和社会环境有关。正如本书下面将要分析的，大概在进入农业社会时，就出现了疫病，并且随着社会生活的发展、交往的扩大，进而发展成大面积蔓延的瘟疫。人是自然的一部分，人与自然共处在一个生态系统中。在人类文明发展的过程中，人类总是一再寻求扩大自己的活动范围和提升自身能力。随着疆域的扩张、远程贸易的扩大、人类改造自然能力的增强，特别是科学技术的进步，人类一再加快改造自然的步伐。当这种扩张的力量超出生态环境的容纳极限，人与自然的生态平衡就会被破坏。而当生态平衡被破坏的时候，瘟疫往往就以极端的方式表现出来。瘟疫是大自然对人类的警告。

在一定意义上说，瘟疫正是人类文明发展的一个伴生物。美国历史学家麦克尼尔（William Hardy McNeill，1917—2016）认为，从大约公元前500年开始的一个时期，在亚洲和欧洲，病原体已经开始影响到文明的发展进程。这一时期正是人类文明史上的轴心时代，是一次全球性的文化突破的时代。他说的这个时期，正是历史上第一次有详细记载的雅典大瘟疫出现的时候。雅典瘟疫的直接后果，就是结束了希腊文明的黄金时代，造成了希腊文明的衰落乃至最后的结束。此后，历史上几次大瘟疫的暴发，都在一定程度上影响了文明的进程。比如公元2世纪的安东尼大瘟疫，6世纪的查士丁尼大瘟疫，14世纪的黑死病，都在相当大的程度上影响了西方文明的发展进程，甚至改变了世界文明发展的走向。瘟疫参与了人类的历史，参与了人类的文明创造。

瘟疫是人类的大灾难，但是人类本身也并不是无所作为，束手无策，任凭瘟疫蹂躏和残害。人类也努力地去抗争，比如祈求神灵，比如祭祀驱鬼，比如把瘟疫看作是"天谴"而自我谴责。不同民族的人们，都以自己的文化模式，在自己的认知条件下来对抗瘟疫。比如许多民族都有一些针对瘟疫泛滥的民俗与禁忌。这些民俗文化都是在科学文化水平不高的情况下人们的生活经验和民族智慧的总结，其中有些民俗和禁忌现在看来也是有效的。

19世纪后期以来，科学的细菌理论使医学思想发生了革命性的变化，人们开始揭开瘟疫的神秘面纱，看到它的真实面目，从而开始了真正意义上的人类对瘟疫的战争，人类逐渐掌握了斗争的主动权，使治疗和预防许多重大传染病成为可能。如今，随着公共卫生体制和社会文明的重大发展，随着科学技术和社会组织方式的进步，随着"磨砺"出抗生素、疫苗等战胜瘟疫的锐利武器，鼠疫、疟疾、霍乱、天花等瘟疫似乎已经离我们远去，肺结核、梅毒、流感等也不再是不治之症。那种瘟疫一下子吞噬数千万人生命的时代几乎一去不复返了，人类战胜瘟疫的速度正在日益加快。瘟疫对于人类文明历史的干预和影响也不再像古代那样强烈，现代社会的人们不再像过去那样生活在瘟疫的长久威胁之中了。

但是，这并不是说，人类已经或即将彻底战胜瘟疫。麦克尼尔在他著名的《瘟疫与人》的最后警告说，假如我们能像了解过去那样，努力地顶测未来，那么，对传染病的影响就绝不能置之不理。技能、知识和组织都会改变，但人类面对疫病的脆弱，则是不可改变的。先于初民就已经存在的传染病，将与人类始终同在，并一如既往，仍将是影响人类历史的基本参数和决定因素之一。[①]麦克尼尔的这个看法，实际上已经是许多学者的共识。我们不仅要对瘟疫的潜在危险始终保持警惕，同时，在人类文明的活动中，要始终记住历史上瘟疫多次暴发给予的警告，记住还有这样一种力量在参与着我们的历史。

瘟疫的暴发大量地吞噬了人类的生命，把人类推到了生活的极端困境中，推到了生死的极限状态。这种情境，给予了人性极大的考验，是人性的非凡体验。在历史上曾经出现的多次瘟疫大暴发中，成千上万的人陷入极大的恐慌，法律失效，道德沦丧，尽显末日狂欢的景象。这都给予了当时的文明以沉重的打击。但更有一些人怀着悲天悯人的情怀，不畏危险，投身到抗疫救灾的斗争中，尽可能地帮助别人，给患病者以救治，给临终者以安慰。他们身上，不仅闪耀着人性的光辉，更体现了文明的力量。瘟疫困境下的人生境遇会催生人性的极端表现。人性是脆弱的，也是坚强的；是渺小的，也是伟大的；是怯懦的，也是勇敢的。这些，都是人性固有的不同侧面。但终归是勇敢战胜了怯懦，伟大遮蔽了渺小。因此，才有了人性的光辉，才有了文明的进步。

还有一些学者、作家、艺术家，面对大瘟疫的恐怖景象，对人性、生死、文明进行了深入思考，他们记载了自己经历瘟疫的恐怖记忆，也记载了对瘟疫进行挑战的探究。这些文献和作品，都是他们留给我们的宝贵精神财富，是人类文明的重要遗产。在应对瘟疫的挑战和危机中，它们给了我们一个进一步审视自己的机会，让我们审视健康和生命，审视道德和文化，审视人性和内心，

---

① ［美］威廉·麦克尼尔：《瘟疫与人》，余新忠、毕会成译，中信出版社2018年版，第237页。

同时也使我们有机会重新审视和反思我们的文明，有了对关于自己生活方式的思考、关于人与自然关系的思考、关于文化与道德的思考。

瘟疫给我们带来了灾难，造成了毁灭，但是，人类在一次次抗击瘟疫的斗争中，经受住了考验，得到了锻炼，也成长、壮大起来了。瘟疫没有摧毁人类，反而锻造了人类坚韧的意志。

今天，我们又一次面对重大的考验。在这样的历史时刻，我们回顾人类与瘟疫抗争的历史，吸收历史上人们抗击瘟疫的经验和智慧，也在历史与现实的镜像中，更深入地认识和理解我们的文明。

第一编

　　瘟疫是与人类文明伴生的。人类文明的历史中，有一部分内容就是与瘟疫抗争、搏斗的历史。那么，瘟疫的出现与人类文明有着什么样的关系，瘟疫对人类文明的历史有着什么样的影响，瘟疫是以什么样的方式、在多大程度上参与了历史的进程，人类对瘟疫的抗争体现了什么样的文化模式，这些问题都包括在"瘟疫与人类文明的进程"这个大题目之下，也是本书要讨论的主题。

　　在本书的第一部分，我们先对这些问题做一般性的、概念性的分析，然后对人类童年阶段有关瘟疫记忆的文化信息做一些大概的钩沉和了解。

第1章

瘟疫与人类文明相伴生

一、瘟疫是什么

在人类历史上，瘟疫是时常出现的。在中国古代的文献中，几乎每隔三五年就有瘟疫的记载。有的是小规模的、局部地区的，也有的是大规模暴发的、蔓延全国范围的，文献上叫"大疫"。三千多年来，在中国历史上，仅这样的"大疫"就发生了几十回，造成了巨大的灾难。在世界历史上也是这样，从古希腊到古罗马，一直到现代，几次大的瘟疫暴发，都给人类文明以沉重的打击，甚至改变了历史发展的走向。

那么，我们说的瘟疫指的是什么呢？

一般说来，瘟疫就是传染病。根据现代疾病细菌学说，传染病是微生物侵入宿主体内并在生长和繁殖时破坏宿主身体而造成的。传染病可以直接或间接地从一个生物体传染到另一个生物体。有些疾病有很强的传染性，这意味着病人可以把疾病传染给许多新的受害者。传染病一直是人类健康的主要杀手之一，是人类生存的大敌。

但是，并不是所有的传染病都被称为瘟疫。"瘟疫"（Plague）一词来源于希腊语"Plege"和拉丁语"Plaga"，意思是"打击"或"冲击"，与"疫病"（Pest）、"时疫"（Pestilence）、"痘症"（Pox）等词语类似。"瘟疫"一词主要用于描述一系列毁灭性的流行性疾病。

根据现代科学的研究，造成大的危险和危害的瘟疫主要有麻风病、鼠疫、天花、斑疹伤寒、梅毒、结核、霍乱、流感等，还有20世纪中期以后出现的艾滋病、埃博拉等等，都是危害很大、传染性很强的传染病。其中，尤以鼠疫最厉害。两千年以来，鼠疫在历史中有几次大的暴发，给人类的健康、生命以及社会发展造成了巨大的破坏。随着历史的发展，在人类获得与瘟疫的抗争的阶段性胜利、人类与自然的关系取得了新的平衡时，有些传染病被彻底消灭了，比如天花；有些传染病则成了一般性的地方性疾病或受到很大遏制的传染病，不再会造成大规模的泛滥，比如斑疹伤寒、肺结核等。因此，它们就不再作为瘟疫存在。

被称为瘟疫的传染病主要有以下几个特征：

一是瘟疫都是突然间暴发的。美国学者凯尔·哈珀（Kyle Harper）说："大自然手中还挥舞着另外一件可怕的武器：传染性疾病。它可以像夜行军一样，突然间向人类社会发动袭击。"[①]当然，瘟疫也有一个潜伏期或者说酝酿期，但这时人们并没有感觉，也没有警惕。突然之间，瘟疫在很短的时间内暴发，并且迅速蔓延。瘟疫的强大危害在于它的传染性。病菌或病毒的迅速传播和症状的迅速发展，意味着当地人口中的每一个人都有可能很快被感染。有的研究者概括了瘟疫流传的几条规律或者说共同特点，其中最重要的是：第一，它们从一个受感染的人迅速而高效地传给近旁健康的人，结果使整个人口在很短的时间内受到感染；第二，它们都是"急性"病，在很短的时间内，被感染的患者要么死掉，要么完全康复。

二是传播的广泛性。许多大规模的瘟疫，从一个起源地暴发，很快就通过交通、人员往来、军队的转移等渠道，迅速传播到广大的地区，传播的速度非常快，蔓延的地方非常广。例如6世纪出现的查士丁尼瘟疫，在东罗马帝国的首都君士坦丁堡暴发，之后，从城市到乡村，蔓延到欧洲、亚洲、非洲的许多地方。近代以来，交通日益发达，商业和人员往来逐渐增多，都给瘟疫的蔓延提供了方便的条件。有人说，只要有一架飞机，就可以把瘟疫从一个地方传到地球的另一端。所以，近代以来有几次大瘟疫都是全球性大流行。

三是瘟疫的高死亡率。瘟疫造成的死亡人数往往以百万、千万计。在古代，凡是瘟疫席卷的地方，大多十室九空，尸横遍野，土地荒芜，城市废弃，

[①]［美］凯尔·哈珀：《罗马的命运——气候、疾病和帝国的终结》，李一帆译，北京联合出版公司2019年版，第24页。

一片凄惨悲凉的景象，社会经济因此停滞甚至倒退，甚至人类历史因此发生重大改变。14世纪黑死病在欧洲泛滥，杀死了欧洲1/4的人口，有些城市的死亡率甚至达到了70%。在17至18世纪，全世界都流行天花疾病，死于此病的人数，在欧洲达到50万人，在亚洲多达80万人。在瘟疫肆虐期间，并不是所有的死者都是由疾病致死，而是因为大量人口死亡使得那些免于被感染而可能存活的人，也会因为缺乏食物、饮用水和起码的照顾而死去。

19世纪中期以后，随着人们找到了对抗瘟疫的科学方法，以及现代医学和医疗技术、社会卫生防疫体系的发展，特别是20世纪40年代开始使用青霉素和其他抗生素，大多数受感染的人能够被治愈，这种高死亡率才得到了一定的控制。

四是急性的和大面积传染的特征，造成了瘟疫的极大恐怖性。因为瘟疫往往是在没有任何征兆和预示的情况下突然降临的，这个时候人们往往对它一无所知、束手无策，缺乏有效的预防和治疗措施。等到人们面对大量的感染和死亡而行动起来的时候，它却已经形成燎原之势，难以控制，所以会造成极大的社会恐慌。

突发性、蔓延的广泛性、高死亡率以及造成的社会恐慌，是瘟疫的主要特征。由此我们可以得知：瘟疫将会给人类及其社会生活造成巨大的冲击和危害，对人类文明的发展造成巨大的毁灭性影响。

二、瘟疫与人类文明共生

瘟疫是人类的大灾难。但是，瘟疫的产生，也根植于人类文明之中，是人类的生产生活滋生并引发了瘟疫。瘟疫的强烈传染性需要足够数量和足够拥挤、稠密的人口，因而它们首先是"群众性"疾病。这样才能使瘟疫的病菌得以一代一代地存活。实际上，许多传染性疾病都需要一定数量——比如几十万、几百万——人口的聚集作为它们流行泛滥的基本条件。这也就说明了为什么越是到了历史的晚近时代，瘟疫出现得越频繁，造成的危害也越来越大。

所以，瘟疫的产生一开始就与人类的生产生活方式有密切关系。瘟疫的大规模流行是人类文明发展到一定阶段的产物。

旧石器时代，人们主要依靠采集和狩猎来维持生活。随着生产工具的进步，以及人类对自然认识的逐步加深，进入新石器时代以后，农业和家畜饲养业便取代了采集和狩猎的地位，成为首要的生产部门。人类由食物的"采集者"变成了食物的"生产者"。由"采集食物"进化到"生产食物"，被称为"产食革命"，这对人类社会的历史发展有深远的影响。美国历史学家威尔·杜兰（Will Durant，1885—1981）也说，"农耕是文化的第一个形式"[1]。"人类的全部历史，可从两个革命来看：从狩猎到农业的新石器时代的过程，与由农业到工业的现代过程。没有其他的革命曾有如这两次革命的绝对真实或基本性的。"[2]

"农业革命"这个重大事件几乎同时在世界各地发生，是在大约一万年前。农业文明的起源对以后的文明发展有着极为重要的影响。

种植业的出现，引起人们生活方式的重大变化，开始由游猎的移动生活方式向定居生活方式转变，形成人类的聚居。人类除利用天然洞穴居住外，开始营建房舍。在河谷、台地等水源便利之处，逐渐形成村落，出现了早期的社会组织。这个时候，已经具备瘟疫传播所必需的人口密度的条件。在这个阶段，定居的生活方式、单调的饮食、密集的居住点、对地貌的改造，以及旅行和交流的新技术，所有这些对微生物生态学以及人类种群的结构和分布都有影响。长期存在于大自然的疾病在新环境中迅速传播。农业使我们与家畜密切接触；城市创造了细菌传播所必需的人口密度；贸易网络的扩张让地方性病原体肆无忌惮地传播到其他处女地，导致了"文明疾病池的汇聚"。

从农业社会开始聚集起稠密的人口，而在以后几千年的城市发展中，实现了更大规模、更加稠密的人口聚集。与狩猎的生活方式相比，农业社会人口的密集程度在10倍甚至100倍以上。而与农业的生活方式相比，城市社会的人口密度更是上百倍的增加。数量巨大的定居人群为病原体从个人到个人以及从动物到人类的传播提供了许多机会。随着人口数量和人口密度的增长，人类成为

---

[1]［美］威尔·杜兰：《世界文明史》（第1卷），幼狮文化公司译，东方出版社1999年版，第4页。

[2]［美］威尔·杜兰：《世界文明史》（第1卷），幼狮文化公司译，东方出版社1999年版，第117页。

许多疾病的合适宿主，而这些疾病先前仅仅在大量野生动物中发现过。

瘟疫产生的另一个条件就是人口的流动和迁徙。连接永久定居点的道路交通网络为传播传染病提供了新的机会。人类的跨地区迁徙，灌溉农业的出现，城市的兴起，以及商队与商船的活动、战争、朝圣等行为，都伴随着瘟疫从一个疾病圈向另一个疾病圈传播，而瘟疫也深刻影响着人口发展与新定居地的开拓。大规模的战争、商贸活动以及各民族的大迁徙，使得病菌也随着这样的人口流动从一个人群传播到另一个人群，从一个城市传播到另一个城市。特别是世界贸易的发展，很容易使在某地发生的一场瘟疫迅速超出国界的范围，成为全人类的灾难。比如在古罗马时代，这样的世界贸易路线把欧洲、亚洲和北非有效地连接成为一个巨大的"病菌繁殖场"。近代欧洲殖民主义的扩张，更是把瘟疫的危害带到了全世界。欧洲殖民主义者登上美洲大陆，带去的天花等致命的病毒，造成印第安人空前的人口灭绝。因此，可以说，瘟疫是随着人类社会（"社会"这个概念本身就意味着人口的大规模聚集）的发展而发展的。

人类与动物的关系是研究瘟疫必须注意的方面。人类一直是与动物共生的。人类历史上的一些主要流行病，比如黑死病、疟疾、黄热病、肺结核等，都能感染动物。野生动物或家畜家禽常常以极大的密度群居生活，它们也成为直接或通过携带有病菌的昆虫向人类传播病菌等的源头。人类与动物关系的改变持续地为病原体提供机会，使其从正常的动物宿主传到人类，或从人类传到其他动物。

畜牧业是与农业同时发展起来的。畜牧业的起源是人类历史上可以称之为革命的一件大事，它不是一个简单的事件，也不是一项偶然的发明，而是人类社会发展到一定阶段的必然产物。驯养动物是人类文明的一部分。许多野生动物被驯养成为家畜。驯养山羊、绵羊、猪、牛等家畜，改善了古代人的营养状况，但这些动物身上难免藏有病原体和寄生虫，成为许多传染病的传播载体。人类在与家畜的长期密切接触过程中，一些家畜身上携带的病菌转移到了人类身上，家畜的疾病也由此成为人类的疾病。人类通过食用动物或只是与动物接触而被感染传染病。人类历史上流传的几种瘟疫几乎全来自驯养动物，或与人类共生性强的动物有关。比如麻疹来自牛瘟，肺结核来自牛，天花来自牛痘，流感来自猪和鸭，百日咳来自猪和狗，恶性疟疾来自禽鸟。这些原本寄生在动物身上的病菌转移到人身上后，经过适应和变异就发展成为典型的人类疾病。人口的增长和定居社会的兴起促进了这些疾病的传播，由此而造成了我们称之为瘟疫的传染性疾病的流行。

除了驯养动物和与人类共生的动物，还有野生动物。在工业社会以前，人和其他动物特别是野生动物基本上是各有各的领地，所以此前人畜共患的疾病多是与家畜或与人类共生的动物有关。但是，工业文明出现以来，人类对大自然的大范围开发，迫使许许多多的野生动物丧失了自己的家园。人类对野生动物的大规模捕杀，不仅使许多野生动物面临灭绝的危险，同时也拉近了人与它们的距离，这就增加了这些野生动物所携带的病毒向人类感染的危险性。如果是这样，人类面对的就又是一种从没有见过的可怕的病毒，又会经历一次没有经历过的恐怖的瘟疫。野生动物往往携带着多种可以传播给人类的病菌。有研究表明，20世纪后期至今出现的新兴传染病，比如艾滋病、埃博拉、莱姆病等，都有一个共同特点，即它们都是来自野生动物，而不是驯化物种。来自野外的病原体进化和人畜共患疾病，在新兴传染病的动态机制中比以前占了更大的比重。一系列新的来源于野生动物的传染病的不断出现，表明动物传染病库是人类新传染病潜在的原因。美国学者凯尔·哈珀说："疾病史上最主要的戏剧性事件，是野生宿主身上不断出现的新细菌，找到不断扩大、容易相互感染的人类群体。"①

总之，人类文明发展的源头上就存在孕育和滋生瘟疫的条件。驯养家畜，大规模聚居，建构永久的村落、城镇，以及在此基础上发展起来的城市文明，这些带来的代价之一就是新的疾病。人类行为和技术的改变，几千年的狩猎、觅食、烹饪，以及动植物的驯化和永久居住地的形成，改变了人类和微生物的关系，导致了人类疾病模式的重大转变，给致病的微生物媒介带来了新的挑战和机遇。

---

① ［美］凯尔·哈珀：《罗马的命运——气候、疾病和帝国的终结》，李一帆译，北京联合出版公司2019年版，第100页。

三、瘟疫与天灾人祸

瘟疫是一种自然灾害。但是，这种自然灾害的产生和蔓延又和其他天灾人祸有密切的关系。在大的自然灾害之后发生瘟疫流行，是历史上经常发生的现象。中国古代就有"大荒之后，必有大疫"的说法，史书上称之为"饥疫""旱疫""荒疫"等。这样的记载在中国史不绝书。

在世界历史上，这种情况也屡见不鲜。比如1世纪时维苏威火山爆发，造成著名的庞贝城覆灭，之后不久就在罗马帝国造成大规模的瘟疫流行。有学者研究认为，在"查士丁尼瘟疫"与此前北欧的一次火山大爆发之间，可能也有某种程度上的联系。

为什么在大的自然灾害之后会出现大的瘟疫流行呢？因为物理气候中的搅动可以激发生态或进化上的改变，从而导致疾病的发生。英国学者戴维·基斯（David Keys）对这方面的问题进行了专门的研究，他认为瘟疫需要气候的激发作用。大多数瘟疫的暴发都是由突发而剧烈的气候变化引发的。虽然，从理论上说，在严重的干旱之后继之以正常的天气，也会引起瘟疫的暴发，但是，

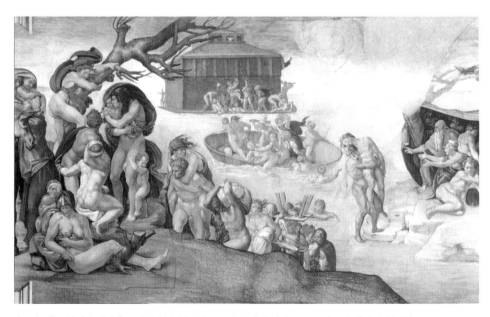

米开朗琪罗的《大洪水》。在大的自然灾害之后发生瘟疫流行，是历史上经常发生的现象

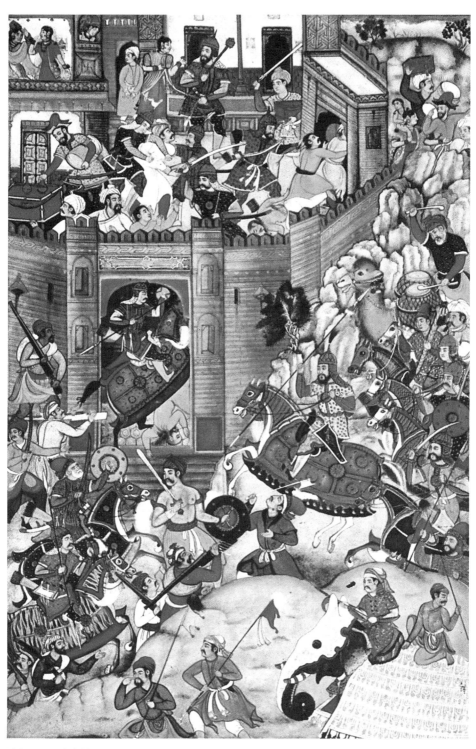

战争是滋生瘟疫的"温床"

大规模的过量降雨，特别是在干旱之后发生这样的降雨，则最有可能引发瘟疫的四处蔓延。

战争与瘟疫的关系也十分密切。中国古籍上有"兵疫""大兵之后，必有凶年"等说法。因为战争首先是人们（士兵）最大程度上的聚集，大规模的征战使得士兵们从一个地方快速流动到另外的地方。这两个因素都为传染病的蔓延提供了最方便的条件。在军营中，瘟疫的传播是时有发生的。只要某种传染病菌侵入人员密集的部队，往往就会大流行，造成兵员大量损失。《后汉书》记载："绿林中，至有五万余口，州郡不能制。三年，大疾疫，死者且半"，马援征交趾，"军吏经瘴疫死者十四五"。

在这种情况下，瘟疫对军队的战斗力乃至战争的结局都有至关重要的影响，甚至直接扭转战争局势。比如东汉末的建安年间，就暴发了全国性的大疫。大家耳熟能详的赤壁之战，最后曹操军队大败而归，究其原因，并不是《三国演义》中说的诸葛亮智谋高超，而是曹操军营中有疫情暴发，许多士兵染病死亡，大大减损了战斗力。后来曹操给孙权写了一封信，说这次战败本是大疫造成的，却让周瑜暴得虚名。这样的例子还有很多。在李自成进入北京之前，明朝的京营兵士就正遭受鼠疫侵袭，元气大伤。以至于北京城墙上，平均每三个垛口才有一个羸弱的士兵守卫，根本无法抵挡李自成精锐之师的进攻。所以，明朝是在军队毫无战斗力的情况下灭亡的。

在历史上，与战争和瘟疫有关的社会断裂是一个反复出现的主题。雅典瘟疫暴发时，正值伯罗奔尼撒战争之时，大瘟疫严重地削弱了雅典的战斗力，使得相对落后的斯巴达最后取胜。在罗马帝国时代，数百年的战争给整个帝国的细菌和病虫害提供了传播的机会。1812年6月，拿破仑统领近50万大军入侵俄国，当部队行至波兰和俄国西部时，近半数士兵因感染斑疹伤寒和痢疾而死亡或丧失行动能力，结果拿破仑大败而归。而这次失败，成为拿破仑帝国走向衰落的转折点。

四、瘟疫参与了历史的进程

疾病或瘟疫大流行与人类文明相伴生，是随着人类文明的发展而来的。同时，瘟疫以复杂而微妙的方式影响了人类的演化和历史，对人类文明的发展进程产生了深刻和全面的影响。瘟疫参与着人类文明的历史。麦克尼尔在《瘟疫与人》中提出的一个基本观点，就是认为，瘟疫是"影响人类历史的基本参数和决定因素之一"①。在人类的历史变迁和文明发展中，瘟疫扮演了重要角色。比如对人类的迁移、民族的盛衰、战争的胜负、文化的起落、宗教的兴亡、文明的发展和科技的进步，瘟疫都有重要的影响。人类的文明史有一部分就是人类与瘟疫的互动史。

在世界历史上，有许多关键时刻，都是因为瘟疫的原因，而发生了意想不到的变化，甚至改变了历史的走向。比如在古希腊时代，正是雅典的大瘟疫决定了伯罗奔尼撒战争的形势，使强大的雅典败在落后的斯巴达人手里，从而使曾经辉煌一时的古希腊文明走向衰落，进而结束了西方文明史上的古希腊文明阶段。

古罗马帝国的兴衰一直是历史学家和政治学家们探讨的话题，人们从政治、经济、文化、习俗以及军事等方面进行了探讨，对于这个曾经不可一世的超级大帝国的衰亡之谜，提出了种种猜测和假说。虽然这个大帝国的衰亡绝非一日之功，也并非某个单一的原因造成的，而应是如恩格斯说的那种"历史的合力"推倒了这个帝国的巍峨大厦。但是，有一个原因至少是不可忽视的，这就是瘟疫的作用。实际上，正是马可·奥勒留·安东尼（Marcus Aurelius Antoninus，121—180）时期的大瘟疫，造成了他逝世后一个世纪的社会危机和动荡，为帝国无可挽回地走向衰落埋下了伏笔。对于古罗马帝国的衰亡，现在许多学者都认为，在讨论这个问题的时候，一定要把罗马帝国后期多次暴发瘟疫这个因素考虑进去。至少可以说，瘟疫也是参与推倒罗马帝国大厦的力量之一。

同样，在东罗马帝国，查士丁尼（Justinianus）皇帝极力恢复昔日罗马帝国的荣誉与疆土，他也确实为这个梦想付出了巨大的努力，并且在很大程度上恢复了当年罗马帝国的疆土。然而，正是他那个时代的所谓查士丁尼瘟疫，毁灭了他的一切梦想，从此，东罗马帝国便开始走向衰落，仅仅成为偏于一隅的"东方国家"，不能与古罗马相提并论。甚至人们不愿意再说它是"罗马帝

① [美] 威廉·麦克尼尔：《瘟疫与人》，余新忠、毕会成译，中信出版社2018年版，第237页。

国"，而宁愿用它的首都的名字将其称为"拜占庭帝国"。

在近代欧洲殖民主义的扩张中，瘟疫在很大程度上起到了助纣为虐的作用。美国作家贾雷德·戴蒙德（Jared Diamond）在《枪炮、病菌与钢铁——人类社会的命运》一书中认为，欧亚大陆的病菌"在大量消灭世界上其他许多地方的土著民族方面起了关键的作用"[1]。最经常提到的例子是西班牙殖民者对阿兹特克和印加两大帝国的征服。西班牙殖民者只有为数不多的几百人，就彻底征服了这两个印地安国家。之后不久，印第安人几乎陷入种族灭绝的境地。在殖民者带到新大陆的病菌面前，印第安人简直就是不堪一击。

在这个事件之后，新大陆的原住民大批大批死亡，又造成了一个新的问题，就是劳动人口极为短缺。本来，殖民者占领新大陆以后，接下来的任务就是对这片神奇土地的大开发。开发需要大批的劳动力，而被征服的原住民本应该成为劳动力最好的来源。但是，由于大瘟疫的蔓延，印第安人的人口数量已经少得可怜，远远满足不了新大陆开发的需要，殖民者不得不从非洲掠夺黑人奴隶，把他们贩卖到美洲大陆，所以就有了17、18世纪的黑奴贸易。这种罪恶的贩卖黑奴制度一直持续了两个多世纪。实际上，殖民者贩卖黑奴的直接原因，就是美洲大陆瘟疫泛滥造成当地原住民的大灭绝。

瘟疫对于人类事务的干预，甚至改变了人类历史的进程和走向。14世纪的黑死病，几乎夺去了欧洲1/4人口的生命，劳动人口急剧减少，造成经济凋零，城市败落，土地荒芜。在此情况下，社会财富特别是土地获得了重新分配，社会阶层结构也发生了明显的变化和重组。不仅如此，由于劳动人口锐减和经济重建对劳动力大量需求这样的供求关系的矛盾，劳动者普遍要求增加工资收入，而封建贵族没有满足这种要求，反而采取了一些限制和镇压劳动者的措施，结果引发激烈的社会矛盾和社会冲突，激发了农民和城市劳动者的多次起义。这些起义对于欧洲中世纪末期的社会变革起到了积极的推动作用，为欧洲从中世纪向近代资本主义的迈进拉开了序幕。

大规模瘟疫的暴发和流行，还在一定程度上改变着人们的文化和思想。在科学知识水平不高的情况下，人们对瘟疫的认识以及如何控制和防治瘟疫知之

---

[1]［美］贾雷德·戴蒙德：《枪炮、病菌与钢铁——人类社会的命运》，谢延光译，上海译文出版社2000年版，第222页。

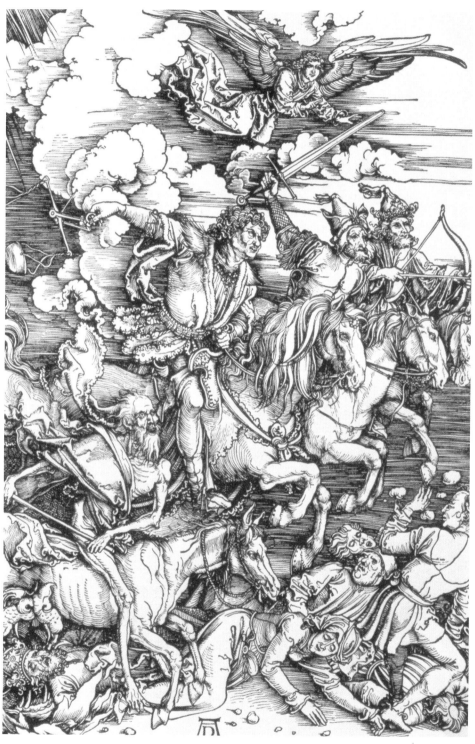

丢勒的《启示录四骑士》，"四骑士"分别代表瘟疫、战争、饥荒和死亡

不多，突然降临的灾难造成普遍的心理恐慌，使人们对传统习俗和信仰失去信心，因为这些习俗和信仰没有告诉他们如何去应对这些灾难。于是，各种超自然的、神秘的预言和解说就会给人们带来心理上的慰藉，从而使宗教得以迅速发展。比如，正是在"查士丁尼瘟疫"之后，基督教的势力得到前所未有的扩张，各地的修道院也在这个时期大规模地发展起来，从而使基督教神学在意识形态上的统治地位得以确立。所以有的学者说，如果不是"查士丁尼瘟疫"，基督教文化就不会像后来那样占据统治性的地位，整个西方文明的历史也将改写。

基督教神学是中世纪占统治地位的意识形态。但是，中世纪晚期即14世纪黑死病的肆虐，促使人们进一步思考人的生命的价值，使人们的思想逐渐摆脱了基督教神学的束缚，人文主义思想开始萌芽和发展，从而揭开了文艺复兴运动的序幕。进一步的结果是，欧洲人的思想摆脱了基督教神权的统治，开始向高扬人的理性的启蒙时代过渡。

五、与瘟疫的抗争促进了文明的发展

人类一直在与瘟疫抗争。在与瘟疫的抗争中，人类改变着自己，也改变着自己的生活方式和文明形态。人们逐渐认识到，大规模的瘟疫流行往往与人类的生存环境有关，特别是与人们的居住条件、卫生环境有直接的关系，因而在瘟疫流行之后，人们往往在改变自身的环境方面做出许多努力。改变生活环境实际上也就是改变人类与自然的关系，改变人类生存的生态系统。例如，罗马帝国时代，人们已经建立了比较完善的城市供水系统和排水系统，提高了城市的管理水平。19世纪初的霍乱，更是直接启动了欧洲乃至世界的公共卫生运动。实际上，今天我们享用的城市供排水系统、垃圾的处理、住房的卫生标准设计，以及与我们日常生活关系密切的现代城市规划管理等服务，就是从那个时期开始的。所以霍乱被人们称为"伟大的卫生革新家"。19世纪末的鼠疫流行，则催生了香港的大规模城市改造，这次大改造对中国内地的城市建设也有很多直接的影响。许多瘟疫流行之后，人们的生活卫生习惯和不良风俗也会有很大的改善。这些变化都有利于促进人们的生活方式更加健康和科学。

自古以来，人类就在与瘟疫进行着艰苦卓绝的生死较量。事实上，在某种意义上说，一部人类文明史，就是不断地与瘟疫以及各种疾病做斗争的历史。无论是民间信仰的种种神话传说，还是祈福消灾的种种风俗祭祀仪式，或是各个世代的医生和科学家进行的艰苦探索，都表达了人类克服瘟疫、战胜瘟疫的强烈愿望，显示了人类与命运抗争、与顽敌搏斗的智慧和勇气。在这个漫长的过程中，人类对于瘟疫这个顽敌的认识，逐渐由知之不多到知之甚多，直至采取有效措施，控制和消灭它。人类文明的进步，医学科学的发展，使人类战胜瘟疫的能力越来越强。

人类对于各种新出现的疾病，总是从不知道、知之甚少，从基本了解到局部控制，直至最终战胜它。这其中离不开医学工作者坚持不懈的探索与实验。瘟疫、天花、霍乱都曾经给人类带来巨大的灾难，在征服它们的过程中，有无数的科学家承受了一次次失败的打击，付出了时间甚至生命。

人们已经很早就认识到一些卫生和清洁状况与疾病有某些关联。1865年，法国微生物学家路易斯-巴斯德（Louis Pasteur，1822—1895）发现微生物"病菌"才是瘟疫的致病病因，大大开阔了人类认识世界的广度，使相关研究进入了微生物的世界。这使人类真正摆脱了长期对于瘟疫产生的原因近乎无知的状况，把人类与瘟疫的斗争真正地置于科学的基础之上，使人类在消除疾病、增进健康方面迈出了重要的一步。从此以后，人类战胜疾病的速度越来越快，能力也越来越强。1928年，亚历山大·弗莱明（Alexander Fleming，1881—1955）发现了青霉素，为人类与病魔做斗争提供了强有力的武器，使人类对抗瘟疫的手段跨入了新纪元。青霉素的发现，使很多肆虐了上千年的疾病已经不再那么可怕，肺炎、淋病等很多传染病得到了有效的治疗。到20世纪70年代，人类在与传染病的抗争中，取得了一个又一个前所未有的成就。随着人类对各种疾病的认识不断深入，一个个医学难关也随之不断被攻破，人类摆脱各类疾病束缚的速度正日益加快。天花和脊髓灰质炎相继被消灭，乙肝疫苗培育成功，不少长期肆虐的传染病得到了有效的遏制。

瘟疫促进了生物科学、医药科学的发展。随着医疗条件的改善，如今的疾病尤其是传染病的死亡人数一直在下降。那种瘟疫一下吞噬数千万人生命的时代一去不复返了。20世纪80年代疯牛病在英国被发现后，曾有一些专家预计，英国经由疯牛病感染新型克雅氏症的人数可能高达50万。然而由于基因技术的运用，病因很快被确定，在各国采取了必要的措施之后，这种病很快就得到了控制。英国实际确诊的死于新型克雅氏症的患者只有几十人。

人类与瘟疫进行了持久的抗争，体现了人类的勇气和力量，也促进了文明的发展。

六、瘟疫是人性的非凡体验

瘟疫是巨大的灾难。突如其来的瘟疫，往往把毫无思想准备的人们推向了死亡的边缘，使人们面临生与死的严峻考验，同时也面临道德的严峻考验。一场大的瘟疫往往带来不同程度的社会骚乱和心理恐慌，人们在这种突发的危险面前往往失去理智，陷入非理性的失控状态。结果，有的人逃离疫区，有的对病人避而远之，甚至歧视可能染病的人，还有的陷入"世界末日"般的恐惧中，更有一些人趁火打劫，践踏人类文明的底线。古希腊历史学家修昔底德（Thucydidēs，约前460—约前400）的历史著作中，就曾提到雅典瘟疫发生时人们道德的沦丧、社会秩序的失控等现象。

这些情况在许多时代发生瘟疫流行时都出现过，都是在瘟疫流行时出现的特定的社会现象。人性中丑恶的、阴暗的、卑鄙的一面得以最充分地暴露和展示，希望的泯灭、信仰的失落、道德的沦丧，成为普遍的社会问题。有位作家写道："在某个遗忘的时刻，崇高的心灵也会落入要尽淫威的海蟹之爪，落入性格绵软的章鱼之手，落入本性卑鄙的鲨鱼之口，落入不讲道德的巨蟒之腹，落入惯用语那魔鬼般的蜗牛之壳。"瘟疫肆虐之时，正是这样的一个"遗忘的时刻"。

但是，正是在这样的特殊时刻，有许多人展现出人性的光辉，展现出人类之爱的巨大力量。他们冒着自己可能被感染的危险，战斗在生与死的最前线，与瘟疫、与死神、与社会的乱象和心理恐惧进行着殊死搏斗。文学作品中塑造了很多可歌可泣的人物，比如《鼠疫》中的里厄医生，《失明症漫记》中那位可敬的医生的妻子，《屋顶上的轻骑兵》中的安杰罗上校，他们都表现出人类的勇气和良知。在历史上，在各民族与瘟疫的搏斗中，曾经有过许许多多这样的勇士，有过许许多多这样感人的故事。

人类很早就认识到瘟疫传染的危险性，所以往往对患病者采取严格的隔离措施。隔离是自古以来对付瘟疫的基本手段。然而，医学隔离不应该隔离开人与人之间的亲情和友情，不应该隔离开人类的永恒之爱，不应该隔离开病人的生存权利和情感权利。所以，也有许多人，特别是各个时代的医务人员，在了解疫病传染性特征的前提下，不顾个人被感染的危险，冒死去治疗和照顾病人。在数次大瘟疫中，医生群体中的死亡人数是最多的。因为他们与病患接触最多，有的时候他们就直接暴露在感染的人群中。他们明知危险，却从不退缩。希波克拉底（Hippocratēs，约前460—前377）在雅典发生大瘟疫的时候，专程从马其顿赶往雅典，主持那里的救治和防疫工作。他被尊为"西方医学之父"，这不仅仅是因为他拥有高超的医术，更在于他拥有高贵的为医的品质。

在罗马帝国暴发瘟疫的日子里，基督教会的一些教徒，坚持留守在疫区照顾那些痛苦而无望的病人，即使他们只是提供简单的食物与饮水，却给了病人莫大的安慰。在查士丁尼大瘟疫时期，著名的医生普罗科比和他的同事，都不顾被传染的危险，勇敢地去照顾病人，和患者亲切交谈，给那些濒危的病人以精神上的安慰。他们不是不知道危险。但是，正如英国历史学家爱德华·吉本（Edward Gibbon，1737—1794）对评论此事时所说的那样："这种信念可能支撑了很多辛劳照顾病人的朋友和医生，否则毫无人性的审慎心理将使患者陷于孤独和绝望之中。"①

在14世纪黑死病肆虐欧洲期间，佛罗伦萨有一个叫"善心会"的组织。它的成员主动去探访病人，送去食品和药物，以及施行其他善举。他们到瘟疫地区照顾病人的勇气赢得了人们的敬佩，他们穿着黑袍在街上静静走过的行列曾经是佛罗伦萨令人难忘的景象之一。

瘟疫考验人的本性。在瘟疫流行的关键时刻，在大灾大难的非常时期，人性中的丑恶和卑微得以展现，人性的光辉得以闪耀，人类的尊严得以提升。瘟疫使人类的灵魂获得净化，危机中体现了人与人之间相助的本性，而灾难更是提升了人之所以为人的高贵品质。

正如修昔底德所说，瘟疫可以摧毁一座城市，却不能摧毁人类。

---

① ［英］爱德华·吉本：《罗马帝国衰亡史》（第4卷），席代岳译，吉林出版集团有限责任公司2008年版，第228页。

第2章

人类童年的瘟疫记忆

一、早期瘟疫的文化信息

人类与瘟疫的搏斗，从人类的童年时期就开始了。我们对那个时候发生的事情所知不多，只能从考古发现、古代文献中寻找一些有关瘟疫流行的信息。

有关研究发现，早在1万年前，天花病毒就出现在了地球上。在天花流行的地区，每4个病人中就有1人死亡，而幸存者要留下丑陋的麻脸。历史上最早的有史料记载的瘟疫是公元前1350年古埃及暴发的天花。在保存3000多年的古埃及木乃伊上，就可以见到天花的疤痕。通过对古人遗骸的研究，英国的考古学专家确定，在2300年前，肺结核病毒就存在于英国本土一些偏僻的村落。而肺结核的历史，可以追溯到6000年前的意大利和埃及。

在古埃及的神话中，与健康有关的神占有重要地位，人的健康或多或少都归诸神掌管。其中赛特神（Set）是魔鬼的化身，掌管传播和治疗流行病。公元前2000年的一篇埃及文献把法老对瘟疫的恐惧等同于对神的恐惧。《圣经》中的《出埃及记》记载了发生于埃及的一次瘟疫，说的是在摩西降于埃及的瘟疫，就有"人畜伤口化为脓疱"的症状。而且，某次专门针对埃及头生子女（first born）的致命天谴，一夜之间造成"无一家无死者"的惨剧。

古埃及人可能已经认识到环境对于流行病的影响，所以在其医学中，有许多卫生方面的规定已经有了社会医学的雏形。比如他们对于掩埋尸体有详细的规定，对于清洁居室、正常饮食、性关系也均有严格规定，所以古代埃及人的日常生活完全由披着宗教外衣的法律条文所约束。关于屠宰食用动物的法规规定，首先由祭司检查动物是否可以供祭祀，假如不适于祭祀之用，便也不准食用。古埃及关于祭司身体清洁的法规是非常严厉的，每日和每夜均需沐浴两次，每三日剃一次头，在第三王朝时期规定要按期完全剃光。祭司只能穿白色衣服，只能饮用开水或滤过的水，并被禁食某些食物，特别是猪肉和豆类。这些规定对于防止传染病的流行肯定是有益的。

在古代世界的其他地区，也有许多关于瘟疫流行的记载。例如美索不达米亚的文献中反映了这样一种信念，即疾病和不幸是由魔鬼和邪灵造成的。巴比伦的《吉尔伽美》史诗提及的大洪水之前的一连串灾难中，就提到了"神的天谴"，即瘟疫。

研究巴比伦的陶片得知，古人认为一些小动物是带菌的，会使人生病，因而人们将它们视为神怪。巴比伦的神学常带有一些象征性，如认为瘟神状如昆虫，称其为纳加尔（Nergal）。因此可以认为，在如此遥远的古代，人们已经认识到或猜测到昆虫可能传播传染病了。

在亚述和巴比伦的有关医学记述中，提到了各种发热病、中风、肺痨和鼠疫（瘟疫），还有血吸虫病、痢疾和各种寄生虫病。其中对于肺结核的症候，描写得极为逼真："病人常常咳嗽，痰稠，有时带血，呼吸如吹笛，皮肤发凉，两脚发热，大量出汗，心乱。病极重时常有腹泻……"甚至还提到病灶传染。在约公元前1900年古巴比伦的《汉穆拉比法典》中，提到如果奴隶患了某种病，则他的卖身契可以失效。其中最经常提到的两种病叫作"Bennu"和"Siptu"，据考证就是癫痫和麻风病。当时人们会把患麻风的病人驱逐于市外，"永不再知他居处在何方"。可见巴比伦人已经知道麻风病有接触传染性并设法防治了。在古代波斯的医学文献中，也记载有隔离麻风病人的规定。由于人们认为麻风病人是不洁的，所以必须将他们隔离于健康居民之外。古希腊历史学家希罗多德（Herodotus，约前484—425）记载，波斯人隔离病人，尤其是隔离麻风病人。他还记载了暴尸荒野让乌鸦或别的食腐动物吞食的风俗。

古代印度的医学文献对瘟疫也有所记载。古代印度人认为热病是最重要的病症，称其为"众病之王"，并说它是由湿婆神发怒所致。对间歇性发热和发热发作间隔性的强调，可能反映了应对疟疾发热模式的经验。肺痨在古代印度是很常见的，被称为"贵族病"。在较晚的印度医学文献中，对于天花的症状和治疗方法有比较详细的记载，治疗方法包括祷告女痘神、请求降福病儿等。

另外，有关文献还提到蚊子和疟疾；提到发现老鼠行动异常，有死鼠便应搬家，似乎已经知道老鼠和鼠疫流行的关系了。印度教的神话和传说描绘了一个复杂的万神殿和一大群能够引起疾病和瘟疫的恶魔，传说中的治疗师和神与导致疾病和瘟疫的恶魔进行搏斗。

二、中国的瘟疫神话

神话是一个民族童年生活的写照，是远古传来的歌唱。在中国的神话中，我们也可以了解某些瘟疫流行的信息。

对于文明未开的原始人来说，瘟疫的流行，是一个挥之不去的梦魇。当时，人们并不了解瘟疫的医学性质，往往把瘟疫的流行归为神鬼作祟。比如中国原始神祇中的西王母就是管疾病疫疠的，据《山海经》记载，西王母主管"天之厉及五残"，"厉"可以解释为刑罚或星名，但也可以通病字头的"疠"，也就是瘟疫之类的烈性传染病。蚩尤也是一个瘟神总管。《述异记》中记载："太原村落间祭蚩尤神不用牛头。今冀州有蚩尤川，即涿鹿之野。汉武时，太原有蚩尤神昼见，龟足蛇首，首疫。其俗遂为立祠。"

颛顼也被认为是"疫神帝"，他有三个儿子，死后成为疫鬼。一个居住在长江边上，成为疟鬼；一个居住在若水畔，成为魍魉鬼；一个居住在宫室内的一个角落里，经常吓人，是个小儿鬼。于是国王们常在正岁十二月，让礼官方相氏蒙熊皮，黄金四目，玄衣纁裳，执戈扬盾，带领众官吏及童子，"而时傩，以索室而驱疫鬼，以桃弧苇矢土鼓且射之，以赤丸五谷播洒之，以除疾殃"。人们在每年的十二月岁末驱赶他们，"闭户以御凶也"。

《山海经》中提到一些"见则天下大疫"的怪物，这些怪兽，都可以致"大疫"，就是造成瘟疫流行。既然《山海经》提到那么多可以造成"大疫"的怪兽，可见那个时候的瘟疫流行是常见的现象。

中国民间传说中的瘟神"五鬼"，又称五瘟、五瘟使者、五瘟使，分别是春瘟张元伯、夏瘟刘元达、秋瘟赵公明、冬瘟钟仁贵、总管中瘟史文业。他们是中国民间信奉的司瘟疫之神。

在小说《封神演义》中，姜子牙封神之时，也册封了一位瘟神，叫吕岳。

他掌握着制毒炼药的秘术，一旦使用起来，可以瞬间造成大面积的致命打击。吕岳因为拥有这种独门秘器，所以被姜子牙封为"瘟癀昊天大帝"。

在一些少数民族的古代神话中，也有一些制造瘟疫的神怪。比如在云南白族的神话中，有"大黑天神"，就是瘟疫之神。神话中说，玉皇大帝不喜欢世间的人类，派天神下凡到人间散布瘟疫，欲将人类全部消灭掉。天神领此酷旨，来到人间，看到人们男耕女织，纯朴善良，不忍以瘟疫荼毒生灵，但又难以向玉皇大帝复命，于是就揭开瘟疫的瓶口，把瓶中的瘟疫全都种到自己身上，又吞下所有的瘟疫符咒，致使他的全身和脸部全部变黑，故称"大黑天神"。人们感念天神的恩德，将其奉为本主，"瘟神"成为善神。

三、《圣经》中的瘟疫

在《圣经》和其他古代犹太文献中，有多处关于瘟疫流行的记载。例如在《圣经》中，"瘟疫"一词出现的次数多达60余次。《圣经》认为神直接降下疾病，作为对人类的惩罚和训诫。上帝的臣民需要虔诚地欣然接受所有的痛苦。对天赐的痛苦最虔诚的反应就是守苦一生。

《出埃及记》说，上帝可以使人患上麻风和使人痊愈。犹太人所用的"麻风"一词包括多种疾病，如牛皮癣、湿疹、各种皮肤炎症甚至梅毒。《圣经》还提到另外一种皮肤病，撒旦击打约伯，使他从脚掌到头顶都长毒疮，并且极痒。有人认为此病就像某种皮肤病或天花，也有人认为是湿疹。

犹太教清洁习俗的目的，是在上帝面前保持清洁的身体，但也有预防和治疗传染病的目的。无论由于什么原因变成不洁净的人，不管是做了坏事还是患了传染病，都能借助宗教仪式成为洁净的人。

《利未记》第13章中防御麻风病的法规，可以看作是最早的卫生立法。祭司们需要更严格地遵守沐浴和清洁的条规，如经文记载，一般是早晨用冷水洗脸、手和脚。《圣经》中有多处记载主人应该为客人沐浴提供便利，认为这是极重要的事。

从《圣经》时代流行病传播的情况可知，闪族人已有接触传染的观念，并知道其危险性和需要隔离，这种知识和他们的大部分文化一样，也是传自巴比伦人。《列王记》还记载了另外一次瘟疫，这次瘟疫杀死了亚述军营的大量士兵，亚述王西拿立即丢下了耶路撒冷。这次鼠疫流行，古希腊历史学家希罗多德也有记载，老鼠在其中起了很大的作用。据埃及传说，亚述的士兵被塔神毁灭大半，在底比斯的庙内，塔神的像便是手执一鼠。

这些记载说明，当时人们对致命疾病的暴发已经习以为常，并把它的暴发解释成上帝的行为。但《圣经》所关注的那类传染病既不足够严重，也不足够频繁，尚不会给文明社会造成崩溃瓦解的威胁。

四、希腊神话中的瘟疫

希腊神话是希腊民族精神的最初记录，是他们"原始意象"最重要的表现方式，是他们的"集体无意识"和文化"密码"。

希腊的神祇住在高高的奥林匹斯山上，但他们与人间的生活密切相关。人间的生老病死、祸福成败，都取决于神的意志。他们直接参与人类的生活，主宰着人间的祸福与命运。

在古希腊神话中，众神不仅有人的形体，也有人的各种感情和生活需要，以及人所具有的各种美德和恶习。神与人的差别仅在于神比人更聪明、更高大、更有力量，而且永生不死。他们既有人的体态美，也有人的七情六欲、喜怒哀乐。多数的神很像氏族中的贵族，他们很任性，爱享乐，虚荣心、嫉妒心和复仇心都很强，好争权夺利。希腊神话中的"神"实际上是人化了的神，希腊神话中的"人"实际上是神化了的人。神的故事就是人的故事。

古希腊人常在神话中嘲笑神的邪恶，指责神的不公正。《荷马史诗》中说："神给可怜的人以恐惧和痛苦，神自己则幸福而无忧地生活着。"

在古希腊神话中，有多处提到瘟疫，留给我们了解古代希腊人曾经经历过的瘟疫磨难的信息。

在希腊神话中，主神宙斯、冥界之王哈迪斯和海神波塞冬是三兄弟。他们年轻时团结一致，推翻了他们的父亲，也就是前任神王克洛诺斯的残暴统治。三兄弟分配天下，宙斯主管天庭，波塞冬掌管所有水域，哈迪斯主管冥界。

神话中，哈迪斯通常是坐在四匹黑马拉的战车里，手持双股叉。如果他走入阳界，必然是带领死人的灵魂去冥府，或是检查是否有阳光从地缝射进黄泉。哈迪斯同时还是掌管瘟疫的神，他曾经使忒拜城邦染上致命的瘟疫，直到两个少女墨提娥克、墨妮佩白愿献祭，瘟疫才停止。

在奥林匹斯诸神中，战神阿瑞斯是最招人憎恨的，他被形容为"嗜血成性的杀人魔王以及有防卫的城堡的征服者"。他是力量与权力的象征，嗜杀、血腥，掌管战争与瘟疫，是人类祸灾的化身。

希腊神话中最著名的瘟疫故事是"潘多拉的盒子"。这个故事中，普罗米修斯不顾宙斯的禁令，从天上窃取火种，传到人间。这使宙斯大为恼怒，宙斯惩戒了普罗米修斯，仍不满足，又把怒气转移到他久已嫌恶的人类身上。宙斯为给人类制造更多的灾难，命令匠神造一美女。爱神阿佛洛狄忒给予她一切媚态、智能，智慧女神雅典娜给她最华丽的服饰，众神的使者赫耳墨斯教给她语言。宙斯给她取名"潘多拉"，意为"拥有一切天赋的女人"，因为每一位神都给了她一件对人类有害的礼物。宙斯还送给她一只精美的匣子，并立即把她送给普罗米修斯的弟弟艾比米修斯，建议他娶潘多拉为妻。普罗米修斯早已警告过弟弟，千万不要接受宙斯的任何礼物，可艾比米修斯一见潘多拉，就把哥哥的嘱咐忘了，立刻娶了她。

潘多拉是个好奇心很强的女人。有一天，她决意打开匣子看个究竟。于是，她猛力掀开匣盖，霎时，各种各样的灾害一齐飞了出来，遍及整个大地。不过，匣子底上还藏着一件美好的东西——"希望"，潘多拉把"希望"永远地关在了匣子里。从此以后，人间就充满了各种灾难。疾病在人类中间悄无声息地日夜蔓延，横扫大地；死神过去步履蹒跚，现在却健步如飞，狂暴肆虐地吞噬人的生命。而在此之前，人类一直没有灾祸，更没有折磨人的疾病。

在希腊神话中，阿波罗是发明治疗技术的神，也是鼠疫和其他传染病的传播者。在特洛伊战争期间，由于希腊联军的统帅亚阿伽门农抢夺了阿波罗神庙的祭司克律塞斯的女儿克律塞伊斯，阿波罗为了惩罚希腊人，就用神箭射死了很多人，还把瘟疫降到希腊的军营。

在古希腊神话中，最著名的瘟疫故事是关于俄狄浦斯的。忒拜城国王拉伊俄斯与王后伊俄卡斯忒所生儿子俄狄浦斯，被预言长大后将杀父娶母，所以出生不久即被钉上脚扔到山里。俄狄浦斯被人捡到并送给科林斯国王当养子。俄狄浦斯长大后，一次酒会上，一位客人说他不是他父亲的儿子。俄狄浦斯到阿波罗神庙去询问，"神谕"告诉他，你将来要杀父娶母。俄狄浦斯为了逃避这一命运，离开科林斯，流浪到忒拜城外。城内正在闹瘟疫，带翼狮身人面女妖斯芬克司说，谁能破了她的谜语，就能消除瘟疫。谜面是："什么东西早上四条腿，中午两条腿，晚上三条腿？"俄狄浦斯猜出谜底是"人"，从而挽救了忒拜城。因老国王被人杀死，人们拥戴俄狄浦斯当国王，原王后嫁给他，从此忒拜城平安。俄狄浦斯与王后生下两儿两女。

许多年后，忒拜城又闹瘟疫，任何药物都无法治愈。古希腊悲剧作家索福克勒斯（Sophocles，约前496—前406）创作的著名悲剧《俄狄浦斯王》中这样描写这次瘟疫："我们的国家，像一只航船，遭遇血的狂澜，虽经拼命挣扎，但还是被一个巨浪卷进了深渊，再不见它露出水面。在这里，田间抽穗的庄稼枯萎了，牧场上吃草的牛羊倒毙了，临产的妇人突然死了，最可怕的瘟疫，那个手持火把的恶煞凶神，突然降临我们城邦。于是，卡德摩斯的家园荒凉一片，黑暗的冥土到处是痛哭和悲叹。"[①]

王后的兄弟克瑞翁去阿波罗神庙一问，神谕说：老国王被杀一案没破，必须抓出凶手。克瑞翁报告俄狄浦斯，俄狄浦斯下令追查凶手。原来，老国王有一天带4个卫士外出，与一人打起来，老国王被打死了。俄狄浦斯得知这一情况，想起当年自己走到福克斯岔路口时，曾与一位坐马车的老人及四位随从打了一仗，杀死4个人，跑了1个人。是不是自己杀了老国王？王后得知真相后也紧张起来。经查，当年下令扔到山里的婴儿，被执行者送给了一位科林斯牧羊人，牧羊人把婴儿送给了不生育的科林斯国王。科林斯的牧羊人证明，俄狄浦斯就是忒拜城老国王的儿子。俄狄浦斯查清了自己是罪人，要按法律受到制裁。他觉得没脸活在人间，想自杀，又无法去面对被自己打死的父亲。他挖瞎了双眼，让自己忍受各种惩罚。大女儿安提戈涅为他当眼睛，陪他去流放。

但是，神认为他是在不知情时犯的罪，于是赦免了他。这个故事的隐喻之一是说，是因为人类的罪行（俄狄浦斯杀父娶母），才导致了瘟疫的流行。瘟

[①] ［古希腊］埃斯库罗斯等：《古希腊悲剧喜剧全集》（第2卷），张竹明、王焕生译，译林出版社2007年版，第6页。

疫是神对人类的惩罚。

另一方面，在希腊神话中，神也帮助人，有许多神都有为人类治病消灾的能力，其中专门的医药之神是阿波罗的儿子阿斯克雷庇亚斯。荷马史诗《伊利亚特》中称阿斯克雷庇亚斯为"无疵的医生"。有一次他为治病而坐在草地上沉思，一条毒蛇爬过来盘绕在他的手杖上，他把它打死了。过一会儿，又来了一条毒蛇，口衔药草，使那条毒蛇死而复生。阿斯克雷庇亚斯由此悟出一个道理：疾病是一种毒，毒蛇也是毒，毒可以制毒。凡是可以制造毒和疾病的生灵，也可以杀死或治愈生灵。此后他外出行医，总是带着手杖，手杖上盘绕着一条毒蛇。从此，蛇成了医神的化身和医药的图腾。如今，世界卫生组织的会徽中就有蛇和手杖。

阿斯克雷庇亚斯治愈了无数的人，结果冥界的神向宙斯抱怨几乎没有一个人会死亡。如果没有人死亡，宙斯就几乎不知道该如何对付人类了。于是宙斯用雷电杀死了阿斯克雷庇亚斯。

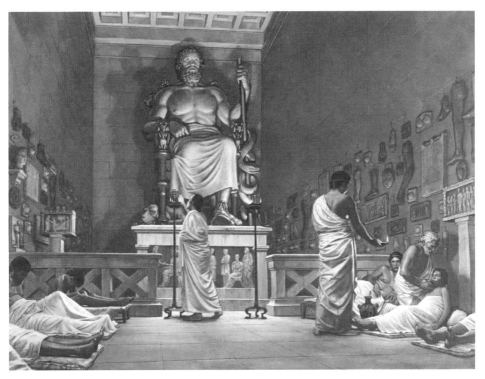

阿斯克雷庇亚斯神庙的求医者

公元前5世纪，很可能是在瘟疫流行的年代里，希腊人为了纪念阿斯克雷庇亚斯，建了一座大神庙。这座神庙里的祭司成立了一所疗养院，这所疗养院享誉全希腊。治病由神庙的祭司来负责。人们把阿斯克雷庇亚斯当作救世主来崇拜，地中海世界的人们纷纷涌向这里，祈求希腊人所谓"最大的恩赐"——健康。病人们受到的治疗基本上都采用洗浴和斋戒的方式。当病人清洁后准备接近神坛时，会举行一个安抚仪式，疾病被确信藏于人的内心深处。病人被毯子包裹，躺在羊皮上睡觉，靠睡眠医治自己。这就是"在神庙睡觉"疗法。据说这种治疗方法很有效，痊愈的病人把他们治疗的过程都刻写在神庙的墙壁上。

第二编

最早关于瘟疫的文献记载是古希腊历史学家修昔底德在《伯罗奔尼撒战争史》中对雅典瘟疫的记载。也正是从修昔底德开始，有了关于瘟疫的历史书写。雅典瘟疫，以及此后的安东尼大瘟疫、查士丁尼瘟疫、黑死病，在跨度两千年的欧洲历史上，都是具有毁灭性的大瘟疫。它们直接参与了人类文明的进程，不仅严重地打击了希腊文明、罗马文明和中世纪文明，而且改变了历史的走向，重塑了文明的形态。之后的历史上，也有多次瘟疫暴发，造成的影响也很严重，但这四次大瘟疫，对于世界文明的影响是最严重的，甚至是全局性的。

本书这一部分介绍的瘟疫历史截止到18世纪末，也就是在工业革命以前。这个漫长的历史时段属于农业文明的发展阶段。但随着农业文明的高度成熟，人类与自然的关系、人类与疫病的关系是在不断变化的。瘟疫对于人类文明所产生影响的性质和规模也是不断变化的。15世纪末哥伦布发现新大陆，则是两个独立的生态系统之间的疫病大交换，造成的影响是不可估量的。这一部分还介绍了中国东汉末年到魏晋南北朝时期的瘟疫、宋元交替时期的瘟疫，这是中国历史上两个瘟疫大暴发的时期。同时，它们都和同时期的欧亚大陆不断发展的交通、贸易和文化交流活动有密切关系。古代发生的疫病传播，已经是全球性质的公共卫生事件，是古代世界全球化的一个表现形式。而关于天花治疗经验的传播，则是明清之际中西文化交流的一个组成部分。

第3章

瘟疫与雅典文明的衰落

一、古希腊文明的黄金时代

古希腊是西方文明的源头之一，西方有记载的文学、科技、艺术都是从古代希腊开始的。

公元前5世纪上半叶，希腊人与波斯人进行了一场生死攸关的战争。希腊各城邦结成联盟，斯巴达的陆军和雅典的海军英勇奋战，最终打败了波斯人，确保了希腊诸城邦的独立及安全，使得希腊继续称霸东地中海数百年。战后，雅典人将海军改造成巨大的商队，纵横海上，开辟市场，与色雷斯、黑海周围，小亚细亚西部，东部地中海，北非和西部地中海地区建立了广泛的商业联系，大力开展远程贸易，获得了巨大利益。

海上贸易的大发展为雅典带来了巨大的财富，希腊古典文化进入高度繁荣的时代。希腊著名的学者、文人和艺术大师都荟萃于雅典，授课讲学，寻求真善美，探索宇宙的奥秘和人生的真谛。在这个时代，雅典是希腊世界的文化中心，聚集了全希腊最卓越的思想家、艺术家、历史学家、科学家，其中很多人光耀人类史册。如三位最著名的哲学家苏格拉底、柏拉图、亚里士多德，三大古典历史学家希罗多德、修昔底德、色诺芬，"悲剧之父"埃斯库罗斯，"喜剧之父"阿里斯多芬等，还有被人称道的雕刻家米隆、波吕克利特、菲迪亚斯等。

这个黄金时代的来临是与一个人的名字联系在一起的，他就是占据雅典政治舞台中心30多年的伯里克利，所以这个时代也被称为"伯里克利时代"。从公元前443年到公元前429年，伯里克利（Periclēs，约前495—前429）每年连选连任雅典最重要的官职——首席将军，是雅典的实际统治者。在希腊历史

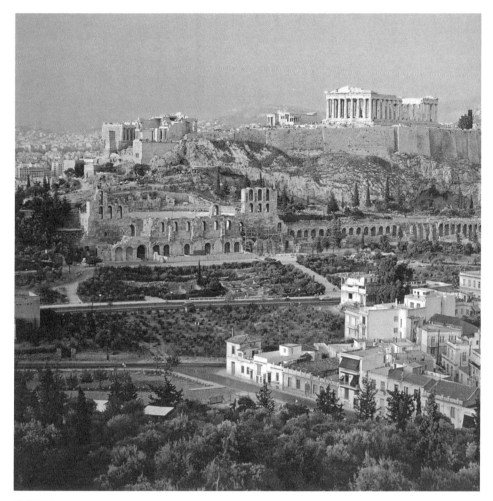

雅典卫城

上，他是唯一一个能在希腊的民主制下连续掌权30多年的人。美国历史学家威尔·杜兰说，伯里克利是"在雅典全盛时代担任其物质与精神统帅的人"①。

伯里克利说："我们的城邦是全希腊的学校。我认为世界上没有人像雅典人这样，在个人生活的许多方面如此独立自主，温文尔雅而又多才多艺。"②

---

① [美]威尔·杜兰：《世界文明史》（第2卷），幼狮文化公司译，东方出版社1999年版，第327页。

② 引自[古希腊]修昔底德：《伯罗奔尼撒战争史》，徐松岩、黄贤全译，广西师范大学出版社2004年版，第101页。

雅典是希腊的典范。正是在伯里克利时代，雅典在政治、经济、军事上，更重要的是在文化上成为希腊城邦国家的代表。现代人们满怀憧憬、敬佩的"希腊文明"，实际上是以伯里克利带给雅典的这30年的和平为顶峰的。

伯里克利是古典希腊文化的推崇者和倡导者。他的理想和抱负不仅是使雅典登上希腊世界霸主的宝座，而且要使雅典成为"全希腊的学校"。在他的主持下，一批出色的雕塑家、建筑师、工艺家云集雅

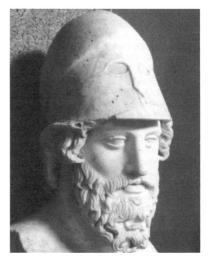

伯里克利

典，把这座古城装饰得十分雄伟、壮丽。这些工程不仅雄伟壮观，而且富丽堂皇，工匠们都竭尽所能，优良的手艺、技术和精美的建材、设计能够相得益彰。伯里克利希望通过修建公共工程，举办节日演出，巩固民主政治，改善广大公民的精神文化生活，促进工商业的发展，树立雅典的光辉形象，吸引希腊各邦的景仰和向往。

他们先后兴建帕特农神庙、雅典卫城正门、赫淮斯托斯神庙、苏尼昂海神庙、埃列赫特伊昂神庙，以及附属于这些建筑的各种塑像、浮雕等精美绝伦、千古不朽的造型艺术杰作。可容纳14000名观众的露天剧场，经常上演一些著名剧作家的悲剧和喜剧，其中不少剧作对欧洲的戏剧产生了很大影响；专门用于诗歌演唱和比赛的音乐堂，经过精心设计，具有良好的音响效果。

二、大瘟疫对雅典的摧残

但是，辉煌的雅典文明，在公元前430年，被一场大瘟疫摧毁了。

这是人类历史上第一次有详细记载的大瘟疫，给希腊社会和文化造成了巨大的影响。

这一场瘟疫肆虐达三年之久。摧毁雅典之后，它又在其他人口密集的城市流行。

公元前431年，就是这次大瘟疫爆发的前一年，雅典及其同盟者与以斯巴达为首的伯罗奔尼撒同盟之间暴发了一场著名的战争，即"伯罗奔尼撒战争"。这场战争是希腊乃至欧洲历史上著名的战争之一。

战争初期，雅典人依靠坚固的城墙和强大的海军，频频从海上出击，屡屡获胜。但是，战争进行到第二年，即公元前430年，雅典发生的大瘟疫造成大批居民死亡，其中包括1/4的士兵，从而使雅典元气大伤。

战争爆发后，斯巴达人占据了雅典城外的乡村，雅典城邦把绝大多数乡村居民迁入雅典城内。雅典城里人口大增，拥挤不堪，卫生条件十分恶劣。在拥挤、肮脏与封闭的环境中，瘟疫的蔓延一发而不可收。

历史学家修昔底德详细地描述了感染瘟疫的患者的症状：

> 健康状况良好的人都是突然地头部发高烧；眼睛变红，发炎；口腔内喉咙或舌头往外渗血；呼吸不自然，不舒服。在这些症状出现后，便是打喷嚏，嗓子嘶哑；接着就是胸部疼痛，剧烈地咳嗽；之后，腹部疼痛，呕吐出医生都有定名的各种胆汁，整个发病过程都是很痛苦的。①

修昔底德接着说，这样的症状持续了七八天，病人多半因高热而死亡。如果患者度过这个时期，病痛便进入肠道，出现严重的溃烂，并且伴有严重的腹泻，由此使病人气力衰竭，通常都是这样死去。因为这种疾病从头部发起，进而传遍全身，一个人即使幸免于死，其四肢也都留有它的痕迹。这种疾病蔓延至生殖器、手指和脚趾，许多人丧失了这些器官的功能，有些人还丧失了视力。还有一些人，在他们开始康复时，完全丧失了记忆力，他们不知道自己是谁，也不认识自己的朋友了。

修昔底德说，当时还没有找到一个公认的医疗方法。那些生来就身体强壮的人不见得就比身体衰弱的人更能抵抗这种疾病，强者和弱者同样因为这种疾病而死亡，就是那些医疗条件最好的人也是一样。

---

① ［古希腊］修昔底德：《伯罗奔尼撒战争史》，徐松岩、黄贤全译，广西师范大学出版社2004年版，第105页。

疾病随时会夺取人的生命。患病的人接二连三地死去，城中随处可见来不及掩埋的尸体。那些吃尸体的肉或在尸体附近出现的动物，也都大批死亡。

整个雅典陷入巨大的恐慌之中。

对于雅典这次瘟疫到底是什么病，后代的学者有许多研究，但至今也没有定论。19世纪著名英国史学家、12卷巨著《希腊史》的作者乔治·格罗特（George Grote，1794—1871）依据当时的医学知识，把这病叫作"发疹伤寒"，实际指的就是"斑疹伤寒"。此后的学者则提出了鼠疫、麻疹、流感、天花等说法。20世纪后期的一些学者认为此病就是流行性斑疹伤寒。但是，这些说法只是后来人的猜测，还缺少充分的根据。唯一可以确知的是，这次瘟疫夺去了许多人的生命。

当时雅典的总人口大约是25万，在战争期间涌进了大批的农村居民，使雅典的居民达到31万人。城市拥挤不堪，这些农村居民在城里的居住和生活条件是十分糟糕的。修昔底德记载，涌入城市的农村居民，"没有房屋住，不得不在一年之中的盛夏季节，住在空气不流通的茅舍中，大量的人无法遏制地死去

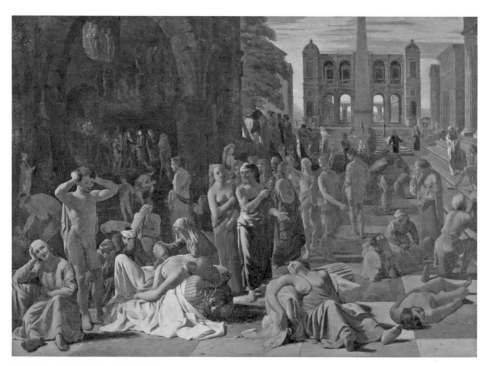

米希尔·史维特斯的《雅典瘟疫》

了。垂死者的身体互相堆积在一起，半死的人在街道上到处打滚，并且群集于泉水的周围，因为他们想喝水。在他们所居住的神圣场所中，也充满了死者的尸体，这些人正像他们一样"①。

三、希波克拉底在瘟疫中的医疗活动

雅典人对于瘟疫并不陌生。希腊神话中，有许多关于瘟疫的故事。希腊神话关于瘟疫的描写，都是把瘟疫看作神对人类的惩罚。这一方面反映了古代希腊人对于瘟疫流行的恐惧和无奈，另一方面也反映出在那个遥远的时代里，瘟疫的流行已经是常见的灾难。人们不知道如何克服它，只能求助于神灵的庇护和宽恕。

雅典人不仅祈求神灵，还在现实生活中寻求帮助，他们依靠自己的力量，苦苦思考如何防治瘟疫。

雅典是以商业立国的。雅典庞大的舰队游弋在地中海上，与许多地方都有密切的贸易往来。当时的地中海已经有了比较完整的远距离贸易网络。这为疫病的传播创造了客观条件。雅典人认为，此次瘟疫起源于埃塞俄比亚，然后传到埃及、利比亚以及波斯帝国的大部分领土，最后通过贸易路线传入港口城市比雷埃夫斯，进而传入雅典城。因此，瘟疫暴发后，雅典城邦加强了对该港口的监管。这大概是历史上最早的边境防疫措施。

在那个时候，希腊的医学已经有了一定的进步，雅典已经有了专职的医生。他们有的是走方行医，有的是有固定收入的坐堂医生，开设"医疗处"或办公室，看门诊或出诊。雅典人对医生们十分信任。那时医生所应用的医术，主要以饮食疗法为基础，用于规范人们的生活方式和营养摄取。药物也被广泛采用。但是，面对瘟疫的泛滥，医生们也束手无策。因为他们不了解这种疫病，也不知道正确的治疗方法。

更要命的是，由于瘟疫的传染性非常强，医生们的死亡数也很多，因为他

① ［古希腊］修昔底德：《伯罗奔尼撒战争史》，徐松岩、黄贤全译，广西师范大学出版社2004年版，第106页。

们和病人接触频繁。

虽然医生们面对着巨大的危险，但他们都在防疫抗疫的第一线，与瘟疫搏斗。

在暴发大瘟疫的时候，人们唯恐避之不及，许多人纷纷逃出城去。在所有大瘟疫流行的时候，逃离疫区，是人们最本能的反应。能逃的，都逃离了疫区。远离疫区，远离瘟疫，才有可能保住生命。所以，每次大的瘟疫发生后，都会有一个大的逃难潮。

但此时，希腊北边马其顿王国的一位御医，却冒着生命的危险前往雅典去救灾。这位勇敢的御医就是著名医生、欧洲医学的奠基人希波克拉底（Hippocratēs，约前460—

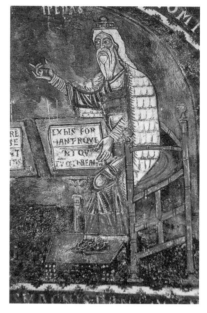

希波克拉底

前377）。由于他在医学上的卓越建树和声望，雅典人邀请他来帮助他们应对这场大瘟疫。这一年他30岁。

希波克拉底到达雅典后，都做了些什么工作，已经没有具体的记载。我们从文献的只言片语中得知，他到雅典后，立即深入疫区调查疫情，探寻病因及解救方法。我们还得知他具体做了三件事：

第一，他通过调查，发现这种疾病是通过感染者的粪便传播的，而处理死者最好的方法就是烧毁他们的遗体。然而，他的这一主张遭到了一些人的强烈反对，后者不惜动用武力前来阻挠。但希波克拉底坚定不移，在雅典政府的支持下，坚持对大量尸体进行火葬，消灭了疫病的传染源。

第二，他发现全城只有一种人没有染上瘟疫，那就是每天和火打交道的铁匠。他由此设想，或许火可以防疫，于是在全城各处燃起篝火来扑灭瘟疫。

第三，他还发现香草植物对人身心的助益，于是他教民众在街头燃烧有香味的植物，疫情由此得到了控制。

希波克拉底以他的勇敢和才智，用大火和香草挽救了雅典，虽然经过这一次瘟疫的打击，雅典城失去了往日的辉煌，"雅典的世纪"风光不再，但是雅典人还是一代一代地活了下来。

为了纪念希波克拉底的功德，雅典人特意制作了一尊铁制塑像，铭文写道："谨以此纪念全城居民的拯救者和恩人。"他还被授予了雅典的公民权。这在当时是一个很高的荣誉。

希波克拉底是一个才智很高的人。他认为，疾病是一个自然过程，症状是身体对疾病的反应，医生的主要功用是帮助恢复身体的自然力量。他相信人的身体有自愈的潜力。他说，"大自然就是医生"，"大自然会找到自己的办法"，"没有医生，大自然可以做到"。希波克拉底留下了大量的著作，其中有7卷本的《论瘟疫》。

希波克拉底在世的时候，就有很高的名望。他的深远影响，没有任何一位医生能够匹敌。亚里士多德称他为"伟大的希波克拉底"，盖伦说他是"圣者，一切美好的奇妙创造者"。直到现在，他仍然是理想医生的象征。能被称为时代的"希波克拉底"，是一位医疗执业者的最高荣誉。

四、雅典文明被瘟疫终结

瘟疫给雅典带来了沉重的打击。瘟疫夺去了许多人的生命，摧残了人们的健康，许多家庭也因此家破人亡。同时，瘟疫也给雅典人的精神造成巨大的伤害，摧毁了他们的心灵。修昔底德说道，当时的社会礼仪、习俗和法律都不再被遵守，道德的底线被践踏，患病的人没人照料，死者没有获得体面的葬礼。人们丧失生活的信心，没有了对未来的希望。瘟疫把雅典人的精神摧毁了。而精神的力量是雅典文明的核心价值。

瘟疫暴发之后，由于雅典人面临两重威胁，即内部的瘟疫和外来的侵扰，雅典人陷入慌乱之中。反对伯里克利的势力活跃起来，开始责难伯里克利，他们认为瘟疫发生的原因在于大量农村居民涌入城市。他们把一切都归罪于伯里克利。他们认为是伯里克利的独断专行导致了战争的发生，他是造成不幸的祸根，应该对战争与瘟疫负责。

在瘟疫看起来已经被制止的时候，伯里克利准备率领由150艘战船组成的舰队出征，给雅典人民带来胜利的希望，提振人民的信心，也震慑敌人。但就在即将起航之际，突然间发生日食，天昏地暗，人们极为恐慌，认为这是极为不祥的凶兆。伯里克利率领舰队奔赴战场，却因为瘟疫的再次流行而功败垂成。军事指挥官哈陆隆所率领的4000名雅典重甲兵，因患上瘟疫，一下子就减员1500名，只得返回雅典。

反对伯里克利的人提出了与斯巴达媾和的建议，他们绕过伯里克利，派出使团与斯巴达人谈判，却被斯巴达人拒绝了。

这样，绝望的雅典人对伯里克利更加不满了。人们粗暴地对待伯里克利，把他判为有罪。他被剥夺了职位，还付出了一大笔罚款。

伯里克利为了挽回雅典人对他的信任与尊敬，首先必须使他们平静下来，鼓舞他们的士气，使他们恢复信心。他召开民众大会，对公民发表了一篇著名的演说。伯里克利是一位极为出色的演说家。他谈吐端庄文雅，举止非常稳重，神态极为安详，声调沉重有力，演讲的时候不会受任何事物的干扰。

他试图通过这篇讲演平息雅典人对他的愤怒，并引导他们的思想摆脱目前的痛苦。他对他们说：

> 你们还指责我，因为我曾经主张战争；同时也在谴责你们自己，因为你们自己也曾表决赞成战争。……在你们采纳我的意见而投入战争的时候，如果你们曾认为我本人在这些品质方面比别人，哪怕只是略胜一筹的话，那么现在你们无疑是没有理由要求我对所犯错误负责的。
>
> ……至于我，我现在还是和过去一样，没有改变，改变了的是你们。事实上，这是因为你们在没有受到损害时采纳了我的意见；当你们遭遇不幸时，就后悔以前的所作所为。……但是，你们都是一个伟大的城邦的公民，你们所受到的教养和你们的出身是相符的，因此，你们要正视最严重的灾祸，绝不能有损于你们显赫的名声。人们都厌恶那些妄自尊大、佯装有那种他们不配有的声誉的弱者，人们同样要谴责那些和他的声誉不相称的胆怯者。因此，你们每个人应当努力抑制个人的悲伤，致力于维护我们城邦的安全。①

---

① 引自［古希腊］修昔底德：《伯罗奔尼撒战争史》，徐松岩、黄贤全译，广西师范大学出版社2004年版，第110—111页。

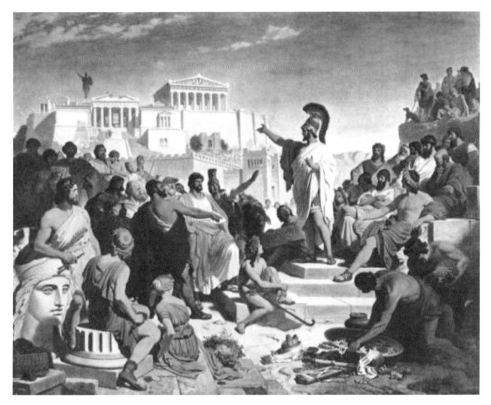

伯里克利在演说

伯里克利说，大瘟疫是始料不及的，是一场不可能预见的"神事"，你们因为瘟疫而恨我是不公平的。他还说："命运也许可以毁灭人类，但如果他们目标坚定，他们就能证明自己是真正的人。"

伯里克利的演说慷慨激昂，掷地有声。雅典人认真地听完伯里克利的演说，接受了他的劝告。他们发现没有人像他那样具备足够的力量，可以负起重责大任，也没有人像他那样拥有足够的权威，可以托付军国之事。所以他们又重新选举他为首席将军，让他担负起决策和执行的责任。

古罗马历史学家普鲁塔克（Plutarchus，约46—120）说，伯里克利"真是一位值得举世赞誉的人物，不仅能在公务繁忙和怨谤丛生之际，始终保持公正而宽厚的作风；特别是具有崇高的精神和灵性，从而产生一以贯之的荣誉，就是在行使巨大权力的时候，不会受到嫉妒或愤怒这类激情的影响，更不会把反对他的人当作永难和解的仇敌"①。

但是这个时候，瘟疫还在继续。伯里克利战胜了政治上的对手，却没有能躲过瘟疫。

瘟疫暴发时，他已经65岁了。他的个人境遇非常悲惨，许多亲密的友人在瘟疫中过世。他的妹妹还有大部分亲戚，以及那些协助他处理政务的人士，都被瘟疫夺去了生命。

更让他糟心的是，他有一个不省心的儿子。他的长子詹第帕斯生性奢侈，还娶了一个挥霍无度的妻子。他对伯里克利极为不满，因为父亲非常节俭，给他的费用额度很少，还要分几次支付。他公开诋毁父亲，造成家庭长期不和，离心离德。但是，伯里克利与儿子的冲突和争执还没有和解，詹第帕斯就染上瘟疫死去了。这让伯里克利陷入极大的悲痛之中。当按照当时的风俗把悼念的花圈放在儿子的尸体上时，他放声痛哭起来，在他一生中他从未如此失态。

公元前429年，伯里克利也死于这种可怕的瘟疫。

雅典的大瘟疫无情地夺去了伯里克利的生命，也结束了希腊历史的"黄金时代"。

这个黄金时代太短了。

雅典瘟疫被称为西方文明史上的"转折点"。历史在这个年头里拐了一个大弯。这场瘟疫对雅典社会的打击如此之大，以致其再也没能恢复过来。修昔底德认为，这场未能预见也不可预见的瘟疫，与雅典未能打败斯巴达和伯罗奔尼撒同盟的结局存在密切关系。

伯里克利的继任者们继续把与斯巴达的战争打下去，但他们没有伯里克利的远见卓识和雄才大略。最后，公元前405年，在羊河之役中，强大的雅典海军惨败。斯巴达的海军司令莱山德成功地封锁了雅典，并迫使其投降。根据斯巴达人提出的条件，雅典人答应毁掉雅典城至港口的长城；交出全部舰队，只保留12条担任警戒的船只；恢复被流放者的地位；服从斯巴达人的领导。雅典的海军和海外属地都被剥夺，陆地上的防御工事被夷为平地。

---

① ［古希腊］普鲁塔克：《希腊罗马名人传》（第1卷），席代岳译，吉林出版集团有限责任公司2009年版，第323页。

修昔底德以极其伤感的笔触写下了雅典人的失败：胜利者取得了空前的荣耀，战败者蒙受空前的耻辱。

希腊历史上的黄金时代，也就随着这次惨败而彻底落下帷幕。

这是古代希腊时代世界上规模最大的一场战争，霸权均势被改变了，斯巴达此刻成为希腊世界的霸主。再以后，整个希腊城邦制度逐渐退出了历史舞台。如果雅典取得了那场战争的胜利，地中海后来的政治史和文明史不知将有多么大的不同！

第4章

瘟疫与罗马帝国的衰亡

一、罗马帝国与瘟疫

公元前2世纪中叶以后，罗马迅速崛起，成为地中海周围的霸主。到公元1世纪前后，罗马的疆域已扩大到最大版图，其领土东起美索不达米亚，西至西班牙、不列颠，南达非洲、埃及，北迄莱茵河、多瑙河一线，成为横跨欧洲、非洲，称霸地中海的庞大帝国。

在将近200年中，罗马保持了帝国的霸权，形成所谓"罗马和平"（Pax Romana）时期，代表着当时古代西方文明的最高成就。罗马时代创造的灿烂古典文化对欧洲乃至整个人类文明都产生了很大影响。

到2世纪，罗马帝国的发展达到了高峰。2世纪中叶的鼎盛时期，大约有7500万人生活在罗马的统治下，占全球人口总数的1/4。英国历史学家吉本说："基督纪元2世纪罗马帝国据有世

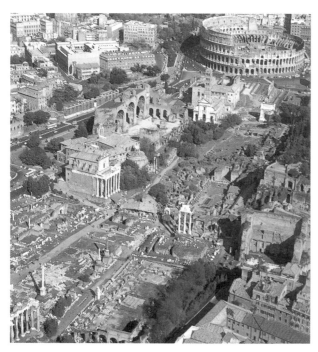

罗马广场遗址

上最富饶美好的区域，掌握人类最进步发达的文明。自古以来声名不坠而且纪律严明的勇士，防卫疆域辽阔的边界。法律和习俗虽然温和，却能发挥巨大的影响力，逐渐将各行省融合成为整体。"①他还说："若要指出世界历史中哪一个时期，人类最为繁荣幸福，我们将毫不犹豫地说是从图密善被弑到康茂德登基。"②

　　在这个时代，出现了历史上所称之为"五个好皇帝"的时期，是一个繁荣发展的好时期。吉本还说，这几位"好皇帝""一脉相传，运用恩威并济的手段，统制部队使之秋毫无犯，全军上下无不心悦诚服"。"幅员辽阔的罗马帝国受到绝对权力的统治，其指导方针是德行和智慧。"③

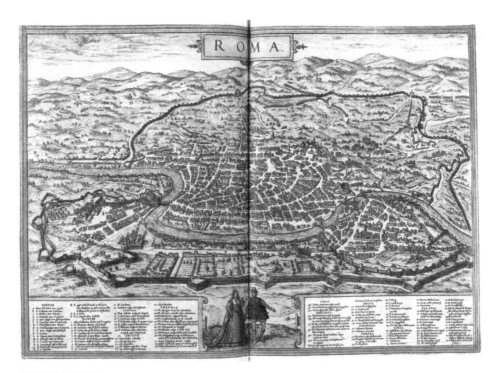

古罗马城市鸟瞰图

---

①［英］爱德华·吉本：《罗马帝国衰亡史》（第1卷），席代岳译，吉林出版集团有限责任公司2008年版，第1页。
②［英］爱德华·吉本：《罗马帝国衰亡史》（第1卷），席代岳译，吉林出版集团有限责任公司2008年版，第65页。
③［英］爱德华·吉本：《罗马帝国衰亡史》（第1卷），席代岳译，吉林出版集团有限责任公司2008年版，第65页。

罗马人建立了一个连接全球不同地区的广袤帝国。这是一个互相连通、城市化的帝国，帝国与热带接壤，触须延伸到已知世界的各个地方。罗马人在无意中与大自然合谋，创造了一种疾病生态，释放了病原体进化的潜在力量。所以，在罗马国家发展的历史上，也一直受到瘟疫的纠缠和摧残。古罗马历史学家提图斯·李维（Titus Livius，前59—17）记载了在共和国时期至少有11次疫病灾难，其中最早的时间为公元前387年。

美国学者凯尔·哈珀在《罗马的命运》一书中从疾病的角度研究了古罗马帝国的生态环境，他把罗马世界想象为微生物的生态环境。首先，罗马帝国拥有超前的城市化，整个帝国像是一个由城市组成的忙碌的电话接线总机。罗马城是土木工程的奇迹，厕所、下水道和自来水系统，无疑都减少了废物的最可怕影响。但是，这些环境控制措施要面对的是压倒性的力量，就像一道又薄又漏水的防波堤要面对整个海洋的冲击一样。城里到处是老鼠和苍蝇，小巷子和庭院里回荡着小动物的叫声。罗马人当时没有细菌理论，人们很少洗手，因此食物不可避免地受到污染。这座城市是一个不卫生的居所。通过粪-口传播从而引发致命腹泻的一些普通疾病，很可能是罗马帝国的头号杀手。

在城市外面，地貌的改变使罗马人面临同样危险的威胁。罗马人不只是改造地形，而且会将自己的意志强加于自然。他们砍伐树木，改道河流，抽干湖泊，还在最棘手的沼泽中修建道路。人类对新环境的入侵是一种危险的游戏。它不仅让人们接触到陌生的寄生虫，还能引发连锁的生态变化，带来不可预知的后果。

罗马帝国的广泛对外联系和交通系统也造就了疾病环境。帝国建立了一个史无前例的内部贸易和移民区域。四通八达的陆路和海路不仅运送了人、思想和货物，也运送了细菌和瘟疫。罗马人推动了远距离跨越边境的贸易活动。商人们越过撒哈拉沙漠，沿着丝绸之路行进，还跨越印度洋，进入红海港口。绝大多数流行病在空间上受到限制，是局部的或地区性事件。但从2世纪开始，罗马帝国的生态与病原体进化相结合，造就了一种新风暴，即全帝国甚至全球性的大规模流行病。

在古罗马历史上，有许多为了消除瘟疫而祭祀神灵的记载。据说，人们为了抵御罗马四周荒芜的大平原的热病，曾向女神菲波莉斯（Febris）和美菲提斯（Mephitis）祈祷。人们在埃斯奎来恩、奎利纳和巴拉泰恩地区的菲波莉斯神庙献祭，在埃斯奎来恩的圣树林中，还有瘴气女神美菲提斯的神庙。古罗马的作家们，比如在瓦罗（M. T. Varro）、老普林尼（Gaius Plinius Secundus）和塔西佗（Publius Cornelius Tacitus）等人的著作中，都记载了祭祀美菲提斯女神的不同地区，这些可能就是疟疾最流行的地方。

据说，公元前293年，罗马流行一种可怕的瘟疫，它蔓延迅速，几乎无法制止。罗马人在查询了《西比仑书》之后，决定派代表到伯罗奔尼撒半岛上的埃彼道拉斯，向希腊医药之神阿斯克雷庇亚斯求助。在罗马的代表到达埃彼道拉斯并受到隆重接待的时候，发生了一件重要的事：当时人们正在庙堂之中，有一条蛇爬到河边，上了罗马人的船，并进入使者的船舱内。这是发生了奇迹：神已经上了船去救助罗马人。当船回到罗马时，蛇跳到台伯河的一个岛上。为了顺从神的旨意，罗马人在当地修建了一座庙宇，而罗马的瘟疫因此也就停止流行了。罗马皇帝安东尼·庇护（Antoninus Pius）为了纪念这件事，曾铸了一个美丽的铜牌，上面的图像是：一条蛇正从船上爬到庙门前，右侧是当

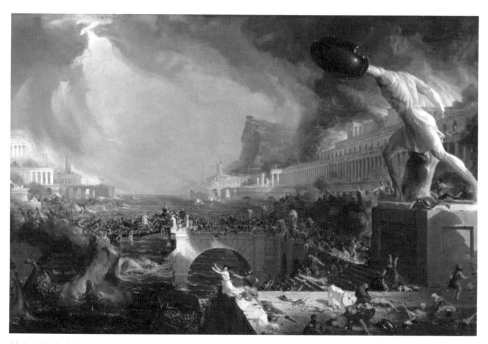

被大瘟疫摧残的罗马

地的祭司伸开双臂朝向神，背景是阿文亭山。从此，阿斯克雷庇亚斯就变成了罗马人的健康之神。

公元79年，维苏威火山爆发。这次火山爆发直接毁灭了赫尔库拉内和庞贝两个城市。接着，可怕的瘟疫当即遍布坎帕纳平原区域。这是罗马有史以来最严重的一次瘟疫，据当时的记述，因病死亡者每天达万余人。当时的罗马皇帝是提图斯（Titus Flavius Vespasianus）。有人说，提图斯尽其所能来减轻这场灾难所造成的痛苦，"他不仅表现出一个皇帝的关怀，也表现出一个作为父亲的超然之爱"。但是，提图斯本人也死于这场瘟疫，去世的时候42岁，当皇帝才仅仅一年。后代的历史学家开玩笑说，提图斯是罗马皇帝中最幸运的一个，因为时间没有给他滥用职权和纵欲的机会，因而仍然是罗马人"所爱的对象"。

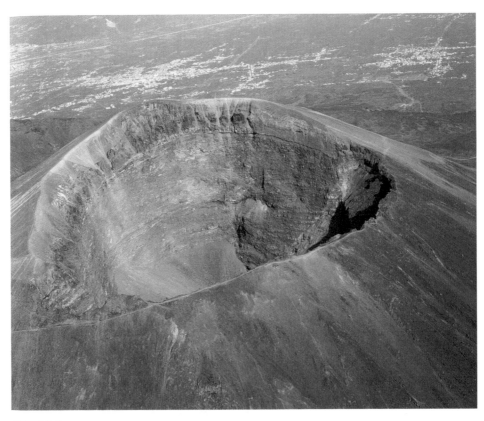

维苏威火山

公元125年，在发生了一场大蝗灾后，所有的农作物毁于一旦，接着疫病流行，据说努米底亚境内有80多万人死亡；非洲海岸的迦太基与尤蒂卡，死亡人数有20多万人；仅在尤蒂卡一地，3万名罗马驻军士兵几乎全部死亡。这次瘟疫被称为"俄罗西阿斯（Orosius）"疫病。教会历史学家约翰记载这次瘟疫时说："尸体重叠着尸体，在角落里、街道上、庭院的门廊里以及教堂里腐烂。"

二、安东尼大瘟疫

发生在公元165年至180年的大瘟疫是罗马帝国历史上最严重的一次瘟疫。这次大瘟疫发生时正是罗马皇帝马可·奥勒留·安东尼（Marcus Aurelius Antoninus，121—180）在位的时期，"安东尼大瘟疫"就是以他的名字命名的。

马可·奥勒留是"五位好皇帝"中的最后一位。他尽心尽力地履行自己的职责，治理国家，消弭灾害，应对危机，甚至常常御驾亲征，扑灭各种叛乱。在他统治的大部分时间里，尤其是后10年，他多是在帝国的边疆或行省的军营里度过的。在罗马人心目中，马可·奥勒留是一位善良的君主。英国历史学家韦尔斯（Herbert George Wells，1866—1946）在著名的《世界史纲——生物和人类的简明史》中说："他毫无问题是个忠实、勤勉的皇帝，尽管经过一系列恶劣气候、洪水、歉收和饥荒、蛮族入侵和造反，最后还有一次可怕的瘟疫蔓延的天灾人祸的年头，他还是把罗马的社会秩序维持住了。"[1]

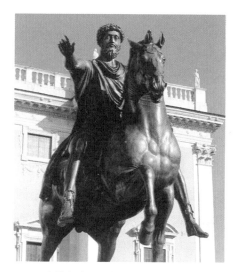

马可·奥勒留骑马铜像

---

[1]［英］赫·乔·韦尔斯：《世界史纲——生物和人类的简明史》，吴文藻、谢冰心等译，人民出版社1982年版，第524页。

据当时的说法，这场瘟疫最初是由罗马对波斯的战争引起的。162年，波斯帕提亚王朝的国王对罗马宣战。此时马可·奥勒留刚即位不久。当时罗马是两位皇帝共治，另一位皇帝是卢修斯·韦鲁斯（Lucius Verus）。韦鲁斯前去征讨波斯，大胜而归，罗马城举行了隆重的凯旋仪式。但是，出乎意料的是，凯旋的军队还带回了一个目不可见的敌人——瘟疫。

据说，韦鲁斯的副将阿维底乌斯（Avidius Cassius）在战争中包围了底格里斯河上的塞琉西亚，占领并洗劫了这座城市。在劫掠中，一个罗马士兵在一座神庙里偶然打开了一个箱子。这座神庙是"长发阿波罗"的圣所。罗马人相信，一股携带瘟疫的烟雾从那里被释放出来，很快就"用感染和死亡污染了一切，从波斯边境一直蔓延到莱茵河和高卢"。

这个故事在罗马帝国境内出现瘟疫时成了官方说法。但这显然是一个恶意伪造的故事，用以抹黑共同执政的皇帝韦鲁斯和他的将军阿维底乌斯。

不过，塞琉西亚是波斯湾一个主要的贸易中心，波斯商人频繁往来于印度洋的海上航线。瘟疫从波斯湾蔓延到塞琉西亚。撤退的罗马军队把瘟疫带到叙利亚，韦鲁斯凯旋时又带一部分士兵回到罗马，所到之处无不感染。

166年的下半年，大瘟疫在罗马城内暴发。罗马城内每天死亡2000多人，其中包括不少贵族，每天运出城去的尸体堆积如山。

关于这次瘟疫的记载，现在也没有准确的资料，有的历史学家说是斑疹伤寒或黑死病之类，盖伦说与伯里克利时代蹂躏雅典人的那种病疫相似，患者全身满是黑脓，咳嗽声嘶力竭，呼吸恶臭。据有关文献记载，安东尼大瘟疫的症状主要包括：剧烈腹泻、呕吐、喉咙肿痛、溃烂、烫手的高烧、皮肤化脓、手脚溃烂或是生了坏疽、病人感到难以忍受的口渴。结合历史资料和现代医学的知识，这场瘟疫可能是一起天花、伤寒、麻疹等多种传染病事件。当时的医生们无法理解这种疾病，更不用说治愈它了。

有些学者认为这是天花最早流行的记录，并推断病源来自蒙古，这也是迫使匈奴人西迁的原因之一。

不久，瘟疫迅速地扩散到了莱茵河沿岸，甚至蔓延到高卢和日耳曼部落，也传到小亚细亚、埃及和希腊。不出一年，病死人数远远超过了战死沙场的人数，平均死亡率是7%—10%，而在城市和军队为13%—15%。瘟疫使罗马损失了1/10的兵力，罗马本土失去了1/3的人口。史学家估计，这次大瘟疫的总死亡人数高达500万，还有的估计达到700万。一位当时的人记录说：瘟疫"像野兽一样，不是粗暴地摧毁了一小群人，而是摧残并湮灭了一座又一座城市"。马可·奥勒留说，很多城市的情形可以用尸横遍野来形容。

各地民众惶恐不安，有些地区的民众逃到丛林或沙漠，粮食无人生产，运输停顿，水灾又淹没大批土地，饥荒继之而来。城市遭到了遗弃，村庄被荒废了。

有记载说，在瘟疫流行期间，"因无人埋葬而在街道上开裂、腐烂的尸体——腹部肿胀，大张着嘴里如洪流般喷出阵阵脓水，眼睛通红，手则朝上高举。尸体重叠着尸体，在角落里、街道上、庭院的门廊里以及教堂里腐烂。在海上的薄雾里，有船只因其罪恶的船员遭到上帝愤怒的袭击，而变成了漂浮在浪涛之上的坟墓。四野满是变白了的挺立着的谷物，根本无人收割贮藏，大群的绵羊、山羊、牛及猪快要变成野生动物了，这些牲畜已然忘却了曾经放牧它们的人类的声音。在君士坦丁堡，死亡人数不可计数……尸体只好堆在街上，

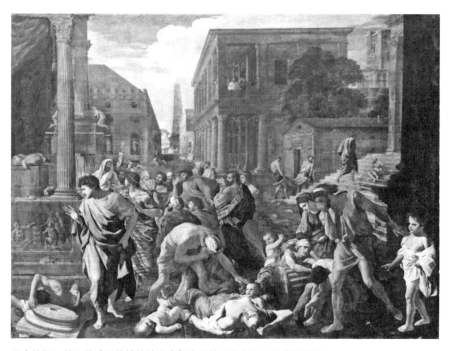

尼古拉斯·普桑的《阿什杜德的瘟疫》表现的是安东尼大瘟疫的场面

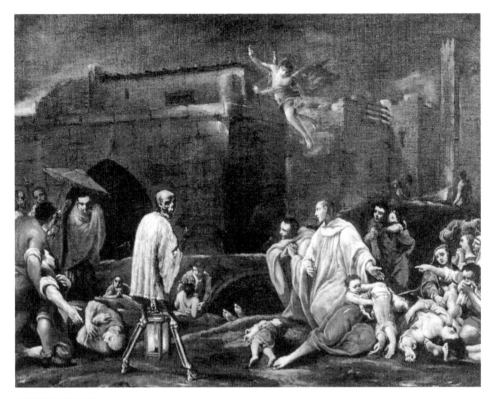

瘟疫肆虐的罗马城

整个城市散发着恶臭"。

瘟疫给人类的生命和财产造成巨大破坏,这些破坏性因素对于罗马帝国的衰落要比战争和腐化的生活方式产生的影响更为严重。

面对巨大的灾难,马可·奥勒留不会无所作为,不会不想办法阻止瘟疫的蔓延。但当时的医学不能给他提供任何帮助,他基本上是束手无策,只能看着瘟疫在军队里、在罗马城以及在整个帝国蔓延,任凭瘟神一口一口地吞噬着帝国的臣民。人们惶恐不安,纷纷求神问卜,神坛上香烟缭绕,贡品堆积。

在大瘟疫肆虐的时候,马可·奥勒留本人也被感染了。因为知道自己所患的疾病具有传染性,他拒绝与儿子见面。他拒绝进食,病情日趋恶化,最终在患病后的第七天,即180年3月17日,病逝于维也纳附近的军营中。

韦尔斯指出,这场发生在帝国全境的大瘟疫,也许与社会生活的解体有很大关系，并且为随着康茂德继位而来的动乱铺平了道路。①康茂德继任罗马皇帝，开始了罗马帝国的一个混乱的时代。

三、盖伦在大瘟疫中的活动

大瘟疫暴发时，罗马的医生都去哪里了？他们没有去抢救病人、抗击瘟疫吗？那个时候，医生的数量远不足以救治病人。历史上任何一次瘟疫的暴发，都会发生医生稀缺的情况，因为医生自己也会染病死亡。在瘟疫中，医生往往是死亡率很高的人群。每当瘟疫暴发时，医生都要付出惨重的代价。

古罗马时期的医学已经有了一定的发展。在盖伦之前，1世纪的塞尔苏斯（Aulus Cornelius Celsus）被公认为最伟大的医学家。他所著的《医学》是优秀的医学经典著作之一。他主张卫生清洁，伤口必须洗净并涂以食醋、香油等。这些物质都有消毒作用。他确定了炎症的4个基本特征：红、肿、痛、

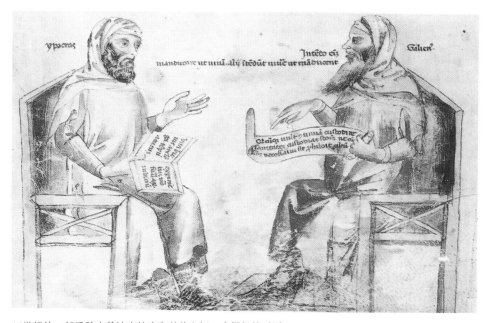

14世纪的一部手稿中希波克拉底和盖伦之间一次假想的对话

---

① ［英］赫·乔·韦尔斯：《世界史纲——生物和人类的简明史》，吴文藻、谢冰心等译，人民出版社1982年版，第525—526页。

热。他根据各种疾病对治疗的需求，将治疗分成3个部分：饮食、药物和外科治疗。与他同时代的老普林尼所著的《博物志》，共37卷，内容极为丰富，包括动物、植物、矿物等，其中第20—32卷是专门讲药物学的。

罗马人建立了西方世界最早的医院和最早的国家医疗体系。罗马是一个中央集权的大帝国，国家的组织首先表现为有常备的军队。为了保持军队的战斗力，罗马帝国已经有军医机构；为防止流行病，罗马帝国设有"医务总督"的职位，他们负责举行考试，批准经政府许可的开业医生。罗马病人院是最早的平民医院，可以向老百姓，尤其是士兵和奴隶，提供医学和护理照顾。

而古罗马最著名的医生盖伦就生活在这个大瘟疫暴发的、马可·奥勒留统治的时代。

盖伦（Claudius Galenus，129—199）是古罗马时期最著名、最有影响的医学大师，被认为是仅次于希波克拉底的第二个医学权威，被称为"神圣的医生"。他被当作古典医学研究的集大成者，对后世医学，包括解剖学、生理学、病理学、药物学和神经学，以及哲学和逻辑学，都产生了深远的影响。有人评价盖伦是一个奇怪的过渡性人物："对他那个时代充满神秘气氛的环境来说，他是相当地科学化了；而对于后代的科学家来说，他又显得十分神秘。"[1]

161年，盖伦来到罗马，他通过高超的医疗技术赢得了人们的尊重，并获得了很高的地位。才30多岁，盖伦就成为一个传奇，"伟大就是盖伦的名字"。

但是，他在罗马只待了4年，166年大瘟疫暴发时，37岁的盖伦突然放弃了荣誉和地位，急急忙忙地离开罗马，"像一个逃跑的奴隶"，跑回了家乡。人们认为他离开罗马是为了躲避瘟疫。

可是，瘟疫已经在各地蔓延，在别的地方就没有瘟疫了吗？难道他真是一个懦夫吗？也许，面对这种严重的瘟疫，他认为最佳的藏身之所，是他的故乡。后来，他承认"大瘟疫"是他离开罗马的原因，但我们不清楚他到底是为了逃离危险还是匆忙赶回去援助他的故乡。

不久以后，169年秋天，罗马军队返回阿奎莱亚，瘟疫在军营中泛滥，韦鲁斯也在瘟疫中死去。现在正是需要好医生的时候。马可·奥勒留给盖伦写

---

① ［美］洛伊斯·N.玛格纳：《生命科学史》，李难等译，百花文艺出版社2002年版，第92页。

信，召唤他回来。皇帝称他是最优秀的医生和哲学家。盖伦立即赶到前线皇帝的营帐中，成为马可·奥勒留的御医。这时正是瘟疫大暴发的时候。防疫是当务之急，御医也绝不是摆设。他要给皇帝实际的治疗和防治瘟疫的报告，他一直在与瘟疫搏斗的前线。皇帝对他十分信任，他曾为皇帝治好了肠绞痛。除了盖伦，马可·奥勒留从来不让别人为他配置解毒药。罗马皇帝时刻面临被下毒的危险，所以万能的解毒药是每一位皇帝所必备的。

马可·奥勒留去世后，盖伦给继位的康茂德皇帝当医生。189年，罗马也发生了一场瘟疫，此时盖伦一直留在康茂德皇帝身边。

盖伦在瘟疫的研究上也有一定的创建。他在大瘟疫期间治疗了无数的患者。也正是在瘟疫流行期间，他完成了《论治疗的方法》一书，留下了对瘟疫的描述。正是因为他对这场瘟疫的记载，所以这场瘟疫也被称为"盖伦大瘟疫"。他说瘟疫最初的症状是发高烧，嘴和喉咙发炎，口渴异常并且腹泻。他还描述说，到第九天出皮疹，有些是干燥的，有些化了脓。他推测许多病人在出皮疹前就死了。

他详细地描述了他在"这场疾病刚刚发生时"治疗一个被感染的年轻人的过程。病人轻微的咳嗽开始加剧，从喉咙里溃疡的地方吐出暗色的结痂。很快，疾病的典型症状出现了：黑色皮疹将患者的身体从头到脚包裹起来。盖伦说，那些活下来的人，"在我看来，似乎事先就得到了干燥和净化"。因此，呕吐是一个积极的现象。那些能够活下来的人全身会出现密集的黑色脓包突起；大多数人会生"疮"，而所有幸存者身上都有"干燥"的迹象。盖伦认为，发烧会使患者的血液腐坏。"对于这种疹（脓疱突起），不需要使用干燥药物，因为它们以这种方式自然存在：在一些同时有溃疡的人身上，被称为结痂的表层会自行脱落，这之后就离康复不远了，一两天后就会结疤。另外一些没有溃疡的人，疹的表现是粗糙、发痒，会像鳞片一样掉下来，出现这种情况的病人都会康复。"[①]

他专门谈到霍乱，说"霍乱是一种非常急性的严重疾病，迅速使病人因呕

---

① 引自［美］凯尔·哈珀：《罗马的命运——气候、疾病和帝国的终结》，李一帆译，北京联合出版公司2019年版，第140页。

吐腹泻以及多量之分泌而脱水。于是就发生绞痛，稍后，就发热，如痢疾之发热一样，同时内脏发生危险的变化"①。当时一个非常有名的哲学家患了疟疾，罗马的许多医生都治不好，但是盖伦把他治愈了。于是，盖伦很快受到人们的尊敬，人们把他看作奇迹的创造者。

四、西普利安大瘟疫

248年4月21日，罗马举行了建城1000年的盛大庆典。但是，这是罗马城最后一次世纪盛会。就在这次庆典的三年之后，罗马又暴发了一次被称为"西普利安大瘟疫"的大灾难。

这场瘟疫开始于251年，持续至266年。迦太基的基督教主教西普利安（Cyprian）记载了这场大瘟疫，所以这场瘟疫就用他的名字来命名。

西普利安描述了这场瘟疫的症状：剧烈的腹泻、呕吐，喉咙肿痛、溃烂，高烧热得烫手，手脚溃烂或是生了坏疽。从其非常容易传染和时常累及眼睛的特征来看，可能是天花。西普利安还这样描述当时的瘟疫：

> 我们很多人在这场大规模的灾难中死去，也就是说我们从尘世中解脱了。这种死亡对犹太人、异教徒和基督的敌人是灾难，对上帝的仆人则是一场拯救。至于人类中正义者和非正义者都不加甄别地死去，在这一点上，你一定别误以为毁灭对善恶都是一致的。正义者被召唤去开始新生，非正义者则被召去受刑；信仰者很快得到保护，不信仰者得到惩罚……这场瘟疫，尽管看起来恐怖而致命，但却彰显了正义，测试了人类的灵魂，因此瘟疫的暴发是多么适宜而又必要啊……②

西普利安认为他们生活在"世界的晚年"，他说，很明显"世界已经老

① 引自［意］卡斯蒂廖尼：《医学史》（上册），程之范主译，广西师范大学出版社2003年版，第178页。
② 引自［美］威廉·麦克尼尔：《瘟疫与人》，余新忠、毕会成译，中信出版社2018年版，第100页。

去，不再拥有从前的活力，曾经有效的力量和生机也不复存在……冬天没有足够的雨水来滋养种子。夏天照射在谷地上的阳光不像从前那样明亮。温和的春天不再让人欢喜，秋天的树上也没有成熟的果实"①。

西普利安记载了这次瘟疫的症状，他写道："只要我们还在与这个时代分享共同的血肉，那么这些眼睛的疼痛、发烧的攻击、四肢的不适，在我们和其他人身上是一样的。""这些都是信念的证明：当身体失去力量后，内脏在流动中消散；在最深处点燃的一团火，燃烧到喉咙形成伤口；持续的呕吐使肠子震动；眼睛被血流的力量烧得火辣辣；致命的感染腐烂切断了一些人的脚或其他肢体；当肌体失灵，身体虚弱，人会变得步态蹒跚、耳聋眼瞎。"②

根据西普利安的描述，这些瘟疫患者的病理表现，包括疲劳、便血、发热、食管病变、呕吐、结膜出血，还有四肢严重感染；后遗症包括虚弱、失聪和失明。当时的记载还描述了患者忍受干渴的痛苦："泉水、溪流和水池旁边挤满了身体虚弱、饥渴难耐的病人。但是水的作用太过微弱，无法浇灭深处的火焰，那些病人在喝水后感觉和之前一样痛苦。"③

这种疾病的特征是急性发作，"每天都以突然的袭击带走无数人，包括他家里的每一个人"。当时的民间传说声称，这次袭击的速度非常快，"痛苦突然降临到人们身上，传播的速度比预想中要快，像火焰一样吞噬了各家各户，神殿里到处都是死人，他们本是怀着治愈的希望逃到这里的"。④

与西普利安同时期的一位教徒也记载了他所看到的瘟疫蔓延的可怕景象。他描绘了病人的感染和发病过程是多么的可怕。他写道，这是一种完全陌生的疾病。"我们不是每天都看到死亡的仪式吗？我们不是在见证奇怪的死亡方式吗？难道我们没有看到一种剧烈、持久的疾病带来了从前不为人知的瘟疫吗？还有废弃城市里的屠杀？"他认为，瘟疫明显是对殉教者的一种鼓励，因为那

① 引自［美］凯尔·哈珀：《罗马的命运——气候、疾病和帝国的终结》，李一帆译，北京联合出版公司2019年版，第178页。
② 引自［美］凯尔·哈珀：《罗马的命运——气候、疾病和帝国的终结》，李一帆译，北京联合出版公司2019年版，第189页。
③ 引自［美］凯尔·哈珀：《罗马的命运——气候、疾病和帝国的终结》，李一帆译，北京联合出版公司2019年版，第190页。
④ 引自［美］凯尔·哈珀：《罗马的命运——气候、疾病和帝国的终结》，李一帆译，北京联合出版公司2019年版，第190页。

些光荣死去的人幸免于"那些死于血腥疾病中的人的共同命运"。①

西普利安大瘟疫是一场罕见的跨越几大洲的疾病事件。瘟疫来自埃塞俄比亚，向北部和西部蔓延，穿越了整个帝国。据当时的文献记载："罗马几乎没有哪个行省、哪座城市、哪座房子，没有被这种普遍的瘟疫袭击和洗劫。"它"摧毁了整个地球表面"。瘟疫同样在城镇和乡村肆虐，它"折磨着城市和村庄，摧毁了剩下的所有人：没有哪次瘟疫这样毁灭人类的生命"。②

瘟疫引起了极大的恐慌。成千上万人逃离农村，涌入城市，这又导致瘟疫再次暴发，大批农田被废弃，有些人甚至认为连人类都有可能无法生存了。人类已经"被彻底摧毁了"，地球重新回到一片荒漠和森林的状态。

这次大瘟疫的死亡人数相当可怕。当时的亚历山大里亚主教记载说："这座巨大城市里所有的居民，从婴儿到白叟，还不及过去被称为老年人的人数量多。那些介于40到70岁的人，以前的数量那么多，现在的总人数都没有达到这个数字，哪怕我们把所有14岁到80岁都算到有资格领取公共食物配给在内；那些最年轻的人，现在看起来与过去最年长的人年龄相仿。"③按照这个推算，这座城市的人口减少了62%，即大约从50万减少到19万。其他地方也是一样。一位雅典历史学家说，每天有5000人死亡。

对于这场瘟疫，历史学家吉本在《罗马帝国衰亡史》中记载说："饥荒以后必然继以流行时疫，这是由于食物的缺乏和不洁所引起（的）。从公元250年一直延续到公元265年猖獗无比的瘟疫，可能还有其他的形成因素，竟然在罗马帝国的每一个行省，每一个城市，甚至每一个家庭里肆虐。中间有段时期，仅是罗马一地每天有五千人死亡。许多曾经逃脱蛮族杀戮的城镇，却因瘟疫而人烟断绝。"④

吉本还根据历史文献估计了这次瘟疫的死亡人数。从当时亚历山大里亚对

---

① 引自［美］凯尔·哈珀：《罗马的命运——气候、疾病和帝国的终结》，李一帆译，北京联合出版公司2019年版，第191页。
② 引自［美］凯尔·哈珀：《罗马的命运——气候、疾病和帝国的终结》，李一帆译，北京联合出版公司2019年版，第188—189页。
③ 引自［美］凯尔·哈珀：《罗马的命运——气候、疾病和帝国的终结》，李一帆译，北京联合出版公司2019年版，第192页。
④ ［英］爱德华·吉本：《罗马帝国衰亡史》（第1卷），席代岳译，吉林出版集团有限责任公司2008年版，第230页。

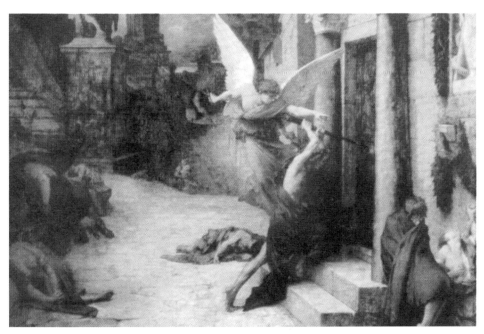

被瘟疫袭击的罗马城，尸体塞满了街头

居民粮食配给的记录来看，这场瘟疫过后，这座城市减少了一半的人口。如果我们用类推的方式来计算别的行省，可以估计出战争、瘟疫和饥馑在几年之间大约消灭了一半的人口。

　　西普利安大瘟疫的猖獗阶段延续了16年，在此期间有过多次反复。这是一个长期的事件，它在帝国境内不断盘旋迂回，罗马城就至少出现过两次。从249年到262年，西普利安大瘟疫一直存在于帝国历史的背景中，其后续影响甚至持续到了270年。

五、瘟疫参与了罗马帝国衰亡的进程

　　为了免受瘟疫的残害，罗马人一再向神灵献祭，请求神灵帮忙。由于这些瘟疫带来的死亡威胁几乎是持续不断的，不但一切治疗都毫无效果，并且最年轻而又最强壮的人，也一样地病倒，这是极为令人沮丧的。经过几次大瘟疫之后，国家处在疲惫的状态，势必纵容了迷信的风习。神秘主义重新繁盛起来。

在受到痛苦和恐怖的折磨时，急于向超自然的神灵求救，这是古代人们在遇到严重灾难时所共有的现象。

但是，尽管不断发生类似于大瘟疫这样的大灾大难，罗马人还是在坚定地创造着他们的生活，创造着他们的历史。

所以，每当瘟疫降临的时候，罗马人并不完全听任命运的摆布，任由瘟神的践踏。他们并没有仅仅停留在对神灵的依靠上，或者说他们对于求告神灵已经感到不满足，而是采取了积极的措施，与瘟疫进行抗争。

但是，瘟疫的力量远远超过了人的力量。罗马帝国在瘟疫以及其他天灾人祸的一再打击下，正在逐步走向衰亡。

古罗马是古代西方世界文明发展的高峰。庞大的罗马帝国的衰亡，罗马文明的衰亡，一直是历史学家和政治学家们孜孜不倦探究的话题，人们从政治、经济、文化、习俗以及军事等多个方面进行了探讨。对于这个曾经不可一世的超级大帝国的衰亡之谜，有种种猜测和假说。英国历史学家吉本为此写了整整6大本著作。这个大帝国的衰亡绝非一日之功，也并非某一种原因造成的，而应是如恩格斯说的那种"历史的合力"推倒了这个帝国的巍峨大厦。

罗马帝国的终结，并不是一个连续的衰落，而是一个漫长的、迂回曲折且充满偶然性的故事。在这个故事中，有一个原因至少是不可忽视的，这就是瘟疫的作用。而正是马可·奥勒留时期的大瘟疫，引发了多方面的危机，中断了经济和人口的增长，造成了他逝世后一个世纪的社会危机和动荡，为帝国无可挽回地走向衰落埋下了伏笔。

在马可·奥勒留时代，罗马帝国是一个完整、人口众多且繁荣的帝国。但是，大瘟疫给国家以重创。这场大瘟疫标志着一个转折点，是罗马国家和社会发展中一段轨迹的终结。历史学家们说，正是这场瘟疫使西方世界产生了一个世纪的混乱。这是罗马历史上一个"忧虑的世纪"，直接导致罗马帝国"黄金时代"的终结。古罗马帝国逐渐衰落进而崩溃，整个西方文明史发生了一次重大的改变。

大瘟疫造成了大量人口死亡，安东尼大瘟疫造成的死亡人口估计在500万到700万之间。这在罗马帝国是一个庞大的数量，相当于当时总人口的将近1/10。这一事件开启了地中海地区长达500多年人口持续减少的序幕。与此同

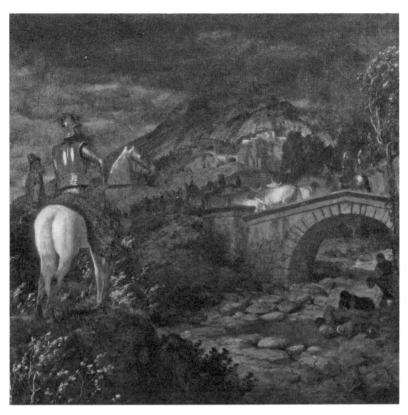

勃克林的《哥特部队》，远处是大火中的罗马城

时，财政危机使帝国面临严峻的挑战，马可·奥勒留甚至在168年靠拍卖宫廷里的珍宝来筹措资金。作为社会基础的农业也遭到巨大破坏，造成了大面积的饥荒。盖伦曾记述说："在许多臣服于罗马的地区，连续的饥荒不只是几年而已。"①

虽然马可·奥勒留皇帝保住了帝国的完整性，但罗马帝国的繁盛时期在这个时代戛然而止，罗马帝国的政权已经是风雨飘摇了，而且此后灾难不断。安东尼大瘟疫之后不久，在康茂德皇帝统治时期，瘟疫再次暴发了。这次瘟疫也十分猛烈，罗马城里一天就死亡了2000人。

3世纪西普利安大瘟疫的暴发，更是给罗马帝国以致命的一击。帝国的储

① 引自［美］凯尔·哈珀：《罗马的命运——气候、疾病和帝国的终结》，李一帆译，北京联合出版公司2019年版，第157页。

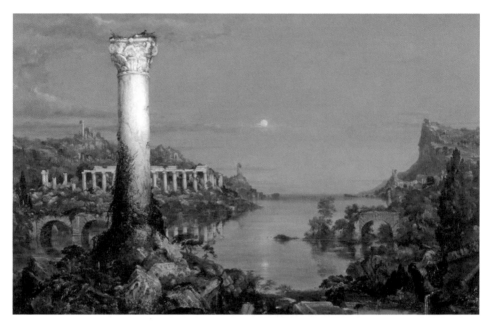

罗马帝国的末日黄昏

备能量被耗尽，帝国的核心力量无法继续支撑下去了。西普利安大瘟疫对罗马的政治和社会发展也产生了深远影响。这时候，罗马帝国正处于低谷。在3世纪50年代，罗马帝国所有主战线上的防御网络几乎同时崩溃。

正是在这场瘟疫开始的251年，哥特人大举入侵，罗马军队被打败，他们的统帅罗马皇帝——狄西乌斯死在战场上。

当时有一条"神谕"说："宇宙将陷入混乱中，人类将在瘟疫和战争中毁灭"。

410年8月24日，一支哥特军队洗劫了罗马。800年来，这座"永恒之城"第一次遭受如此厄运，成为罗马帝国衰亡史上最戏剧性的一刻。罗马并不是在一天之内衰落的，但对这座城市的洗劫，仍然是关键时代中最关键的一刻。

至此，西罗马帝国灭亡了，辉煌的罗马文明被毁灭了。

第5章

丝绸之路与疫病传播

一、病菌在丝绸之路上旅行

英国作家韦尔斯在《世界史纲——生物和人类的简明史》中指出，发生在马可·奥勒留时代的那场大瘟疫，使西方世界产生了一个世纪的混乱。他还指出，这场瘟疫，也给遥远的中国造成巨大的灾难，使中国陷入数年的混乱之中。麦克尼尔也认为，2世纪末的大瘟疫给予地中海地区以沉重的打击，而且还可能波及了中国。

自古以来，生活在欧亚大陆的各民族，都在不断地突破各种技术障碍，为开拓大陆的交通做出不懈的努力。为此，人们不断地发明和改进交通工具，探索交通路线，甚至可以说，交通工具的发明和改进是人类主要的技术创新之一。因此，从东往西，自西徂东，从陆地到海洋，翻山越岭，人们都在努力开辟大交通的通道。随着技术的不断突破，交通工具的不断改进，交通道路变得更加畅通，各民族和各地区之间的交流呈现了日益增多的状态，来往更密切，相互的了解和认识也就更多了。

汉武帝建元三年（前138），张骞受汉武帝所派，带领向导、随员等100多人，从长安出发，出使大月氏，开始了一次极为艰险、充满传奇的旅行，正式开辟了东西交通的大通道。现在，人们将这条大通道称为"丝绸之路"。

漫长的丝绸之路上，有官方的使节、留学生，还有旅行家、移民，更多的是开展贸易的各国商人，进行宗教传播的僧侣、传教士，以及参战的军人。各国商人，是行走在丝绸之路上最大的群体。丝绸之路，实现了欧亚大陆的物产、物种的大交换。那些行走在丝绸之路上的商队，给西方带去丝绸、黄金、

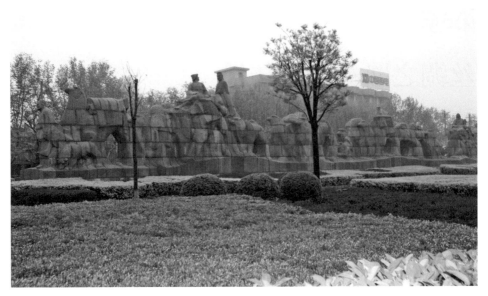

西安的丝绸之路群雕

桂皮，还将布料、香料、酒、马匹和一些新物品带到中国。有学者指出："西域各国的使节、商贾、军人，怀着对汉文明的向往，骑着骆驼，经过长长的丝绸之路，来到汉帝国。伴随着他们的足迹，西域文化也传播到汉帝国。据史书记载，西汉京师长安，西域货物云集，异国客人熙熙攘攘。大宛的葡萄、石榴、胡麻，乌孙的黄瓜，奄蔡的貂皮，大月氏的毛织品，异域的杂技、音乐、绘画艺术、风土人情，注入中土。其中杂技、音乐等艺术最受汉人关注，且引起帝国上层的重视。"[①]

欧亚大陆两端，汉朝和罗马，东西方文明交相辉映，它们分别代表着当时古代世界文明东西方的最高辉煌成就。两大文明由于相距遥远，还难以进行直接的交流，但商贸的往来已经通过间接的渠道在它们之间建立了联系。罗马帝国在很长的时期里是丝绸之路西端的终点，是西运的中国丝绸的主要消费国。通过大量精美的中国丝绸和贩运丝绸的商旅，罗马人逐渐了解了东方的产丝国家，中国人也间接地知道了在遥远的西方有一个可与汉朝相比的大帝国。

---

① 吴小如主编，刘玉才、刘宁、顾永新编著：《中国文化史纲要》，北京大学出版社2001年版，第72页。

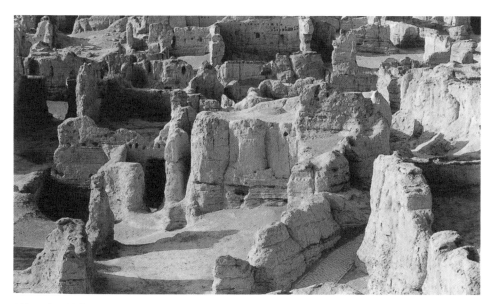

丝绸之路上的战略要道姑师（车师）古城遗址

马可·奥勒留的时代，也就是安东尼大瘟疫发生的时代，相当于中国的东汉晚期。在这个时候，罗马已经与东方有了直接的交往，有记载说，马可·奥勒留皇帝还曾派遣使臣到中国访问。

频繁的交通往来、人员交往，物种物产的大交换，也为病毒病菌的传播创造了条件。人类的贸易网和通信网是一种催化剂，能让细菌在相距遥远的各地快速传播。细菌跟着商人们的包裹沿着丝绸之路进行着它们的旅行。丝绸之路上的大流动，既意味着商品的交流，也意味着传染病的交流。

麦克尼尔提出了一个"四大疾病圈"的概念，他认为在公元纪年开始时，至少4个不同的文明疾病圈已经形成，每一个疾病圈内的传染病，一旦越出固定的边界，肆虐于以前没有患病经历或免疫力的人口，都将是致命的。疾病圈之间相互影响的前提是发生某种交流。这种交流允许传染链扩张到新的地盘，而且新地盘的人口也足够稠密，可以永久性支持这种传染病，或至少支持一两季。①

麦克尼尔说的"四大疾病圈"，指的是地中海、中东地区、印度和中国，

①［美］威廉·麦克尼尔：《瘟疫与人》，余新忠、毕会成译，中信出版社2018年版，第90页。

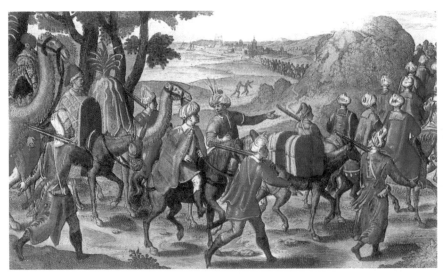

从东方获得的财富由骆驼和骡子驮载着，沿丝绸之路送到等待在地中海东部的船只上

这也是当时欧亚大陆上并行的四大文明圈。通过丝绸之路，这四大文明圈发生了密切的经济商贸和文化交流。也正是因为丝绸之路，各种疫病病菌以旅行者为载体，在足够的易感人群中散布，使得传染链横贯整个欧亚大陆。所以，在罗马时代以后出现的大瘟疫，往往都带有世界性，很快在欧亚大陆上传播。而且，北方大草原一直是鼠疫的温床，14世纪在欧洲暴发的黑死病，就是蒙古人西征的时候带过去的。

二、建安大疫与赤壁之战

中国东汉末年到魏晋南北朝这一历史时期，时间跨度近400年，是中国社会发展历程中纷乱的时期之一，军阀混战，政权更迭，兵荒马乱，民不聊生。与此同时，这个时代也是瘟疫流行非常严重的时期之一。《后汉书·徐登传》载："时遭兵乱，疾疫大起"，兵乱之后，常常出现疫病流行。仅在正史中，就对这一时期的瘟疫流行有数十次记载。

从东汉建武元年（25）到建安二十五年（220），是我国历史上非常罕见的瘟疫频发时期。桓帝时大疫三次，灵帝时大疫五次，献帝建安年间疫病流行更甚。桓、灵、献三帝时期，比较大的疫病流行有16次，其中有好几次是全国性的大流行。《后汉书》多次提到汉灵帝时有"大疫，使使者巡行致医药"之类的描述。《后汉书·曹褒传》亦载："时有疾疫，褒巡行病徒，为致医药……，多蒙济活。"延熹九年（166），皇帝下诏说："比岁不登，民多饥穷，又有水旱疾疫之困。盗贼征发，南州尤甚。灾异日食，谴告累至。"

此后几十年，灾情疫情不断。《后汉书》记载，公元171年、173年、179年、182年、185年等，都有"大疫"发生。瘟疫持续了196年，传播范围广，程度剧烈。王充《论衡》说，"温气疫疠，千户灭门"，可见当时瘟疫流行之厉害。

建安元年（196）以后，大规模的伤寒病又开始在全国各地蔓延流行，张仲景自述，不到10年的时间，他自己家族的200多口人就病死了一百三四十口，单因感染伤寒而死的就有90多口。建安年间的疫病灾害记录达到秦汉时期的最高峰，从建安十三年（208）到建安二十四年（219）的10多年间，历史文献记载的疫灾就有7次，其中赤壁1次，荆州2次，合肥1次，关中1次，流行区域不明者2次。

建安十三年（208），赤壁之战曹操大败。按史书记载，并非如《三国演义》所说的那样仅败于诸葛亮的"火烧赤壁"，更主要的原因是曹操军中大疫流行。此事在文献中多有记载。《三国志·魏书·武帝纪》记载："公至赤壁，与备战，不利。于是大疫，吏士多死者，乃引军还。"《三国志·吴书·周瑜鲁肃吕蒙传》记载："（孙）权遂遣瑜及程普等与备并力逆曹公，遇于赤壁。时曹公军众已有疾病，初一交战，公军败退。"《三国志·吴书·吴主传》记载："（曹）公烧其余船引退，士卒饥疫，死者大半。"《三国志·蜀书·先主传》也说："时又疾疫，北军多死，曹公引归。"

关于这场瘟疫，学术界有很多争论，有人认为，这是由于血吸虫而引起的传染病，也有人认为这是鼠疫或者伤寒。在赤壁之战前，曹军之中已经出现了少量的患者，后来瘟疫难以控制，曹军之中死者大半。

所以，曹操在赤壁之战中失败，主要原因在于当时军中瘟疫的流行，严重摧毁了军队的战斗力。曹操在后来给孙权的信中说："赤壁之役，值有疾病，孤烧船自退，横使周瑜虚获此名。"第二年，曹操又说到这件事："自顷已来，军数征行，或遇疫气，吏士死亡不归，家室怨旷，百姓流离，而仁者岂乐之哉？不得已也。"

建安二十二年（217），一场瘟疫来势汹汹，造成了更加惨烈的伤亡。《后汉书》记载中就有一句话："献帝建安二十二年，大疫。"而曹植在《说疫气》中则详细记载了这次瘟疫流行的情况，他说道：

> 建安二十二年，疠气流行。家家有僵尸之痛，室室有号泣之哀。或阖门而殪，或覆族而丧。或以为疫者，鬼神所作。人罹此者，悉被褐茹藿之子，荆室蓬户之人耳！若夫殿处鼎食之家，重貂累蓐之门，若是者鲜焉。此乃阴阳失位，寒暑错时，是故生疫。而愚民悬符厌之，亦可笑也。

曹植详尽地描述了当时瘟疫肆虐，许多人家阖家死亡，甚至是全族皆丧的社会惨状，即便是仕宦之家亦不能幸免。每次瘟疫到来，都不知要夺去多少人的生命。轻者村村闻哭声、家家戴重孝，重则路断人稀，田园荒废。

诗人王粲《七哀诗》写道：

> 西京乱无象，豺虎方遘患。
> 复弃中国去，委身适荆蛮。
> 亲戚对我悲，朋友相追攀。
> 出门无所见，白骨蔽平原。
> 路有饥妇人，抱子弃草间。
> 顾闻号泣声，挥涕独不还。
> 未知身死处，何能两相完。
> 驱马弃之去，不忍听此言。
> 南登霸陵岸，回首望长安。
> 悟彼下泉人，喟然伤心肝。

当时在颍川，新太守刚到任不久，疫病就弥漫开了，死者不计其数。

这一年，曹操派出大军征伐吴国，司马懿的兄长司马朗跟随夏侯惇和臧霸出征。半途之中军中出现了瘟疫。司马朗体恤部下，亲自巡视发药，后感染瘟疫而亡。

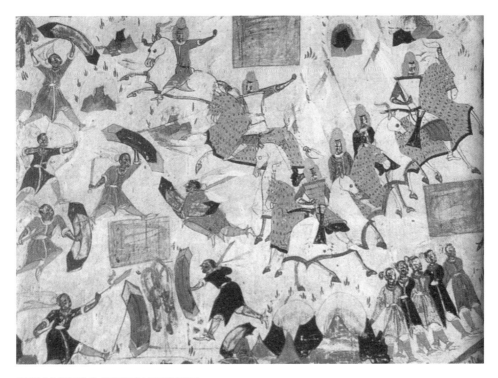

表现战争场面的敦煌莫高窟285号洞壁画

对于建安二十二年暴发的瘟疫，有专家认为是出血热。当年张骞通西域之后，中原人一直和西域人有着密切的贸易往来。汉武帝多次征战匈奴，将这种瘟疫带入了中原。因为东汉末期天气异常，所以出现了大范围的暴发。但也有专家研究认为，这场瘟疫不像是季节流行病，而更像是鼠疫。它从军队之中开始蔓延，随着行军打仗的进程，这种病毒传播到民间，造成大量百姓死亡。

当时文坛上名声卓著的"建安七子"中的徐幹、陈琳、应玚和刘桢都是死于瘟疫。曹丕说："昔年疾疫，亲故多离其灾，徐（徐幹）、陈（陈琳）、应（应玚）、刘（刘桢），一时俱逝，痛可言邪？"曹丕因此感慨人生无常："疫疠数起，士人凋落，余独何人，能全其寿？"此外，"建安七子"中的王粲也在这一年死去。王粲随曹操征吴，他很可能在军队之中被感染，在回军途中突然去世，去世时只有41岁。

建安二十二年的这场大瘟疫，让"建安七子"成为文坛绝唱。

建安二十三年（218），曹操颁布了赈灾令，规定：但凡女子70岁以上没有丈夫儿子的，12岁以下没有父母兄弟的，以及眼盲、手脚残疾却没有父母妻儿照顾的，都可以"廪食终身"；12岁以下出身贫寒的幼儿"随口给贷"。

建安二十四年（219），灾情已经扩散到荆州地区，关羽大意失荆州，功败身死。孙权虽然得到了荆州，但是因为这一年灾情严重，只得减免荆州百姓的租税。

三、魏晋时期的瘟疫流行

汉魏之际，中国北部和西北部的游牧民族主要有匈奴、羯、鲜卑、氐、羌等5支，史称"五胡"。东汉末至三国时期，由于战乱，中原汉族居民大量迁徙或死亡，一些少数民族趁内地人口减少之机主动内迁。到西晋初年，"胡人"南徙的人数已相当多。内迁的匈奴、鲜卑、乌桓等族人达40余万。西晋末年，发生"八王之乱"，内迁各族的上层利用西晋内部矛盾的激化，以其部族武装作基础，相继起兵反晋，建立割据政权，出现了史称"五胡乱华"的大乱局。战乱期间，大批北方汉人南下避难，从黄河流域大规模进入长江和珠江流域，史称"衣冠南渡"。

从魏晋到南北朝，是一个分裂乱离时代，是一个充满忧患、痛苦与哀伤的时代。在这期间，先后出现数十个政权，只在西晋时有20多年相对安定的统一时期。仅十六国北朝时期，中国北方就出现了三度分裂与三度统一的局面。战争与残杀成为经常的事，攻城略地，杀人盈野。王朝更迭频繁，割据政权林立，战乱兵燹频仍，社会动荡不安，造成土地荒芜、城市荡毁、经济萧条，黎民百姓颠沛流离，国家遭受了空前的劫难，社会文明各方面受到了严重摧残。

大量北方人口的内迁、长年的战乱，给疫病的传播创造了空前的条件。魏晋南北朝时期，是我国历史上第一个疫病高发期。三国两晋时，疫病流行约有35次。西晋时期疫灾最为频繁。疫灾周期具有波幅越来越小、波长越来越短的趋势。疫灾范围逐步扩大，疫灾重心有由北向南迁移的趋势，都城所在地为疫灾多发区。经济相对发达、人口相对稠密、战争相对频仍的黄河中下游地区、长江中下游地区以及它们之间的淮河流域，是魏晋南北朝时期疫灾的主要流行区域。三国时期的疫灾重心在河南，西晋时期的疫灾重心在陕西与河南，东晋以后的疫灾重心在江苏。

建安之后，瘟疫继续蔓延。魏黄初三年（222）九月，魏文帝命大将军曹真、征南大将军夏侯尚、左将军张郃、右将军徐晃围南郡。十月，孙权自立为帝，魏文帝自许昌南征，诸军并进。十一月，魏文帝车驾至宛（今南阳），夏侯尚等率军围攻江陵，孙吴派诸葛瑾带兵抵抗，夏侯尚火烧诸葛瑾船队，在城外大败吴军，但未能将江陵城攻下，"会大疫，诏敕尚引诸军还"。

这次战争是吴、魏之间的第一场战争，当时江陵"城中兵多肿病，堪战者裁五千人"。这次的疫病为"肿病"，似乎是痢疾，但时值腊冬，不应有痢疾大流行，且其疫病还被魏军带到河南，导致次年春南阳和许昌大疫，因此，估计是伤寒流行。

黄初四年（223），"三月，宛、许大疫，死者万数"。宛、许昌均为魏国重镇。这次疫灾系魏军从江陵带到南阳，再从南阳带到许昌。疫情一直持续到第二年，这一年诸葛恪率军伐魏。因为灾情严重，死者大半，诸葛恪最终率军撤退。战争让这场瘟疫的波及范围越来越广，病毒随着军队的迁徙和难民的逃亡四处传播。

魏太和四年（230），即吴黄龙二年，"春，吴主（孙权）使将军卫温、诸葛直将甲士万人，浮海求夷洲、亶洲，欲俘其民以益众"。陆逊劝谏说："今江东见众，自足图事，不当远涉不毛。万里袭人，风波难测，又民易水土，必致疾疫，欲益更损，欲利反害。"全琮亦谏说："殊方异域，隔绝障海，水土气毒，自古有之，兵入民出，必生疾病，转相污染，往者惧不能反，所获何可多致？"但孙权不听。结果，"军行经岁，士卒疾疫死者什八九。亶洲绝远，卒不可得至，得夷洲数千人还"，次年二月，卫温、诸葛直因无功而返被杀。

青龙二年（234），大疫自冬延续到次年春，此次大疫发生在魏京都（今洛阳）。魏京都之外，孙吴军队中也有瘟疫流行。五月，孙权大举进攻魏国。七月，魏明帝也亲率水军东征，射杀孙权弟之子孙泰，大挫吴军锐气，加之"吴吏士多疾病"，孙权被迫撤军。

正始三年（242），即吴赤乌五年，"是岁大疫，有司又奏立后及诸王"。这次大疫发生在吴军攻打珠崖、儋耳（今位于海南）之后，推测是恶性疟疾，首先发生在攻打海南的军士中，然后带回都城建康，所以建康后世方志载有此疫，但也有方志指出大疫时间在四月。

嘉平五年（253），即吴建兴二年，"四月，诸葛恪围新城。大疫，死者太半""士卒疲劳，因暑饮水，泄下流肿，病者太半，死伤涂地"。当时新城（今合肥）中有魏军三千兵士，加上百姓有四千余人之多，经过吴兵九十余日的围攻，至秋七月，城中兵民"疾病战死者过半"。诸葛恪撤军之时，"士卒伤病，流曳道路，或顿仆坑壑，或见略获，存亡忿痛，大小嗟呼"。

晋泰始年间，南方吴国连年发生疫灾，同时，北方晋国也有大规模的疫灾流行。咸宁二年（276）正月，洛阳疾疫继续流行，宫中甚至因为疾疫流行惨烈而废朝。二月，晋武帝也感染了疾病。连续几个月的疫灾，造成了许多家庭悲剧。《搜神记》记载了这样一个事例：咸宁中大疫时，庾衮的两个哥哥相继得疫病而死，第三个哥哥也病得奄奄一息，他的父母和弟弟都逃到城外去了，只有他守着死去的和病中的哥哥们，坚持百余天，直到疫灾平息。

元康年间，关中地区发生大疫。元康六年（296）八月，关中氐和马兰羌反晋，掠寇天水、略阳等郡。十一月，安西将军夏侯骏与建威将军周处率军进讨氐帅齐万年，一时关中大乱。是月，"关中饥，大疫"。元康七年（297）"五月，秦、雍二州疾疫"。后世方志记载此次遭疫灾的有咸阳县、南郑县等。自此，疫灾一直未止。到元康九年（299），关中仍有瘟疫大流行。

《资治通鉴》记载晋惠帝光熙元年（306），南夷校尉境内"频岁饥疫，死者十万计"。

永嘉之乱时，也是瘟疫大流行时期。永嘉四年（310）四月，北方幽、并、司、冀、秦、雍六州大蝗灾。"五月，秦、雍州饥疫至秋"。雍州流民四出，九月，雍州流民汇聚南阳，征南将军山简等以兵促流民归关中，流民以关中荒残，不愿返还，由此酿成民变，寇掠洛阳，洛阳大饥。十一月，洛阳荒馑日深，大饥引发大疫，"殿内死人交横，府寺营署并掘堑自守"。襄阳亦大疫，死者三千余人。

永昌元年（322），发生全国性疫灾，南方和北方都有流行。南方东晋"京都大旱，川谷并竭"，建康地区为重疫区，朝中大臣也有染疫的。北方河朔地区的东部（大致包括今山西东部，北京、天津、河北全部以及河南、山东大部）为石勒控制，当时"勒境内大疫，死者十二三"，致使石勒停止了徽文殿的建设。驻守在青州广固城（今山东青州市）的东晋将领曹嶷计划退守海中，也因为"会疾疫甚，计未及就"，后被石勒杀害。河朔地区的西部（大致包括今山西西部、陕西关中及甘肃东部）为刘曜所控制，也是一个疫区。二月，刘曜西征氐羌，仇池（今甘肃成县西北）杨难敌率众来拒，杨难敌战败，退保仇池，而南安主杨韬投降。刘曜因迁杨韬及陇右万余户于长安，然后大举进攻仇池，"会军中大疫，曜亦得疾"，军队"兼疫疠甚"，"疫气大行，死者十三四"。

四、南北朝时期的瘟疫流行

南北朝时期也是瘟疫流行高峰期。南朝时共出现疫情13次，北朝时11次。

南朝宋武帝永初三年（422），北魏军队大举南侵，与刘宋军队在河南、山东一带发生激战。十二月，魏军包围了虎牢，与刘宋守军激战二百余日。此时，魏军营中发生大疫，医治后仍不能挽救生命的士兵达十之一二。患病士兵的症状是身体十分干燥，受刀枪伤者竟然流不出血。另有一支魏军围攻东阳城，军营中也出现了疫病流行。

刘彧泰始四年（468），"普天大疫"。南朝萧齐建元元年（479），顾宪之被提升为衡阳内史，"先是，郡境连岁疾疫，死者大半，棺椁尤贵，悉裹以苇席，弃之路旁。宪之下车，分告属县，求其亲党，悉令殡葬。其家人绝灭者，宪之出公禄使纲纪营护之"。

萧齐东昏侯统治时期，政事腐败，王室方镇间不断倾轧、残杀。永元三年（501）三月，萧衍自襄阳出兵，向东昏侯萧宝卷的军队发动进攻。四月，萧衍大军进逼郢城。当时在城内的官兵和百姓有十余万人，在长达数月的郢城包围战中，守城部队与老百姓遭受了难以想象的惨烈之苦。城被围不久，疫疾就流传开来。由于缺医少药，对付疫疾的简单措施也无法实施。城内所有的对外通道都被萧衍军切断，人们根本无法逃出去。等到城被攻破时，"疾疫流肿死者十七八"，估计死掉了七八万人。萧衍军进城时，只见死人的尸体被堆积在床底下，而活着的人就睡在床上，每间屋子里都是这样的情况。萧衍在不久之后批评东昏侯政事时说："流离寒暑，继以疫疠，转死沟渠，曾莫救恤，朽肉枯骸，乌鸢是厌。"

　　郢城被萧衍大军攻占后，城中疫后惨象令人难忘。当时，韦睿被任命为江夏太守、行郢州府事，进城后最迫切要做的事情就是掩埋尸体。《梁书》说他进城后十分关心百姓的生活，想尽了一切办法，于是死者得以埋葬，生者回到居处，重新开业，百姓很感激他。鄱阳王萧恢也协助韦睿一起处理疫尸，"及恢下车，遽命埋掩。又遣四使巡行州部，境内大治"。

　　天监十四年（515）三月，梁军截断淮河，以水倒灌寿阳城。四月，堰成而复溃，"乃伐树为井干，填以巨石，加土其上"，导致"缘淮百里内，冈陵木石，无巨细必尽，负担者肩上皆穿。夏日疾疫，死者相枕，蝇虫昼夜声相合"。

　　南朝梁太清二年（548）八月爆发"侯景之乱"。侯景举兵叛变，十月下旬包围建康城。但此时被围的建康城内已有大疾疫流行。最初城被围时，城内有男女十余万人，能上阵作战的士兵约三万人。一个月后，城内疫病大流行，死者不计其数。到后来，能够守城作战的仅二三千人，即使这些人也是老弱病残，仅能勉强登上城墙而已。疫病之后，一眼望去，"横尸满路，无人埋瘗，臭气熏数里，烂汁满沟渎"。侯景围建康长达130多天，城内各类疫病泛滥成灾。在城内疫病流行的同时，攻城的侯景军队中也暴发了疾疫，死伤大半。当侯景进入建康城时，城内染疫者大量死亡，城中积尸，来不及掩埋，有很多尸体未加任何消毒处理。还有很多人得了疾病后卧床不起，病情严重，奄奄一息。侯景遂下令将危重的病人和尸体堆积在一起，放火焚烧，病人的号哭之声悲哀凄惨，被烧的尸体臭气十余里外都能闻到。尚书外兵郎鲍正也感染了疫病，病情已是十分危急，侯景的士兵强行将他拖拉出去，扔进火里焚烧。鲍正痛苦地在火里挣扎，"宛转火中，久而方绝"，令人不寒而栗。

　　天嘉六年（北齐后主天统元年，565），"河南大疫"。"是时频岁大水，州郡多遇沉溺，谷价腾踊；朝廷遣使开仓，从贵价以粜之，而百姓无益，饥馑尤甚。重以疾疫相乘，死者十四五焉。"

　　太建六年（574）四月，陈军伐北齐，陈宣帝昭告："大军未接，中途止憩，胸山、黄郭，车营布满，扶老携幼，蓬流草跋，既丧其本业，咸事游手，饥馑疾疫，不免流离。"

第6章

查士丁尼时代与大瘟疫

一、查士丁尼的中兴之梦

罗马帝国在后期分裂为东西两个部分。公元476年，西罗马帝国遭遇前所未有的内忧外患，本已摇摇欲坠的帝国大厦，在强悍的日耳曼人的冲击之下最终倒塌了。从这时起到1640年英国资产阶级革命，欧洲历史进入"中世纪"。

西罗马帝国覆灭后，东罗马帝国依然存在。东罗马帝国的统治中心在巴尔干半岛，其疆域还包括小亚细亚、叙利亚、巴勒斯坦、埃及、利比亚、美索不达米亚北部以及外高加索的一部分。东罗马帝国初期，手工业和商业发达，城市繁荣，农业上隶农制占优势，依然具有强大的实力。

君士坦丁堡是东罗马帝国的首都。君士坦丁堡位于欧洲和亚洲的交界处，扼黑海咽喉，海上贸易发达，经济发展十分迅速，为中世纪东西交通要道，全世界的船只云集于此，马克思将其称之为"沟通东西方的金桥"。往来于亚历山大里亚和君士坦丁堡之间的航船之多，就像一条狭长的人造"陆桥"。

君士坦丁堡三面环水，陆地一侧建有城墙，几乎是一座难以攻破的城市。一套宏伟的供水系统让城市拥有可以与罗马相媲美的引水渠。城市的规模不断扩大，城墙被重建了好多次。它是当时世界的商业都城，街道两旁店铺林立，各种商品交易极为兴旺。在此后的数个世纪里，君士坦丁堡一直是拜占庭文明的中心。7世纪时，有人这样描绘这座城市的繁荣景象：君士坦丁堡城喧闹嘈杂，商人们经由海路和陆路从世界各地云集于此；除了伊斯兰世界的大都市巴格达外，没有一座城市堪与它媲美。君士坦丁堡内有个圣索菲

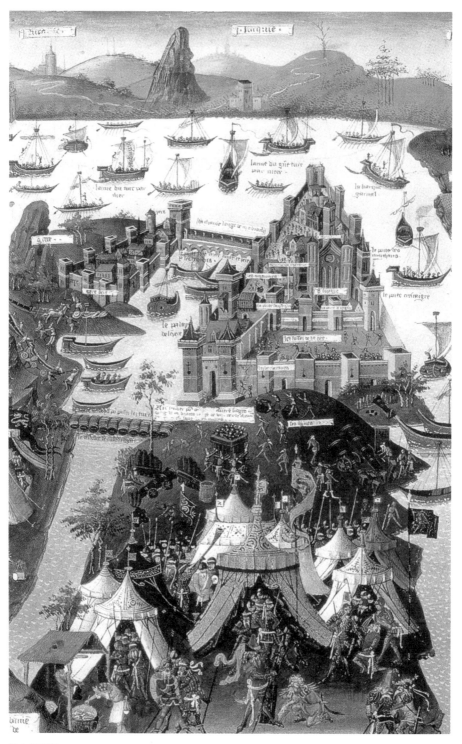

君士坦丁堡

亚大教堂，……还有许多教堂，一年中有多少天就有多少座教堂。来自各个岛屿的财富滚入这些教堂。世界各地的其他教堂，再也没有像它们那样富有的。

527年，查士丁尼（Justinianus，483—565）成为东罗马帝国的皇帝。他统治东罗马帝国一共38年。在他的统治下，东罗马帝国发展到了它的繁盛时期。

在东罗马帝国的历史上，查士丁尼皇帝是一位有作为的君主，是一个有雄心壮志并且富有组织能力的人。

查士丁尼雄心勃勃，把自己看作罗马帝国的后继者，力图收复已经失掉的西罗马帝国的疆土，恢复古代罗马帝国的伟大和辉煌。经过多年的东征西讨，查士丁尼成了整个意大利、西北非洲和西班牙地中海沿岸地区的主宰，一时间地中海又成了"罗马人"的内湖，帝国的疆域在他任内扩展了一倍。可以说，查士丁尼恢复古罗马帝国，实现帝国中兴的梦想，已经部分地得到了实现。

他着手大兴土木，在首都和行省各地兴建了许多城堡、修道院和教堂，仅仅在君士坦丁堡和邻近地区，他就修建了25座教堂。君士坦丁堡因为崭新的建

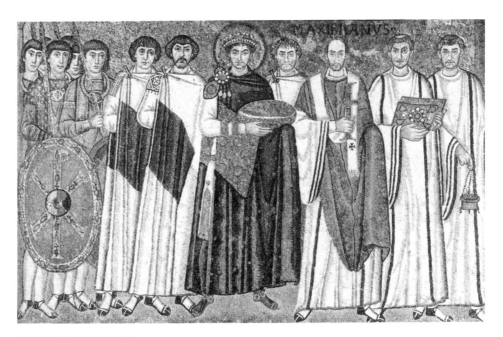

查士丁尼皇帝的宫廷弥撒

筑而熠熠生辉。这是查士丁尼的一项伟大计划。他的这个计划将使君士坦丁堡乃至整个帝国彻底改头换面，将其打造成为整个文明世界的中心。

在君士坦丁堡，最重要的建筑是圣索菲亚大教堂。查士丁尼要求把这座教堂建成"自有亚当以来，空前绝后的"一座教堂，要建得宏伟高大，气势恢宏。圣索菲亚大教堂是一个技术上的奇迹，有人说"它高耸入云，与天空齐肩"，是古代世界最大的圆顶建筑。这座建筑精美绝伦，雄伟壮观，庄严肃穆。它上面冠有奇妙的巨大穹顶，尽管历经了地震和地面下沉，材料变形和屡次翻修改建，依然为后世留下了光辉灿烂的形象。

查士丁尼特别以编纂《查士丁尼法典》而闻名，这是他令人难忘的成就之一。他这样做的部分目的，是强调与更早的罗马帝国存在的连续性，同时也有利于提高他的声誉、强化他的绝对权力。查士丁尼新修订的这部法典，是罗马帝国立法创造性的结晶，也是欧洲大部分国家法律发展的基础。世界上的任何法律都没有像《查士丁尼法典》那样受到普遍重视。威尔·杜兰说："它在法律史上可说是最优秀的法律之一。"[1]

查士丁尼在东西方交流方面也大有作为。中国的丝绸等物产一直是中西贸易的大宗货物，但大多数情况下它们要经过波斯这一中介，受到波斯的盘剥。当时的历史学家普罗柯比（Procopius，约500—565）的《战纪》记载，552年，有几位印度僧侣向查士丁尼建议在他的国家里自行产丝，并把蚕子带到拜占庭，教会东罗马人饲养蚕。由于查士丁尼推动东罗马帝国养蚕业的发展，所以他被称为"丝绸皇帝"，人们认为是他把养蚕、种桑、缫丝织绸技术引进了拜占庭，并使东罗马帝国依靠丝绸生产发了财。中国的养蚕制丝技术从此传播到欧洲和阿拉伯地区。

但是，正在他踌躇满志地实现他的梦想的时候，大瘟疫扫荡了东罗马帝国以及整个欧亚大陆。而且，这场瘟疫最后也以他的名字命名，被称为"查士丁尼瘟疫"。

---

[1]［美］威尔·杜兰：《世界文明史》（第4卷），幼狮文化公司译，东方出版社1999年版，第164页。

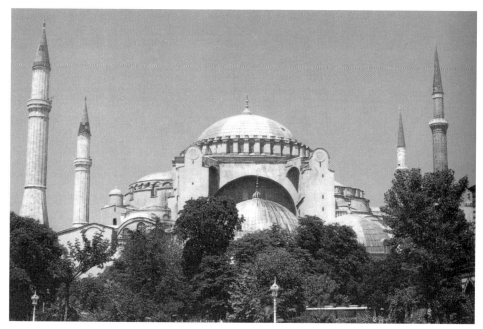

君士坦丁堡的圣索菲亚大教堂

二、瘟疫在君士坦丁堡暴发

这场大瘟疫被认为是历史上十大瘟疫之一。

英国作家韦尔斯在《世界史纲——生物和人类的简明史》中论述了中世纪的"黑暗时代"，他写道："……可以说这个时代不仅是战争和抢劫的时代，而且是饥荒和瘟疫的时代。世界上还没有有效的卫生设备，这时的人口迁徙必然破坏了已建立起来与环境相称的卫生情况。北意大利阿梯拉的蹂躏曾被452年热病的勃发所防止。查士丁尼在位的晚年（565年）发生了一次黑死病大瘟疫，使意大利抵御伦巴德人的力量大大削弱了。543年，君士坦丁堡曾在一天内死了一万人（吉本说'每天'）。590年瘟疫正在罗马流行。七世纪也是瘟疫袭击的世纪。当时很少的作家之一英国人比德，记述了664年、672年、678年和683年英国流行的大瘟疫，在二十年之内不下于四次！吉本曾把查士丁尼在位时的流行病和531年的大彗星并提，还有当时很频繁的强烈地震。'东方许多城市都空无一人了，在意大利几个区里，庄稼和葡萄都枯在地上无人收获'。他断言，'人口显然在减少，地球上有些最好的国家，眼看也一直没有恢复。'对在那些黑暗日子里的许多人来说，一切学问和一切使人生活正常和有望的东西，都在毁灭之中。"①

韦尔斯的这段论述，可以说对西方在中世纪时代所遭受的瘟疫袭击做了概括性的描述。从这里我们可以知道，在中世纪的那些岁月里，瘟疫成为人类最危险的敌人，成为那个时代人们所经历的最恐怖的事件。有的历史学家考证认为，在6世纪中叶到8世纪中叶这200多年里，在地中海地区，几乎从没有出现过瘟疫完全销声匿迹的情况。仅仅根据现有的文献记录，有据可查的瘟疫暴发就有几十次。

韦尔斯提到的最严重的一次瘟疫发生在541年。这一次瘟疫大流行的破坏力量，被人们称作"古代进入中世纪的通道"。

6世纪是历史上罕见的多灾多难的时期。在其中长达60多年的时间里，一系列的地震、火山爆发、饥荒和瘟疫，给欧洲、亚洲等地的人们带来了极大的恐慌，造成了严重的破坏。512年，维苏威火山大爆发，继之以一系列的地震，严重地破坏了爱琴海上的岛屿。526年的一次大地震，彻底摧毁了安条克城，有30多万人死亡。君士坦丁堡和东部的其他城市，以及欧洲多地也发生了地震。伴随着这些灾难而来的贫困、流离失所、农业荒芜和饥荒，都为瘟疫的暴发和传播起到了推波助澜的作用。

最后，在541年，一场前所未有的大瘟疫暴发了。这场瘟疫所造成的灾难性后果远远超过了公元前5世纪的雅典大瘟疫和公元2世纪发生在罗马帝国的安东尼大瘟疫，其空前的死亡人数只有14世纪席卷欧洲的黑死病可与之相比。

大瘟疫是一个巨大的断裂点，它开创了"另一个查士丁尼时代"。在接下来的23年里，查士丁尼的统治在瘟疫的阴影下蹒跚前行。

这场大瘟疫最初出现在埃及，第一个发生瘟疫的城市是地中海港口城市培琉喜阿姆。然后瘟疫沿两条路线从发源地向外传播：一条是沿尼罗河向埃及其他地区传播，另一条则沿着埃及边缘传到巴勒斯坦，然后从那里蔓延到全世

---

① ［英］赫·乔·韦尔斯：《世界史纲——生物和人类的简明史》，吴文藻、谢冰心等译，人民出版社1982年版，第601页。

界。这场瘟疫非常清楚地表明了远距离跨文化交流与瘟疫传播的关系。鼠疫通过航船在地中海传播，而且很可能是跨越印度洋和红海的船只使传染病首先来到了地中海。

542年2月下旬，瘟疫降临君士坦丁堡。瘟疫在城里肆虐横行，持续了四个月，给居民造成巨大的苦难。历史学家普罗科比也是一位医生，他积极地参与了对瘟疫受害者的救治，同时详细地记录下瘟疫的进展和病象，以及它给整座城市带来的恐怖景象。对普罗科比来说，这种"差点毁灭整个人类"的瘟疫是无法解释的。他的报道和修昔底德的记述一样，主要是对疾病病理和大规模死亡造成的直接社会创伤的一种冷静观察。根据他的说法，疾病开始发作时会有轻微但缓慢升温的发热，然后出现淋巴结肿大的症状。肿胀的凸起主要从腹股沟，有时从腋窝、耳朵和大腿拱出。他写道："当淋巴腺（淋巴结）肿块变得非常大，并且流出脓液后，病人会战胜疾病存活下来。"[1]在疾病后期，腹股沟淋巴结可能会化脓，这样病人有机会存活下来。普罗科比还观察到，幸存者会持续衰弱。组织坏死的后遗症会导致终身损伤。如果鼠疫患者没有立即死亡，扁豆大小的"黑色水疱"就会在全身出现，病人会在接下来的一天内死去。一些病人呕吐出了血，这是另一个即将死亡的征兆。

据他记载，病人染病前有时能见到一些精神错乱的幻境，受害者一旦听到一个看不见的幽灵的威胁声，感觉到它"摸到"自己了，便立刻绝望了。但绝大多数人，只是忽然感到有点轻微的发热，并没有大难来临的迹象。而在以后的一两天内，腺体、鼠蹊肿大，便宣告了它的来临。患者一般到第五天便死亡了。

当时的医生们也是全力救治遭受瘟疫袭击的人们。但是，正如普罗科比所说的，君士坦丁堡的医生技术高超，也充满了热情，但那种病的复杂症状和顽固性使他们束手无策。同样的治疗方法可以产生完全相反的效果，这种变化不定的情况使他们无法预测病人是死亡还是康复。普罗科比和其他医生不顾个人安危，勤勉地照顾病人，使他们免于孤独和绝望，但医生们也是无力回天。瘟神在大口大口地吞噬着君士坦丁堡居民的生命。

据估计，在这次大瘟疫流行的高峰期，君士坦丁堡的死亡人数超过了30万

---

[1] 引自［美］凯尔·哈珀：《罗马的命运——气候、疾病和帝国的终结》，李一帆译，北京联合出版公司2019年版，第302—303页。

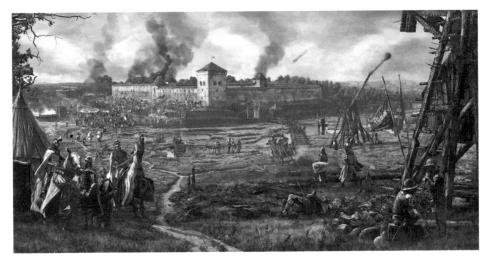

居勒·埃里·德洛内的《被瘟疫侵袭的罗马城》，描绘了查士丁尼大瘟疫的情景

人。全城有半数以上的居民死亡。突然的大量人口死亡，埋葬的速度远远赶不上死亡的步伐，于是许多人暴尸街头。

一个世纪以后，君士坦丁堡由一个拥有50万人口的大都市变成了一个不足10万人口的小城。

瘟神的巨手在攫取人们的生命，死亡的阴影笼罩着这座城市。

在瘟疫流行期间，君士坦丁堡的社会秩序陷入混乱，然后彻底坍塌。所有的工作都停止了。零售市场被迫关闭，随之而来的是食物短缺。"整个城市陷入停顿，好像它已经死去，所以食物供应也跟着停止……食品从市场上消失了。"钱也没用。恐惧笼罩着街道。"每个人出门时都会在脖子上或胳膊上挂上标签，上面写着自己的名字。"[1]皇宫也在劫难逃，从前庞大的侍从队伍只剩下几个仆人。短斗篷是当时代表帝国秩序的人所穿的鲜明服装。然而当时的人说，君士坦丁堡再也见不到任何人穿着短斗篷了。

三、瘟疫吞没了"整个世界"

后来人们的研究表明，这场发生在6世纪中叶的大瘟疫，主要是鼠疫的流

① ［美］凯尔·哈珀：《罗马的命运——气候、疾病和帝国的终结》，李一帆译，北京联合出版公司2019年版，第307页。

行。这是已知的历史上第一次鼠疫大流行。

瘟疫在君士坦丁堡暴发后不久，迅速传播到罗马帝国全境。普罗科比说，瘟疫在每个地方都"燃烧"得很缓慢，它"总是以固定的时间间隔移动和前进。像是在按照预定的计划行动：它在每个地方会持续一段固定的时间，刚好足以确保没有人能忽视它的存在，然后从这一点开始向不同方向扩散，到达人类世界的所有尽头，就好像担心地球上有哪个隐蔽的角落能逃避它的魔掌。它没有放过任何有人居住的岛屿、洞穴或山顶"①。疾病深入到古代乡村最隐秘的地方。

大瘟疫吞没了"整个世界"。它横扫了罗马帝国以及更远的地区。它席卷了整个东部，包括"库什"和阿拉伯半岛南部，还蔓延到巴勒斯坦、叙利亚、美索不达米亚和小亚细亚，甚至达到多瑙河沿岸、意大利、北非、高卢、西班牙和不列颠群岛。

当时，东非的港口城市与东罗马帝国的海上运输十分频繁。象牙是东罗马帝国所需的非常昂贵的日用品之一，而非洲东部地区，即如今的肯尼亚、坦桑尼亚一带，是东罗马帝国所需象牙的唯一产地。瘟疫暴发前，东罗马帝国每年从非洲东部地区进口多达50吨的象牙，相当于每年要扑杀5000头大象。由于大量的象牙贸易，来往于东罗马帝国和非洲的船只十分多，正是它们把带着鼠疫病菌的大量老鼠带到了罗马帝国的疆土上，任由病菌泛滥起来。

这次大瘟疫不仅严重地侵袭着君士坦丁堡以及东罗马帝国的广袤领土，而且在世界上

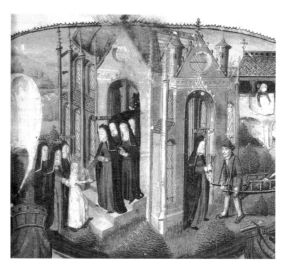

一幅中世纪手稿中的巴黎医院

---

① 引自〔美〕凯尔·哈珀：《罗马的命运——气候、疾病和帝国的终结》，李一帆译，北京联合出版公司2019年版，第305页。

的许多地方大面积地蔓延。在东罗马帝国的东方，罗马士兵们把瘟疫带到了波斯，使这个东方帝国也遭受到瘟疫的袭击。而在这次瘟疫首次大暴发的半个世纪以后，瘟疫又传播到了中国。

阿拉伯地区在这个时期同样遭受了瘟疫的袭击。据《古兰经》等记载，在6世纪40年代，瘟疫在也门暴发。当时也门是阿拉伯半岛上的主要势力，而正是从这次瘟疫袭击以后，也门的势力开始衰落下来，阿拉伯的主要力量转移到麦地那地区。

瘟疫也给不列颠群岛造成极大损害。在不列颠群岛上暴发的瘟疫是经由船只从法兰西西南部，或者可能是从地中海地区登陆的。当时地中海和不列颠群岛之间的贸易往来十分频繁，因此，地中海地区流行的瘟疫有许多机会得以进入不列颠群岛。有的研究者指出，有两个地方可能是瘟疫在不列颠群岛最初的登陆地点：位于北科尔尼什海岸的廷坦格尔和位于耶欧河边的坎特伯雷。廷坦格尔传说是亚瑟王的发祥地，在5世纪与6世纪上半叶，一度是皇室要地，同地中海地区在商业和文化上的联系十分密切。但是，从6世纪中叶以后，廷坦格尔被人们弃置了。造成这一局面的祸首，肯定是那场大瘟疫。坎特伯雷曾一度是繁荣的港口城市，但是也在6世纪中叶突然荒废了。在这场大瘟疫肆虐的时候，有许多和它们一样的定居地变得人烟全无，许多城镇和乡村因被弃置而成为废墟。

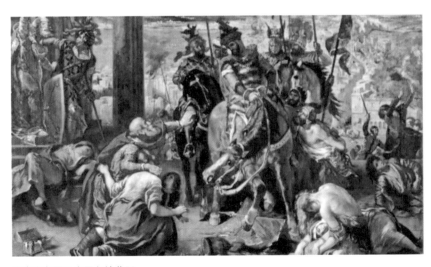

瘟疫在东罗马帝国各地蔓延

英国教会史学家比德（Bede）在《英吉利教会史》中记载了不列颠群岛上发生的瘟疫，说瘟疫先是毁灭了不列颠的南部地区，接着又侵入诺森伯里亚地区，然后迅速蔓延，持续多时，使无数人陷入惨遭毁灭的境地。这场灾难还使爱尔兰同样遭到浩劫。在这场瘟疫中，其受破坏最严重的地区有90%的人口死亡。据《厄尔斯特编年史》记载，爱尔兰暴发了"一场规模不小的流行病"（一场"范围较广的死亡"），至少有7个重要的贵族家族自此消失。在瘟疫的一次暴发中，爱尔兰的牧师中就有20%—30%染病死亡，其中包括在当地宗教界很有影响的一些著名人物。爱尔兰的宗教领袖之一莫·比·克拉莱因尼什就死于这场瘟疫。据《威尔士编年史》记载，公元547年，威尔士当地的君主格温内思王就死在瘟疫中。

在中世纪流传的关于亚瑟王的传说中，对于发生在6世纪的大瘟疫有许多记载和描述。比如《圣杯的故事》中讲到，珀斯瓦拉经过一个城堡时，发现由于战争以及食物匮乏，城堡里面的士兵们"被饥荒和长时间的守夜拖垮了，他们已经大不如从前了"。城墙外的土地已经全部荒芜，城内到处都是废弃的街道和断壁残垣，看不到一个男人或女人。他发现这座城市已经没有了人烟。

查士丁尼瘟疫持续了16年。但在此之后，又有多次疫情发生，似乎鼠疫从未完全消失过。"它从未真正停止过，只是从一个地方转移到另一个地方，以这种方式给那些幸存的人一个喘息的机会。"从542年到619年，鼠疫袭击东罗马帝国首都的平均频率为15.4年1次。此后，鼠疫在128年间出现过两次，也就是平均每64年1次。

四、瘟疫令皇帝心力交瘁

面对瘟疫造成的灾难，查士丁尼皇帝心力交瘁。他极力组织人力和调拨财力抗击瘟疫。查士丁尼皇帝命令大臣狄奥多罗斯（Theodoros）负责安排处理尸体和救济患者的工作，并且告诉他"尽可能取用所有必需的黄金"。狄奥多罗斯尽忠职守，将皇帝从国库中的拨款分发给市民，在资金不够时，他还动用自己的财产救济民众。

帝国从罗马继承下来了最重要的公共服务体系，皇室用自己的钱去资助大量的救济慈善机构，为朝拜者修建驿站，为穷人建立济贫院，为病残人员建立医院，为老年人建立托老所。在大瘟疫期间，这些机构都发挥了重要作用，但也承担了巨大的压力。医生们一直超负荷地工作。

由于缺乏有效的方法阻止瘟疫的蔓延，因此只能在处理尸体上采取一些简单、原始的措施。一开始，人们还能维持公共秩序，站在港口、十字路口和城门口清点死者。到后来，人们只是把尸体抬走，不再统计了。狄奥多罗斯组织人力不断挖坑深埋那些无人认领的尸体，当城内再也无处掩埋时，人们登上了金角湾的锡卡要塞，向城外的荒野抛尸，并很快形成一个巨大的尸堆。日子一久，尸体发出的腐臭随风吹遍全城，令城中居民痛苦不堪。最后查士丁尼皇帝决定修建几座巨大的坟墓，每座坟墓可容纳5万具尸体。

查士丁尼皇帝本人也曾在瘟疫流行时染上病患，所幸得以康复。不过，查士丁尼染上瘟疫也使得各种觊觎皇权的势力乘机行动，政治阴谋随即而起。军队的阴谋主要针对的是查士丁尼的皇后西奥多拉。西奥多拉出身低微，但她精明、果断，在查士丁尼统治时期起着举足轻重的作用。正是在她的辅佐下，查士丁尼才得以大展身手。在查士丁尼患病期间，实际上整个帝国都是她在发号

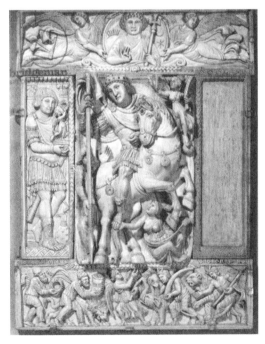

作为将军的查士丁尼

施令。有才华的女人都有野心，而她的野心也最容易引起他人的警惕。查士丁尼并没有指定继承人。将军们担心西奥多拉自己推举一位继承人，而军队上下一致认为贝利萨留（Belisarius）是继位称帝的不二人选。贝利萨留是当时最有威望的将军，帝国东征西讨的战果主要是他的功劳。如果西奥多拉无视军方的权威，他们也绝不会承认她所作出的任何决定。

皇后得知了将军们的阴谋，可想而知，她极为愤怒。

这次流产的宫廷阴谋起源于皇帝查士丁尼感染瘟疫，终止于他奇迹般的康复。此后，在皇后的主张下，参与阴谋的一批文臣武将，包括战功赫赫的贝利萨留都受到了惩罚。这应该被视为瘟疫的一个直接恶果。

五、帝国已经濒临崩溃了

查士丁尼恢复了健康，但他发现整个帝国已经濒临崩溃。这场大瘟疫使查士丁尼重新统一旧帝国的梦陷入困境和颓败。在瘟疫面前，政治上的天赋和军事上的勇武毫无用处。

瘟疫在整个帝国的土地上蔓延，吞噬着全帝国的居民。这场大瘟疫造成东罗马帝国乃至整个地中海世界的人口大量减少。整个漫长的瘟疫肆虐期内，全帝国的人口损失了20%—25%。随后的几十年里，瘟疫又有至少6次间歇性发作。因此，即使是最乐观的估计，人口损失也在40%以上。据相关统计，7世纪初，地中海世界的人口总数仅相当于6世纪初的60%。总之，除了阿奎丹和西班牙的大西洋沿岸地区，罗马世界所有的古代城市都遭到了大瘟疫的荼毒，人口由此锐减。按照历史学家吉本的说法，某些地方在经过几个世纪以后，人口密度也没有恢复到瘟疫发生以前的水平。人口大量减少和耕畜大量死亡，致使粮食在收获季节无人收割，成熟的庄稼烂在田里，破坏了乡村的经济，从而在帝国境内出现了饥荒。一些病人的死亡并不单纯是因为疾病，更主要的是因为缺少食物，以致饥饿而死。城市市场萧条，农村和城市的基础设施遭到了严重破坏。

帝国自查士丁尼时代以后人力长期短缺，甚至经过一个世纪也未能恢复，不得不采取移民政策，仅7世纪末年就向奥普西金军区迁徙了7万斯拉夫人，762年又再度向小亚细亚地区迁徙21万斯拉夫人，以补充劳动力和兵员。

瘟疫重创了帝国的经济。城市在罗马历史以及后来的拜占庭历史中占有重要地位。城市不仅是政治中心，也是商业和手工业中心，在帝国经济中居于首要地位。城市人口大量减少，商业产品需求量下降，对社会经济造成重大损害。整个帝国的国民生产总值减少了10%—15%。此外，地震还特别频繁，有十几个城市几乎在地震中毁灭。

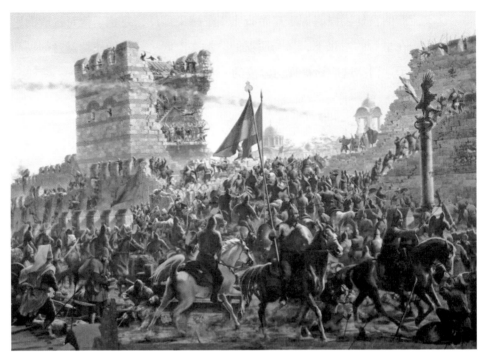

君士坦丁堡被攻陷

　　根据普罗柯比的说法，拜占庭城的所有活动都因瘟疫而停止了，拜占庭帝国的正常秩序和社会生活受到严重干扰。大部分邮政服务和公路驿站系统完全关闭，手工业的工匠全都停止了工作，城市工商业活动完全停止，整个城市陷于瘫痪状态，原本繁华的君士坦丁堡已完全变成一座死气沉沉的城市。帝国的行政管理体系陷于瘫痪，由此导致的哄抢、偷盗等各种暴力活动急剧增加，对公众道德产生了灾难性的后果。政府一度动用军队分发救灾资金，极力安抚民众，但是，瘟疫的传播很快破坏了官方的赈济活动，动摇了民众的信念，甚至在首都出现了大规模骚乱。

　　这场瘟疫标志着一场前所未有的军事与财政危机的开始。瘟疫破坏了城市在防御方面的战略性作用。疫病流行时，正值帝国对波斯人作战期间，大量士兵病倒、死亡使得军队作战连连失利。后来波斯人也受到瘟疫的袭击，导致双方不得不停战。瘟疫造成兵源大量短缺。瘟疫暴发前，查士丁尼保有大约65万人（包括辅助兵员）的庞大军队。由于人口锐减，在查士丁尼去世时，东部边境的军队已不足15万人。先前的帝国军队出征，人数通常保持在2.5万—3万人之间。但到了7世纪初，已经很难派出一支超过万人的部队。

大瘟疫葬送了查士丁尼大帝的梦想。565年查士丁尼去世时，这个中兴的大帝国很快就覆灭了。

历史学家吉本说："战争、瘟疫和饥馑这三重灾祸同时打击查士丁尼的臣民，人类的数量明显减少，使他的统治大为失色，状况严重到地球上最美好的地区有些至今还没有完全复原。"①

查士丁尼更像是旧时代里闪耀的最后一道余晖。整个帝国再也没能出现这样一幅梦想中的强盛统治的图景。尽管查士丁尼拥有巨大的能量和过人的勇气，但古罗马帝国的辉煌岁月依然是一去不复返了。

长期征战使国力耗尽，财政枯竭，瘟疫又给了疲惫的帝国致命的一击。帝国的削弱给了外族入侵之机。568年，查士丁尼死后第三年，他所征服的意大利遭到了一个凶悍的日耳曼新兴部族伦巴德人的侵犯。东罗马帝国失去了意大利。因为在此时意大利几乎成为一片荒地，伦巴德的历史学家们断言，伦巴德人来到了无人之境。意大利文明的毁灭适值这个时期。

环境灾难、政治解体和宗教动乱同时发生，敲定了东罗马帝国灭亡的最终过程。查士丁尼死后100年内，帝国丧失的领土多于它占领的土地。东罗马帝国剩余的疆土沦为残存的拜占庭国家，而且，幸存者只能居住在一个人口和财富锐减的世界里。

查士丁尼的辉煌业绩都被淹没在了"黑暗时代"的夜色之中。

六、瘟疫与基督教的崛起

瘟疫引发强烈的社会恐惧情绪，导致普遍的绝望心理，严重地扰乱了社会的思想观念。《复活节编年史，284—628年》记载，"瘟疫流行的结果使得几乎所有家庭都门户紧闭，没有任何人再举行葬礼了"。当时人们所理解的价值观念，包括是非、善恶、生死等，都被无法理解的死亡恐惧所改变，通常流行的

---

① ［英］爱德华·吉本：《罗马帝国衰亡史》（第4卷），席代岳译，吉林出版集团有限责任公司2008年版，第228页。

伦理道德也受到冲击。

面对大瘟疫的流行，传统的医学缺乏医疗效力，无法对付这些灾难，必然使人们更加渴望神力的干预。传统的神灵并没有有效地抵御疾病和死亡的蔓延，人们非常盼望获得一种更加有效的神灵保护，去崇拜"伟大的医疗者"基督以及乞求上帝的恩赐，祈求能在以后的生活当中获得更多的生存希望。因此，正是这次大瘟疫，为基督教会成为欧洲的强大势力创造了有利条件。

罗马帝国的每一次重大环境动荡都引起了不可预知的精神"回响"。安东尼大瘟疫使人们的想象力转向古老而日益普遍的阿波罗崇拜。西普利安瘟疫动摇了古代民间多神论的基础，使基督教得以出现在公众面前。6—7世纪，鼠疫和气候恶化的连锁反应催生了一个末世论的时代，范围覆盖基督教、犹太教，以及古代晚期最后的遗产——伊斯兰教。

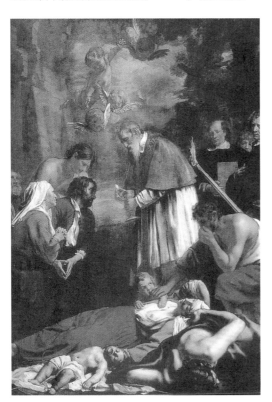

面对如此可怕的灾难，教会唯一能做的只有祈祷

我们从教会史上看到，正是在6世纪后半期，也就是这场大瘟疫之后，基督教会的势力迅速崛起。有的学者甚至认为，如果没有这场大瘟疫，基督教就不会获得那么重要的地位和影响，欧洲文明的历史恐怕就会改写。

麦克尼尔指出："基督教是一套完全适应于充斥着困苦、疾病和暴死的乱世的思想和感情体系。"[1]在《圣经》和其他古代犹太文献中，有多处关于瘟疫流行的记载。《圣经》认为神直接降下疾病作为对人们的惩罚和训诫。上帝的臣民需要虔诚地欣然接受所有的痛苦。对天赐的痛苦最虔

---

①［美］威廉·麦克尼尔：《瘟疫与人》，余新忠、毕会成译，中信出版社2018年版，第100页。

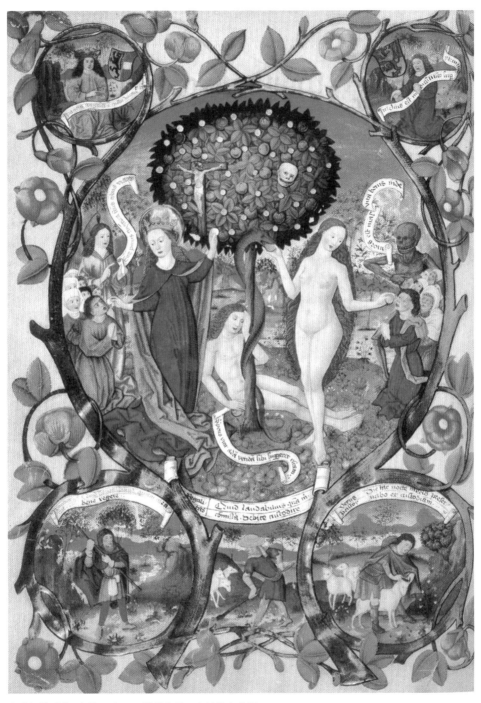

中世纪的"生死树"，上面既结着头骨，也挂着十字架

诚的反应就是守苦一生。

在罗马帝国早期，基督教还处在非法的状态，受到镇压和迫害。直到君士坦丁皇帝皈依了基督教，它才获得了合法的地位。但是当时基督徒在帝国的人口总数中所占的比例还不到1/5。380年，提奥多西皇帝要求帝国的所有臣民都信奉基督教，基督教在罗马帝国范围内占据了主导地位。而在6世纪中叶的大瘟疫之后，基督教的势力得以迅速发展。到6世纪末，教皇拥有了最高的政治地位，被称为"伟大的人"。

教会把大瘟疫归于上帝的惩罚，认为人类违背了上帝的意志，"因而上帝正义的审判就要落在他们身上，将许多瘟疫播撒在人间和畜群"。教士埃瓦格里乌斯说："接下来还要发生什么事情我也不清楚，因为这是上帝所掌控的，只有他知道瘟疫的原因和走向。"

基督教会大力宣扬所谓的"神迹"能给病人去除苦难。在基督教的宣传中，他们的"拯救"不但能使灵魂得救，同时也能使疾病得到医治。

同时，基督教传道者警告人们，不信奉基督教的人在来世将罹受永恒之火的煎熬，其信徒则可得享永恒的福祉。可以想象，在一个恐怖的年代，基督教的这些教义赢得了众多信徒。在6世纪的大瘟疫期间，基督教的这些教义得到广泛宣传。"教会在其祈祷上帝保佑虔诚的信徒时，放在头一等的邪恶不幸就是瘟疫和饥荒……。这两个词的连用不是仅仅因为合辙押韵。这两种不幸同样可怕，并不断威胁（拜占庭）帝国的居民。"①

因此，在大瘟疫造成突如其来的死亡的时候，基督教的信条给人们的生命赋予了意义。一个从瘟疫的苦难中走出来、备受摧残的幸存者，只要想到以品行端正的基督教徒的身份死去的亲朋，有一个永久的归宿——天国，无疑会感到温暖的慰藉。上帝的无所不能，使生活无论在和平时还是在劫难时都有了意义。不幸和不可预料的灾难，在击碎异教徒的自信心和颠覆世俗制度的同时，却使得上帝之手比平时更得以彰显。因此，基督教是一套完全适应于充斥着困苦、疾病和暴死的乱世的思想和感情体系。从容应对恐怖瘟疫和心灵创伤的无

---

① ［英］N. H. 拜尼斯主编：《拜占庭：东罗马文明概论》，陈志强等译，大象出版社2012年版，第48页。

与伦比的能力，正是基督教的重要吸引力所在。

　　大批的修道院也是在这个时期建立起来的。早在基督教初创时期，基督徒就做了很多救治病人的工作。他们建起小旅店，用以庇护朝圣者，这里也成了医院。照顾病人，包括在发生瘟疫的时候，是基督教徒公认的义务。当例行的服务缺失时，最基本的护理也会极大地降低死亡率。比如，只需要提供食物和水，就可以让那些因暂时虚弱而无法照顾自己的人康复，而不是悲惨地死去。而且经过这种护理而存活的人，很可能心存感激并同那些拯救他们生命的人产生相互依赖的温馨感觉。因此，灾难性的瘟疫所导致的结果是，在大部分社会组织丧失信誉之时，基督教会的势力却得到了增强。

　　瘟疫在毁灭无数生灵的同时，也使得宗教的一些方面发生了根本性改变。在瘟疫所带来的大量恐怖现象的煽动下，祈祷和朝圣不再是个体的行为，城市里的人都开始进行朝圣。朝圣成了大规模的集体活动，成千上万的市民在绝望中走上数千米，希望能在对付瘟疫时获得神的帮助。这种活动在6世纪中期以后广为流行。

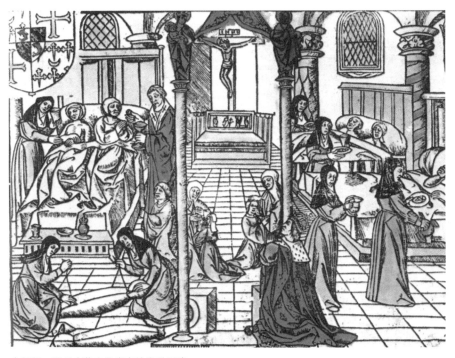

中世纪一所用来收容贫病者的修道医院

　　格雷戈里（Grégory）在《法兰克人史》中记载，朗当修道院有一位神父，据说有超乎寻常的演示奇迹的能力。他只凭呼唤上帝的名字，画一个"十"字，就把被"鬼"缠住的人治好，就能使盲人双目复明，就把其他一切疾病祛除，对他来说这都是轻而易举的事情。他时常做一次祈祷就能治好三日疟和其他热病。但是，"在这场鼠疫期间，他从这个世界被接去安息了，这时他已年岁高迈"。

　　和在历史上多次出现的情况一样，在这个大瘟疫时期，各种谣言和江湖骗子也都泛滥起来。格雷戈里在《法兰克人史》中提到，在587年和590年，在法兰克地区接连出现了假先知、假圣徒甚至假救世主。在瘟疫流行的这一年，都尔地区来了一个人，他自称比普通人高明伟大，有能力制造许多奇迹。一群乡民带着双目失明的人和身染疾病的人蜂拥而来，而他与其说是给他们治病，不如说是教给他们一些妖术，以此进行欺骗。许多人在他的折磨下丧失了生命。后来，骗局被戳穿，他被驱逐出都尔地区。格雷戈里还讲了其他几个这样的骗子的事例。

第7章

黑死病对欧洲文明进程的干预

一、蒙古人西征与疫病传播

在6世纪查士丁尼瘟疫之后，欧洲的瘟疫进入一个持续几百年的相对平静的时期，直到14世纪上半叶，出现了黑死病的大暴发。

在13世纪上半叶，蒙古军队先后发动了三次大规模的西征。在近半个世纪中，蒙古帝国以蒙古大漠为中心，通过三次西征，以及对金、西夏以及南宋王朝的征服，把欧亚大陆的大部地区都纳入蒙古帝国的版图中，形成了从东到西的庞大的蒙古汗国。蒙古人的西征，一直抵达多瑙河、波罗的海和地中海。

经过多次征战，民族的疆域被打破了，文化的藩篱被拆除了，贸易的道路通畅了。美国学者杰里·本特利（Jerry Bentley）和赫伯特·齐格勒（Herbert Ziegler）在《新全球史——文明的传承与交流》一书中指出："在1000年至1500年间，东半球各民族在旅行、贸易、交流和互动方面比以往任何一个时期都更为频繁和密切。蒙古以及其他游牧民族所建立的庞大帝国为这一跨文化交流互动提供了政治基础。当他们征服并平息广大地区时，游牧民族为过往的商人、外交人员、传教士以及其他旅行者提供了安全的通道。除了游牧帝国之外，航海技术的改进也带来了印度洋和南中国海上的交通的增加。"[1]

蒙古人的征服行动给欧洲带来的最重要的影响，包括贸易、战争和文化，也包括流行于整个世界的思想和风尚。比如中国最重要的科技发明，如火药和

---

[1] ［美］杰里·本特利、赫伯特·齐格勒：《新全球史——文明的传承与交流》，魏凤莲等译，北京大学出版社2007年版，第598页。

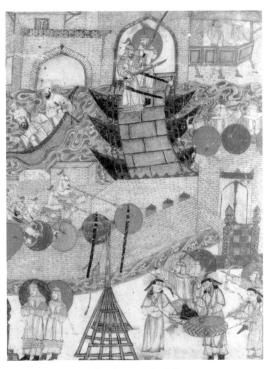

14世纪波斯细密画《蒙古人征服报达》

火器制造技术，雕版印刷术和指南针，都是在这一时期传入欧洲的，并给欧洲的文明发展带来了重大影响。这一时期的中西贸易也大为发展，而马可·波罗的游记则给欧洲人打开了认识东方文明的一扇窗。总之，蒙古人的西征，把整个欧亚大陆连成一片，开创了历史上一次东西方文明大交流的时代。

但是，交通道路的畅通，人员往来的频繁，也为鼠疫的传播打开了通道。麦克尼尔说："正是蒙古人的征战跨越了以往足以造成隔绝的距离，才第一次将鼠疫杆菌传给了亚欧大草原的啮齿动物。"[①]

几千年来，欧亚草原是游牧民族及其喂养的牲畜生存的家园，但也是滋生世界上最危险的瘟疫的温床。有学者指出：所有关于鼠疫历史的叙述都与发源地有联系。

干旱和半干旱的生态环境极利于鼠疫杆菌的传播，特别是通过跳蚤叮咬的方式。传播瘟疫最有效、最迅速的载体是啮齿类动物，比如老鼠。虽然瘟疫可通过饮食、呼吸或接触病菌宿主来传染，但从动物传播到人类则主要是通过跳蚤。它们在吸血前先将杆菌传入人体血液，或通过接触将杆菌传入人体受伤的皮肤；杆菌顺着血液流向人体的各淋巴结，如腋窝处或腹股沟处，然后迅速复制并引发肿胀或淋巴结炎。这种鼠疫被称为"腺鼠疫"。患者会在3—5天后出现症状，而病程将持续3—5天。发烧、寒战、头痛、虚弱以及神志不清会陆续出现。然后是淋巴结肿胀，它们会肿得像挂在身上的橙子或葡萄柚一样。受害

---

① ［美］威廉·麦克尼尔：《瘟疫与人》，余新忠、毕会成译，中信出版社2018年版，第123页。

者的免疫反应被鼠疫杆菌打败以后，就会出现败血症。在一个没有公共卫生基础设施和抗生素的世界里，鼠疫的病死率高达80%。

鼠疫杆菌还可以通过飞沫传播。如果这些微生物在上呼吸道着陆，就会进入淋巴系统并引发淋巴结感染；如果它们被吸入肺部，则会引起原发性肺鼠疫。原发性肺鼠疫的潜伏期很短，只有2—3天，随后病人会出现支气管炎，伴有发烧、胸痛和咳血，病死率接近100%。有些人前一天晚上上床入睡时还好好的，但经过一夜的痛苦挣扎，天明时便停止了呼吸。

蒙古大军东征西战，使得鼠疫杆菌等致病微生物轻易地穿越河川等天然屏障，引发了欧亚大陆上新一轮的疫病大流行。

关于14世纪大瘟疫的传播路线，意大利医学史家卡斯蒂廖尼（Arturo Castglioni）在其著名的《医学史》中介绍说：这次鼠疫大约在1333年，最初发生于亚洲内地，后由于通商而传播到印度及其他国家。其主流经克里米亚和黑海而到君士坦丁堡，然后由美索不达米亚和阿拉伯商人做媒介传入埃及，及至1346年末1347年初，中亚、埃及和欧洲南部各地几乎全被该灾祸所笼罩，随后又势不可挡地蔓延到西西里、意大利和法国南部。在1349年又经过荷兰、法国而传播到英国、德国和波兰，到1351年至1352年又传到俄国。及至1353年，欧洲虽仍然时有发生，但已无大规模流行，也不那样猛烈。1357年出现于布拉班特及多瑙河流域，1359年佛罗伦萨再度受灾，1360年到了亚威农。在1362年和1364年又复发生。[①]

关于这次大瘟疫的起源，有一种说法是，1346年蒙古人西征，从蒙古大草原上带去了黑死病。当时的一位意大利人描述道："这种神秘得能让人立即死去的疾病"横扫了黑海边上的金帐汗国。为了解决一次贸易争端，一支蒙古军队包围了克里米亚黑海畔的卡法城（Kaffa）。卡法现在叫费奥多西亚（Feodosiya），是克里米亚半岛上的重要港口。14世纪初，卡法是热那亚商人非常重要的贸易据点，是亚欧几乎所有贸易的中心。围城的蒙古人久攻不下，自己的士兵却一个个病倒了，"每天有成千上万的人死去"。这时，攻城的将军心生一计，下令将病死士兵的尸体用抛石机抛到城中去，希望用无法忍受的

---

① ［意］卡斯蒂廖尼：《医学史》（上册），程之范主译，广西师范大学出版社2003年版，第294—295页。

恶臭把城里人熏死。城里人并没有被恶臭熏死，而是被极具传染性的病菌所感染。鼠疫在城中流行后，这个城便不攻自破了。这一恶毒的攻城法是鼠疫在欧洲大流行的开端。

二、黑死病的大传播

14世纪是欧洲中世纪漫漫长夜中最黑暗的时期。

对于欧洲人来说，14世纪下半叶的他们仿佛真的经历了"最后的审判"。一场前所未有的大瘟疫，使他们进入最黑暗的世界，使他们仿佛走到了"世界的末日"。这就是1348年暴发并且席卷了整个欧洲大陆的大瘟疫。

这场可怕的瘟疫肆虐欧洲，造成了前所未有的巨大灾难。当时的欧洲人把这场瘟疫称为"大死亡"或"大疾病"。"黑死病"这个名称出现得比较晚，一般认为出现于1348年。"黑"一方面用来影射人们对这一瘟疫的恐惧，另一方面指的是死亡后身体变成了黑色。恐惧总是和黑色联系在一起的。所以，"黑死病"这个名称反映了人们对于这种可怕的疾病的恐惧：在人们的想象中，一个人骑在一匹黑马上，一个黑色的巨人伴随着，他的头伸到了屋顶上面。

这场大瘟疫直到今天仍毫无疑问是欧洲历史上空前绝后的最大的灾难，其破坏性之大超过了任何一次战争或自然灾害。德国作家黑塞（Hermann Hesse，1877—1962）在其名著《纳尔齐斯与哥尔德蒙》中对这场灾难有令人震撼的描述。

黑死病是由意大利北面的热那亚城开始暴发的。卡法城陷落时，一名富有的热那亚商人将他全部的财富装到船上，逃了出来。他在地中海漂泊了6个月，没有国家敢收留他，因为知道他来自有"天谴"的城市（当时的人都把瘟疫归因到天谴）。最后，他回到了热那亚，并将所有的珠宝摊在甲板上，跟他的家乡父老说，如果他们开城让他进去，这些财富都是他们的，他保证他没有黑死病，因为他已经离开卡法6个月了，并未病倒，所以他是圣洁的。热那亚人终于打开城门让他进来了。但是，躲在船底的被感染的老鼠顺着绑住船只的绳缆上了岸，进了城，病菌在城内传播开来。黑死病就从热那亚开始，一圈一圈地往外蔓延，3年之内，席卷整个欧洲。

另有一种说法是，在1347年10月，数艘意大利商船缓缓驶进西西里的码头，商船上装载了货物，也带回了鼠疫。当商船靠岸时，船上的许多水手已经奄奄一息。在短短几天内，城市和附近的乡村迅速被波及。一名码头工人罗纳度说："当人们发现商船带来了可怕的致命疾病时，立刻将船员们赶走，不过疾病已经传开，才不过几天，很多人已死去。一些父亲遗弃病倒的孩子，律师也拒绝上门为垂死的病人立遗嘱，照顾病人的修士和修女很快也受到感染。死者的遗体被遗弃在人去楼空的屋子里，没人为他们办葬礼。"

由于死者人数激增，当地政府在恐慌中下令调动全部舰队封港，外来船只若是敢入港，就一律以炮火击沉。有一艘这样的商船被迫孤独地沿着海岸线前行，寻找能够容纳它的港口，最终法国的马赛港接受了它，黑死病由此被引入法兰西的大门。

面对瘟疫，米兰大主教无意中找到了一种阻挡瘟疫蔓延的有效办法：隔离。当瘟疫快要蔓延到米兰时，大主教下令，对最先发现瘟疫的三所房屋进行隔离，在它们周围建起围墙，所有人不许迈出半步，结果瘟疫没有蔓延到米

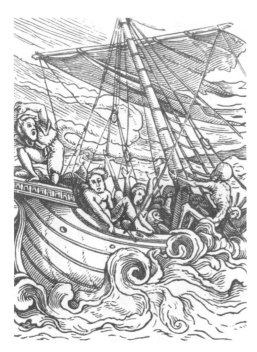

瘟疫在商船上肆虐，船员们惊恐万分

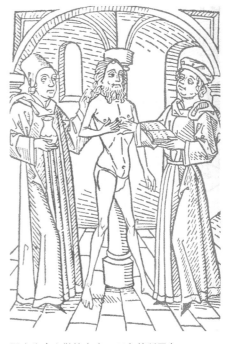

医生为病人做检查（1482年的版画）

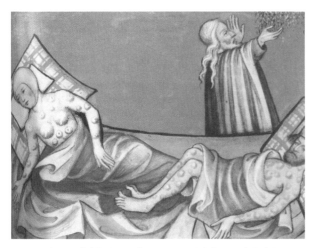

1411年瑞士版《叶根堡圣经》插图，一对患有黑死病的夫妇

兰。在随后的几百年中，在地中海沿岸，"隔离"已经成了人们防疫的司空见惯的做法。

整个意大利都开始采取紧急隔离措施，阻止热那亚人和威尼斯人入境。次年夏天，一个热那亚人到皮亚琴察探望亲戚，当时天下着大雨，城里的人

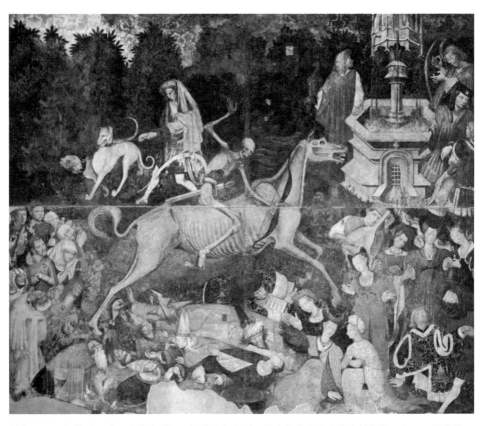

创作于1446年的壁画《死神的胜利》，被誉为意大利哥特晚期非常具有代表性的作品之一，描绘的正是瘟疫暴发后死神肆虐的景象

不放他进去，他只好淋着雨在外面边哭边恳求。到了天黑时分，他的亲戚终于忍不住了，偷偷打开城门，带他回家过夜。几天之后，皮亚琴察城里已经没有活人了。

当时瘟疫患者的一个症状是皮肤上会出许多黑斑（因为病人血管破裂造成内出血与皮下淤血），所以这种特殊的瘟疫被人们叫作"黑死病"。后来人们研究认为，这种黑死病其实就是鼠疫。这是继查士丁尼时代暴发鼠疫之后，鼠疫在世界范围内的第二次大暴发。

三、"这是世界的末日"

这次黑死病的最大暴发期在1348年至1353年的5年间。黑死病的泛滥在欧洲各地造成了巨大的灾难。当时的拜占庭皇帝约翰·坎塔库津以修昔底德描述雅典疫情的语言叙述了自己在君士坦丁堡亲身经历的一切，他写道：

> 疫情当时（1347年）在赛西亚北部流行，接着便穿越海岸，席卷了整个世界。瘟疫不仅传到了蓬蒂斯、色雷斯和马其顿，还传到了希腊、意大利、海中的岛屿、埃及、利比亚、朱迪亚，几乎整个宇宙都有疫情。[①]

人们陷入巨大的恐慌之中，仿佛到了世界末日。在许多人口密度较大的城市，死亡率在50%以上。在许多地方，"尸体大多像垃圾一样被扔上手推车"。一个个活生生的人从开始感觉不适到死亡竟然短至两三个小时，死亡就像影子一样和人们时刻相随。一名作家说："那时，受感染的人中午时还和朋友一起吃午餐，可是到了晚餐时间，人就上了天堂去见祖先了。"据说，一个医生可能会在病人床边染上这种病，还没来得及离开房间就已经死了。

1335年时，图卢兹城共有3万人左右，到1340年减少到2.6万人，1380年只剩下8000人；东诺曼底的人口在1347—1357年的10年间减少了30%，到

---

① 引自［英］弗朗西斯·艾丹·加斯凯：《黑死病（1348—1349）：大灾难、大死亡与大萧条》，郑中求译，华文出版社2019年版，第27页。

1380年又递减了30%；在皮斯托亚城郊的农村中，1340—1404年间人口竟减少了60%。佛罗伦萨在这场大灾难中死亡的人数在10万人以上，威尼斯和伦敦也各死亡10多万人，另外一些城市如巴黎、阿维尼翁的死亡人数也在5万人以上。

据估计，黑死病夺去了2400多万欧洲人的生命，约占当时全欧洲人口的1/4。还有的数字估计得更高。麦克尼尔认为，对于整个欧洲在这次鼠疫中的死亡率，最合理的估计是约为总人口的1/3。有人提出，意大利的城市居民减少了40%—60%，英国人口由370万降到220万。一位挪威历史学家研究认为，1347年欧洲有8000万人，6年后锐减到3000万人。此后300年间，黑死病还曾多次暴发，总共夺去了大约2亿条人命。

著名历史学家乔瓦尼·维拉尼（Giovanni Villani）只写了一半佛罗伦萨的编年史，就被黑死病夺去了生命。他的弟弟马泰奥·维拉尼（Matteo Villani）继承了他的事业，继续撰写编年史，开篇就是对瘟疫的记录。他写道，自从挪亚方舟时期的大洪水以来，没有比这更大的灾祸了。据其记录，瘟疫席卷了整个意大利半岛，只有米兰和伦巴第北部的阿尔卑斯山脉地区幸免。瘟疫在各地持续了5个月之久，处处可见父母抛弃子女和其他亲人的景象，"好像只有异

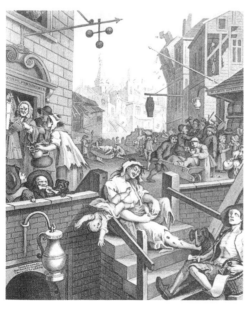

因黑死病暴死街头的人们

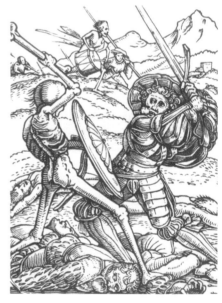

瘟疫化身为骷髅与士兵作战

教徒和野蛮人"才像他们那样冷漠无情。在佛罗伦萨，几乎没有人愿意照顾病人。许多人从这个瘟疫袭击的城市逃离。马泰奥·维拉尼认为，佛罗伦萨及周边3/5的人都死于瘟疫。他还记载说，瘟疫结束后，条件好的意大利人变得懒散放荡，暴饮暴食，举行宴会，在酒馆里吃吃喝喝，花钱大手大脚，衣服花样随心所欲，说变就变。穷人则变得懒惰，无意劳作。

有记载说，当时伦敦的人行道上到处是腐烂发臭的死猫死狗，人们把猫和狗当作传播瘟疫的祸首打死了；然而，没有了猫，鼠疫的真正传染源——老鼠，就越发横行无忌了。历史学家记载当时英国的情况说：在比较大的城镇里，黑死病的灾害最为猛烈，那里肮脏的和没有阴沟的街道是麻风病和热病不断肆虐的场所。沃尔特·曼尼爵士出于慈悲之心为伦敦市民所购置的墓地里，埋葬了5万多具尸体，这个地点后来建立起卡尔特修道院作为标志。在诺里季有数千人死亡，而在布里斯托尔活着的人都来不及去埋葬死人。

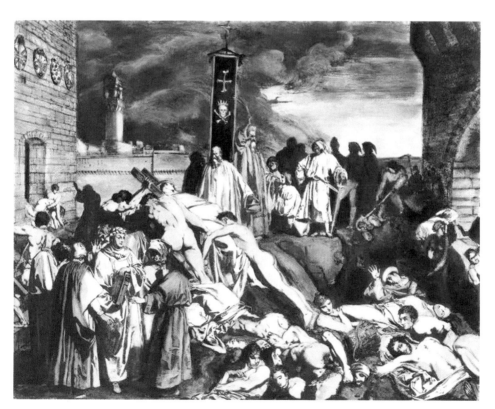

黑死病造成了大量人口死亡

　　整个欧洲处在世界末日般的恐惧中，人们慌不择路，携带可以带上的东西四处逃窜，一旦家庭中有一个人开始表现不适，其他家庭成员立即弃他（她）而去，不论病人是父亲、儿子，还是母亲和女儿。然而一旦周围的人亲眼看见了一个人发病，他们自己也会很快在三天内死亡，除了人，家里的狗、猫以及其他家畜也都逐一死于瘟疫。甚至许多人因为接触了病人而必死无疑。患病的有钱人出再多的钱也没有人愿意冒生命危险服侍他。医药变成了没有用的废物，医生们也纷纷慌忙逃命。

　　瘟疫肆虐的城市几乎变成了空城、无人居住地。巴黎的一所公墓，尸体堆积如山。公墓成了当时大家常去的地方之一。

　　在英语、德语、法语等语言中，当时均用由拉丁文"Pestis"演变而来的"Pest"一词来称呼这种瘟疫。由于黑死病是一种极为凶险的传染病，传播非常迅猛，于是在讲罗曼语和日耳曼语的国家和地区，很多地方在房屋的墙上触目惊心地写上了一个大大的字母"P"——警告、提醒路人，此屋住有黑死病

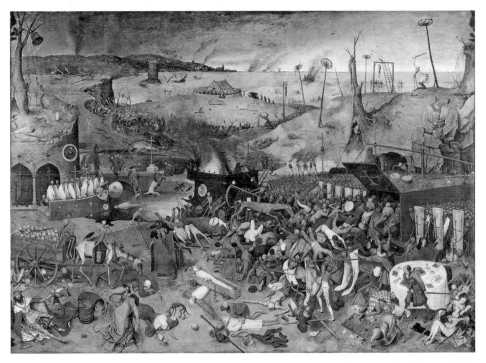

老彼得·布鲁盖尔于1562年绘制的油画《死亡的胜利》，通过描绘骷髅过境时的恐怖景象，以天灾亡灵军团的隐喻记录了这场让人们陷入绝望的黑死病瘟疫

人，要小心地迅速躲开。就像黑死病会传染那样，在墙上写字母"P"的做法仿佛也会传染似的：一座又一座房屋的墙上，一个又一个街区的墙上，均出现了一个个黑黢黢的、瘆人的、大大的"P"！

一位当时的编年史学家记载了那时发生的可怕情景："既无亲戚，也无朋友，或牧师，或修道士，伴随着尸体到坟墓里去，也没有人讲诵死者的祈祷词……此城很多地方，沟渠被挖得很宽、很深，而死尸就被扔于此，用一点儿泥土盖着；就这样，一层又一层的，直到沟填满了；然后另一道沟渠又被开始挖掘了。而我，……用我自己的手，在同一道沟渠里埋了我的5个孩子；许多其他的人也同样地做。许多死人没有被盖好，以致有狗把他们挖出来吃，把肢体散掷于满城。不管一个人失去了什么，没人敲丧钟，也没有人哭，因为几乎每一个人都期待着死亡……人们说而且相信：'这是世界的末日。'"

亲身经历黑死病的威尔士诗人让·格辛（Jeuan Gethin，卒于1349年）写道：

> 我们看到死神就像一团黑烟一样，飘到我们中间，这是一场屠戮年轻人的瘟疫，一个不会怜香惜玉的幽灵。痛苦的根源是我腋窝里的淋巴结；滚烫，恐怖，不管出现在哪里，总伴随着痛苦和尖叫，这是臂下的重负，

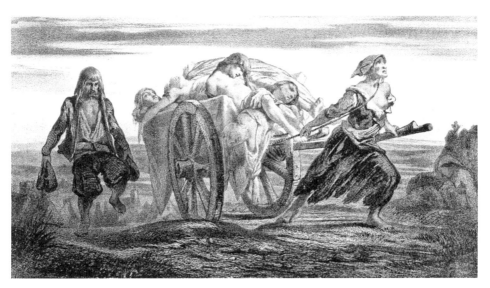

埋葬瘟疫中死者的尸体

是愤怒的结节，是白色的肿瘤。

这段最让人难以忘怀的历史片段被称为"天降的祸"或"天谴"。在那个死神笼罩的时代，人人自危。死亡成了每个人甩不掉的阴影，它给整个欧洲社会制造了驱散不了的恐怖阴霾。很多书籍和戏剧的内容都强调在大街小巷和沟壑田野里死亡的可怕形象。那时盛行的"死亡骷髅舞"就在提示大家在死亡面前人人平等的事实。人们都设法使自己习惯于生离死别，那些叫人如何面对死亡的书籍一时汗牛充栋。

瘟疫不仅仅造成大量人口的死亡，还给城市造成了巨大的创伤，严重地影响了社会生活和经济生活。美国历史学家坚尼·布鲁克尔（Gene A. Brucker）在《文艺复兴时期的佛罗伦萨》一书中记述了14世纪大瘟疫给佛罗伦萨造成的严重影响。他说，这场大瘟疫过后，佛罗伦萨的城市建设一蹶不振，大为削弱。这场瘟疫使这座城市的人口减少了一半，这一重大损失到14世纪后期只得到部分恢复，并且可能只恢复了1/3。到15世纪前期，由于有少量移民不断迁入，城市的人口才徘徊在5万至7万人之间。他写道："（在黑死病暴发之时）瘟疫的最快也最直接的影响就是店铺作坊大关门，因为全城经济活动已经停止。甚至酒店赌窟也关门大吉，只有少数医务所和药房仍在惊慌失措的城市中开门营业。食品供应的中断无疑使穷人中的死亡率更为增加，他们既缺生计，又无医药照料，只能在恶臭熏人、拥挤不堪的贫民窟中奄奄待毙。有钱的市民尚有若干逃生之路可择，其中之一就是避居乡间别墅，或者远走尚无疫情的地区。在那静寂无人的街道上，这些逃难的富人的车辆马匹就是少见的还有一些生活气息的东西了。整个城市像一座庞大的医院和殡仪馆，随着疫病死亡人数的增加，无论是对活人还是死者的照应和处置都急剧恶化。医生、药剂师，留下来的粮食商贩都对病人漫天要价。斯梯方尼写道：'一个人花一天工夫搜遍全城，若能找到三个鸡蛋，就算是大有福气的了。'"①

在这场灾难平息后，人们心中的噩梦并没有随之消失。仅就瘟疫本身来

---

① ［美］坚尼·布鲁克尔：《文艺复兴时期的佛罗伦萨》，朱龙华译，生活·读书·新知三联书店1985年版，第57页。

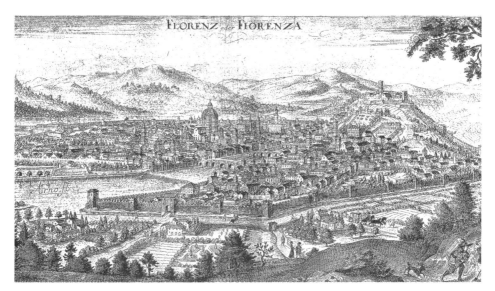

中世纪意大利的佛罗伦萨

看，它已是极大的灾难，但它还是一系列其他灾难的预兆：复发的流行病、灾荒、战争、政治动乱和社会骚动。不仅如此，在随后的300多年间，黑死病仍然在欧洲周期性地暴发。例如，在1350年至1430年间，佛罗伦萨竟有7次为瘟疫所困。

这种瘟疫随时会卷上重来的局面给人们心灵的打击是最为沉重的。坚尼·布鲁克尔指出，在大瘟疫之后的佛罗伦萨，劫后余生的人们要重建那些由于丧失父母儿女、亲朋好友而满目疮痍的个人生活，以及恢复那些社会性的活动和公共生活。但是，"最使人灰心丧气的可能就是瘟疫还会卷土重来的顾虑，瘟疫一来，所有重建的努力就会烟消云散。试问，一个在青年时期经历瘟疫而得幸存的人，在他的壮年又要再一次面临另一场瘟疫的威胁，或者更坏一点，一个在头一场瘟疫中死去父母的人，又在这一场瘟疫中眼看儿女被疫魔夺去，他们的心情、思想会是怎样的呢？在那样一个已对悲愁、痛苦和死亡习以为常的时代，这种瘟疫——连同它的神秘莫测，来势凶猛——进一步给连续五代的佛罗伦萨人带来了特殊的恐惧与焦虑"[1]。

———————————

[1] ［美］坚尼·布鲁克尔：《文艺复兴时期的佛罗伦萨》，朱龙华译，生活·读书·新知三联书店1985年版，第59页。

四、"快逃，远逃，慢回！"

当黑死病在欧洲各地蔓延时，人们找不出疾病的原因，但还是想出了各种方法以治愈或缓和这种令人恐惧的症状，如使用通便剂、催吐剂、放血疗法，用烟熏房间，烧灼淋巴肿块，甚至把干蛤蟆放在肿块上，或者用尿洗澡。当时法国的一位医生曾经夸口自己的医术如何高明，通过17次放血疗法终于治好了一位律师朋友的病，并说："倘若要是他落入什么江湖医生之手，恐怕早就一命呜呼了。"而法国另一位德高望重的外科医生古依-乔亚克则建议，医生可以通过凝视受害者这种简单的方法来捉住疾病。

欧洲许多国家的医生都迅速地开展了对黑死病的防治工作，虽然他们已经知道这种病的传染性，但大多数医生与教士仍然勇敢地面对这一残酷无情的考验，有无数的医生和教士因此失去了生命。当时的法律不允许理发师行医，但因为瘟疫导致了大量人口死亡，人人自危，急需医生，一名叫安德烈·迪·帕多瓦迪的理发师获准行医。因为他及时相助，100多人获救。手工艺人甚至青少年承担起了医生的责任，使许多人康复了。威尼斯人马尔科·莱昂医生本来在佩鲁贾行医，瘟疫暴发后，他自愿回到威尼斯。

当时还出现了大量防治瘟疫的出版物。有人统计，从1348到1500年间，有关这方面的主要出版物就有200多种。其中最著名的是1348年死于这场瘟疫的贞泰尔·达·弗利格诺（Gentileda Foligno）所著的《防疫顾问》。

当时人们已经认识到黑死病的传染性。教士皮阿萨在1361年所著的《西西里史》中这样记述："因为这是一种借着呼吸传染的疾病，当人们谈话时，即从一人传到另一人。所有患者都感到难忍的疼痛，有的浑身剧烈颤抖。……臀部和股部都呈现出豆核状的脓疱，它感染并贯穿到体内，因而患者猛烈吐血，此种可怖之症，医治无效，持续三日后，即行死亡。不只是与患者交谈可招致死亡，就是从他们那里买到或是接触到、拿到任何东西，都能受染致死。"①

---

① 引自［意］卡斯蒂廖尼：《医学史》（上册），程之范主译，广西师范大学出版社2003年版，第295页。

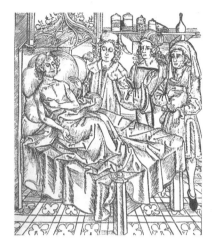 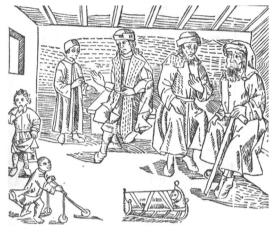

医生看望黑死病病人（1500年的图书插图）　　在医院等候医生的病人（1500年的图书插图）

在阿维尼翁担任教皇御医的居伊·德·乔利阿克写道："这种病的传染性非常大，特别是咯血的患者，与之接近探视都无不染上此病。亲如父子亦不能互相探望。此时仁慈已告绝灭，希望也濒于绝境。……妥善自卫之道只有趁未被传染之前及早脱离祸患之地。以芦荟丸畅通大便，用放血来减少血液，以焚火来消毒空气，以番泻叶和一些馨香之物舒畅心胸，以杏仁丸剂来安神和气，以酸物来抵御腐败。治疗之道在用放血法、排便法及舐剂和香酒等。对于身体外部肿胀，则用去皮的无花果与熟葱混入酵母和乳油涂敷以使之变软，然后割开按溃疡治疗。对于已成了痂的，则以杯吸法、划痕法、烧灼法治疗之。就我个人而论，为了避免受人唾骂，我不敢擅自离去，但是我又无时不在提心吊胆地自卫，终使我能以应用上述的各项治疗方法。虽然如此，在瘟疫流行的尾声里，我终于病倒，……共卧床六个星期。病状险恶时我的友人都认为我难免于死。但是后来脓肿逐渐熟溃，依前述方法治疗，终获痊愈，于是我才逃开了上帝对我的召唤。"[①]

在瘟疫期间，乔利阿克全心全意地照顾病患，但自己也被感染了。他自己在六周之内，命若悬丝，但最后康复了。他记录下了当时的恐怖经历。

1348年，巴黎医师学会发表了一篇题为《巴黎医师学会对于流行病的概

---

① 引自［意］卡斯蒂廖尼：《医学史》（上册），程之范主译，广西师范大学出版社2003年版，第298页。

述》的论文，提出在居室内、公共庭院和人员杂处场所，都以香料和甘菊植物熏蒸消毒。不可进食家禽及含有大量脂肪的肉类，只能吃些不加调味品的干肉，黎明即应起床，应该进食新鲜晒干的水果。论文还认为沐浴是危险的事，而性交足以致命。当时的医生采取了许多预防措施以防止瘟疫的蔓延，他们建议常以玫瑰水和醋刷洗病人的居室，并且将醋装罐放置在室内，使醋的蒸汽与不良空气混合。他们主张在病室里的活动宜缓慢，应尽可能减少吸到室内的浊气。病室应保持空气流通，白天门窗应尽量敞开，夜晚也应该通风一次。当时的医生穿着一种奇特的长袍，可以遮盖全身，手上戴着一副大手套，鼻子前面系着一块海绵，海绵吸满了浸有丁香和肉桂粉的醋。

14世纪末，帕多瓦大学的教师托西革纳诺在一封信中说明了抗鼠疫的6种药方，每日需要交换使用，这是最初的成套的防疫方法。他还主张瘟疫流行时禁止结婚，并且极力反对人们"谈论政治"。

在伊斯兰世界，有两位有才智的医生，在黑死病剧烈流行之时，违反《古兰经》的教义，勇敢地坚持认为这种流行病具有传染性。其中一位是格林纳达的伊本·阿尔-卡泰（Ibn al-Khatib），他是一位政治家、历史学家和医生，他认为鼠疫是借着衣服、污染的布类和其他公用的物品传播的，他坚持必须隔离已经被鼠疫所感染的人。第二位医生是伊本·卡提玛（Ibn Khatima），他描写了鼠疫在西班牙阿尔梅里亚的流行情况，并清楚地说明了接触的危险。

由于人们已经认识到这场瘟疫的传染性，所以很多有关文章都建议居民：

快逃，远逃，慢回！

在欧洲大陆，几乎所有的城市都实行了隔离措施。在瘟疫流行之

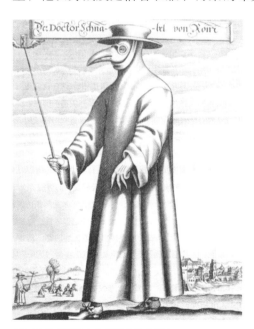

黑死病肆虐期间人们发明的防护装备

初，米兰当地政府曾采取有力措施，使该市在数月内未遭鼠疫侵袭。丹多罗总督曾任命一个委员会专门督导收尸、殡葬、戒备外来船只、隔离、呈报病情等事项。当瘟疫再度猖獗时，1374年威尼斯首先宣布，所有来往客商，无论是否感染还是有感染嫌疑，一律不准进城。意大利其他城市也都先后参照执行。意大利的拉古萨1377年颁布了对海员的管理规则，对来访船只进行隔离，让来访船只停靠在一处隔绝之地40天，不许一个人上岸，称为"四斋月"（Quarantenaria），没有发病才准入港，这是历史上第一次检疫。这也是现代名词"海港检疫"（Quarantine）的来历。

以后，威尼斯等海港城市都制定了严格的防疫法律，内容包括：对所有有传染嫌疑的房屋都进行通风和熏蒸，室内家具在日光下暴晒消毒，将有传染可能的衣服和被单等物品全部焚烧，对街道和水源加以管制，等等。

在12—13世纪的时候，欧洲的许多地方都建有麻风病收容所，据说1225年欧洲大约有1.9万个这种机构。随着麻风病人的减少，这类收容所被用于安置怀疑有传染病者、精神病者甚至穷人，后来其中一些成为医院。14世纪黑死病横行时，麻风病院首先被征用为鼠疫医院。1498年在纽伦堡建立的圣·塞巴斯蒂安医院，后来被称为德国鼠疫医院的样板。

瘟疫也促使人们积极改善欧洲城市恶劣的卫生状况，制定适当的卫生法规，采取有力的措施，在一定程度上起到了控制疾病传播的作用。例如威尼斯设立了水务官，以后又增设水源供应员，负责对饮用水源进行过滤处理。

针对鼠疫的泛滥，各地政府也采取了很多措施。佛罗伦萨建立了针对鼠疫流行的临时性机构——卫生局。到1500年，意大利多数大城市都建立了卫生局，并且它们是永久性的机构。卫生局由医学顾问和其他人员组成。他们负责海港检疫、禁止货物进出口、清扫街道、疏通水道、编制死者名单。他们对疾病流行信息的掌握很及时，对病人的处理也相当严格。由此，意大利的一些城镇通过这些有效治理，应对面临的巨大生存挑战。

五、鞭挞派"为世界末日疯狂"

但是，在当时，人们既不知道病因，也不知道治疗方法。人们一直在尝试解释这种令人无比焦虑和恐惧的事件的起因。到底谁是瘟疫的元凶？究竟是什么原因导致了这场灾难？人们对于瘟疫起因的推测丝毫不亚于人类想要治愈它的努力。人类需要确定这种疾病一再发生的真正原因，但是，从没有人能确定造成这么多人在极短的时间里死亡的真实原因。14世纪的法国诗人纪尧姆·德·马肖（Guillaume de Machaut，1300—1377）写道：

> 物理学家、医生，
>
> 无人知道死因，
>
> 究竟是来自何方？
>
> 究竟是怎么回事？
>
> （任何药物无法治愈）
>
> 除了只知道它是一种疾病，
>
> 人们称为"瘟疫"。

人们不知道瘟疫发生的原因。而在最终找到"细菌以及病毒"是造成瘟疫的原因之前的漫漫历程中，人类一再在自己周围寻找最近的、最可能的"替罪羊"。在面临瘟疫这样可怕的灾难时，人们对这种极端情况做出的极端反应更是令人震惊。无限的痛苦与惨剧扭曲了大众的心灵，整个人群似乎同时发疯。人们比平时更加热心于听信测心家、圆梦者、神棍术士以及其他骗子的欺骗之言。正统的信仰日渐衰落，而迷信却泛滥流行。正如意大利医学史家卡斯蒂廖尼所说的那样："历史告诉我们，医学回到原始的神秘或迷信状态，乃是在所有历史阶段中，当严重的政治骚动或社会变化动摇了人心，导致了人生命的极大丧失及经济形态的改变时所通有的特殊现象。在这些动乱之后，人类即陷入一种经济和道德消沉的状态，想逃避现实而盼望奇迹。这些都是重病后遗症，是集体心理失去平衡的状态，也正像相信迷信邪说和易受各种暗示是一个患过重病之人的特征一样。"①

---

① 引自［意］卡斯蒂廖尼：《医学史》（下册），程之范主译，广西师范大学出版社2003年版，第1057页。

　　当时有一种说法，1345年3月24日，土星、木星和火星会合，这是造成黑死病这场大灾难的原因。还有许多人把它归因于空气中某种神秘的东西。另外，还有人把瘟疫发生的原因归结为，由于人类自身的罪孽引来了上帝的愤怒，因此在一些指导人们如何防治瘟疫的小册子中，除了卫生措施外，还有一条就是要不断向上帝祈祷，反省自己曾犯过的错误。一些狂热的基督徒认为，是人类集体的堕落引来了愤怒神明的惩罚，人们应以互相鞭打作为祈祷的仪式，一些住在公共房屋里的妇女甚至用最粗糙的兽皮、链条或打结的皮带鞭挞自己。这些人被称为"鞭挞派"。

　　鞭挞派起初是在13世纪中叶出现在意大利北部天主教内的一个苦行派别。在一般情况下，他们的鞭挞不当众进行。但是在1348年黑死病肆虐之际，他们成群结队地在欧洲的大小城镇徒步游行，手举十字架，一边唱圣诗，一边用带有金属包头的鞭子互相抽打，直至流血，认为这是最高的"圣德"，希望这样能够平息上帝的雷霆之怒。因为他们期望通过赎罪来逃避永久的谴责，所以进行自残，用以"解脱可怜有罪的灵魂"。

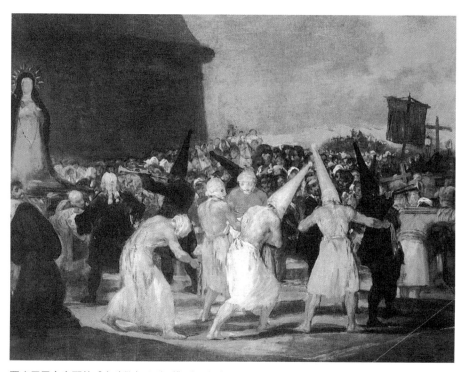

西班牙画家高耶的《自我鞭打之队列》（局部）

后来，在17世纪，法国曾经出现《自行鞭笞史》一书，书中详细列举了基督徒出于善意或恶意而进行的自我鞭笞的种种方式。也有人通过对这本书的研究得出结论，鞭子能刺激一个人的极度快感，这是一种通过痛苦而得到的快感。

教皇克雷芒六世（Pope Clement Ⅵ）宣称，只要向上帝真心忏悔，即便突然因病去世，也能得到上帝的原谅。他下令每周组织忏悔游行，唱诵祈祷文。据说，当时来自周边的两千民众参加了忏悔游行。其间，男男女女赤着脚，有的穿着麻布忏悔服，有的在头上撒灰表示忏悔，泪水涟涟地走着，撕扯着自己的头发，用鞭子抽打自己，直至血流如注。有时，教皇也会亲临宫殿附近的游行。

1374年还出现了一个"舞蹈派"，一些团体的男男女女，甚至儿童，为了逃避瘟疫，夜以继日地跳舞，跳到筋疲力尽为止。

六、黑死病与对犹太人的迫害

除了将瘟疫归咎于人类的罪孽外，瘟疫还使狂热的基督徒去寻找更为明显的替罪羊——犹太人。当代法国哲学家勒内·吉拉尔（René Girard）指出："倘若真的暴发一场瘟疫，那它就可能燃起沉睡的偏见之火。迫害的欲望自然集中于宗教的少数派，尤其是在危机的时刻。莫须有的指控实际上是为一场真实的迫害辩护。"他还指出，在14世纪的大瘟疫中，"荒诞不经的谣传形成了激昂猛烈的公众舆论，它暗示着一个大屠杀前风雨满楼的气氛"。

早在1320年，法国西南部的"牧童派"已经开始反对犹太人和麻风病人。1348年，民间传言犹太人传播了鼠疫。人们指控犹太人在井水中投毒，是他们造成了这场大瘟疫，其目的是摧毁基督教世界，夺取基督徒的财产。狂热的想象力更是把事情说得绘声绘色，说托利多（Toledo）城里的犹太人派遣大批人马，携带一盒盒用蜥蜴和基督徒的心脏研制成的毒药，到欧洲各犹太人聚集地去，把这些毒药投到井中或泉里。还流传一种说法，说犹太人只有少数染上瘟疫。黑死病给人们带来的恐惧足够"证实"这些流言蜚语，这导致了对犹太人的疯狂迫害和屠杀。对于犹太人来说，"黑死病"是他们最大的悲剧。

当时整个欧洲社会弥漫着对犹太人的仇恨情绪。对于欧洲犹太人这种毫无理性的复仇狂欢，是人类在面临不可想象的恐怖时，理性与社会秩序崩溃的表现。针对这种情况，教皇克雷芒六世试图阻止对犹太人的偏见和迫害，他发表宣言指出："由于这场瘟疫流行于各地，它折磨了并继续折磨着犹太和其他许多民族。因此，认为犹太人造成了这场罪恶的说法是毫无理由的。"但是，

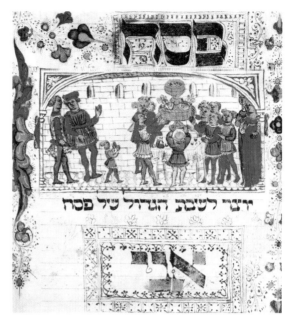

意大利文艺复兴时期的画作，表现犹太人的生活场景

教皇的劝阻毫无作用。在许多城镇，没有死于黑死病的犹太人，却死在了他们异族邻居的屠刀之下。

欧洲很多地方都发生了对犹太人的集体迫害，一个又一个犹太社区被夷为平地，造成惨绝人寰的悲剧。据有关历史文献显示，当时共有510个犹太社区被毁灭。例如在巴塞尔（如今的瑞士地区），市民通过投票，决定杀死所有的犹太人，烧毁犹太人的家园。而在德国的梅因兹，有1.2万犹太人被活活烧死。在斯特拉斯堡，城中的主教建议市议会驱逐所有犹太人。但是市民们认为这个手段太温和，于是把议会改组。新议会下令逮捕市内所有的犹太人，总共有1.6万犹太人被杀害。有些犹太人逃到乡下，却被当地的农民打死。此外，像布鲁塞尔、纽伦堡、波恩、法兰克福等地方，都有大批犹太人被烧死或打死。还有一些地方逼迫犹太人集体自杀。

在随后长达几百年的时间里，从瑞典的斯德哥尔摩到意大利的威尼斯，都不断爆发大规模对犹太人的暴行。这样有组织地对犹太人进行迫害和杀戮的行为恐怕只有之后的纳粹能与之相比。

英国作家韦尔斯说：在14世纪这场大瘟疫中，"人类从来没有受过这样明显的一次警告，人们应该去寻求知识，停止争吵，联合起来和大自然的莫名其

妙的力量作斗争"[①]。遗憾的是，人类并没有从这场瘟疫中获得这样的启示，相反，却加紧了对同类的迫害和屠杀。空前的灾难把人性中恶的一面空前地暴露出来，并且把它推向极端状态。这不仅是被迫害者的悲剧，而且是全人类的悲剧、人性的悲剧。

七、黑死病干预了欧洲的文明进程

韦尔斯认为，发生在14世纪的这场横扫世界的大灾难，大大激起了追求人类平等友爱思想的发展，同时激发了欧洲14世纪的农民革命。

黑死病的泛滥，给大多数的幸存者造成了巨大的苦难，给欧洲各国带来了一系列严重的社会经济问题。城乡劳动力锐减、物价上涨、剥削加重、阶级矛盾激化、社会动荡等，对欧洲历史产生了重大影响。被黑死病吓得魂魄俱丧的人们，希望避开传染源，许多人抛弃了手中的活计，寻找与世隔绝之地。大批官吏和神职人员为躲避灾难而将责任抛到脑后，放弃职守的现象大量产生。成千上万的警察、法官、政府官吏、主教与牧师死于瘟疫，社会秩序陷于瘫痪。

前面提到，在黑死病大暴发中，欧洲许多地方损失了1/4或1/3的人口。不仅如此，据美国著名历史学家伯恩斯等人写的《世界文明史》一书的估算，这次黑死病对欧洲的袭击，再加上战争、饥馑等原因，西欧的人口在1300年至1450年间减少了至少一半，甚至于"很可能减少了2/3"。因黑死病死去的人如此之多，以致劳动力奇缺，村庄被废弃，农田荒芜，粮食产量下降。紧随着黑死病而来的，便是欧洲许多地区发生了饥荒。有人记载说：

> 黑死病袭击农村时和它袭击城镇时一样可怕，据说约克郡一半以上的教士是染上这个病死去的，在诺里季主教管区里三分之二的教区换了牧师。整个劳工组织陷于瘫痪。人手缺少使小佃户难于为他们的土地履行应

---

① [英] 赫·乔·韦尔斯：《世界史纲——生物和人类的简明史》，吴文藻、谢冰心等译，人民出版社1982年版，第804页。

尽的劳役，地主只好暂时放弃一半租金来诱使农民不离弃他们的土地。有一个时期耕种已不可能。一个当时的人说，"牛羊在田野和玉米地上游荡，竟没有剩下一个能把它们赶走的人"。①

大自然毫不留情地干预人类事务，而黑死病就是干预人类事务的自然之手。黑死病引发了欧洲的经济危机和社会危机，正如英国历史学家约·里·格林所说的，黑死病激起了"一次反对整个社会不平等体系的新起义，直到那个时候，这种不平等的体系还被人们认为是世界上不成问题的神圣秩序"。

最初的农民起义发生在法国，就是1358年法国北部的雅克雷起义。当时，英法之间突起战端，英军大败法军，并俘获法国国王和众多贵族，法国不得不向英国缴纳巨额赎金。农民被要求分摊沉重的负担。刚刚因黑死病造成的经济大破坏而困苦不堪的农民，再也无法忍受这新的负担，于是以迅猛之势起来反抗，一时风起云涌。但是，起义仅持续一个月就被镇压下去了。

1381年，英国爆发了农民大起义。黑死病蔓延造成英国城乡劳动力急剧减少，田地荒芜，物价上涨，封建领主面临劳动力缺乏和雇工不提高工资则拒绝受雇的威胁。国王从保护封建领主的利益出发，先后颁布了一系列劳工条例，规定劳动群众必须接受黑死病流行以前的工资标准，违者监禁。这些倒行逆施的行为激起了劳动群众的无比愤怒。贫民的呼声在被称作"肯特的狂僧"的约翰·鲍尔的讲话中得到了惊人的吐露。他在传教中尖锐地抨击了封建制度的不平等，要求取消徭役、地租、捐税和财产差别，实行社会各阶层的平等。正是在约翰·鲍尔的讲道里，英国人初次听到了人生而平等和关于人权的宣言。

凝聚了约翰·鲍尔（John Ball）平等学说的民谣里这样说："当亚当掘地、夏娃纺纱时，谁是绅士呢？"鲍尔在对贫民的讲道中大声呼喊：

善良的人们，只要货物不属公有，只要还有农奴和绅士，英国的事情

---

① 引自［英］赫·乔·韦尔斯：《世界史纲——生物和人类的简明史》，吴文藻、谢冰心等译，人民出版社1982年版，第804—805页。

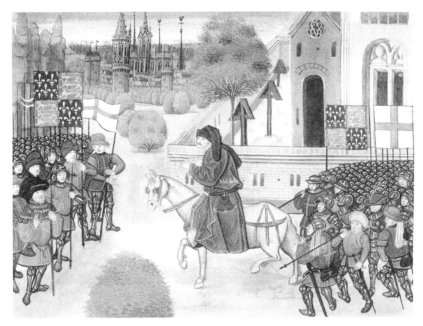

1381年农民起义

就永远不会好起来。那些我们叫他们作老爷的人们他们凭什么权利是比我们更了不起的人呢？他们有什么根据应得这个权利呢？为什么他们把我们当成农奴？假如我们都是出于同一父母，亚当和夏娃，他们怎能说或证明他们比我们高明，假如不是他们驱使我们以我们的劳动来替他们挣钱，他们怎能那样得意地挥霍呢？他们穿着天鹅绒的衣服，裹在温暖的皮衣和貂袍里，我们却是鹑衣百结。他们有醇酒、香料和洁白的面包，我们吃的是燕麦渣和干草，喝的是生水。他们有闲暇和精致的住宅；我们只能辛苦劳动，在田野里栉风沐雨。但是，只有我们和我们的辛劳才使这些人保有他们的高贵地位。①

　　1381年5月开始的英国农民起义，很快席卷了英国大部地区。6月初，各地分散的起义队伍迅速集结起来，汇成一股洪流，向伦敦挺进。在此期间，遭教会迫害的约翰·鲍尔从监狱中被救出。泥瓦匠出身的沃特·泰勒（Wat Tyler）

① 引自［英］赫·乔·韦尔斯：《世界史纲——生物和人类的简明史》，吴文藻、谢冰心等译，人民出版社1982年版，第805页。

被起义军推为军事首领。在沃特·泰勒和约翰·鲍尔的领导下，起义军胜利进军，震撼了整个英国。6月12日，起义军顺利占领了伦敦。国王、首相、财政大臣以及伦敦市市长等人惊恐万状，急忙逃到伦敦塔楼内躲避。第二天，国王查理二世被迫与起义军谈判，起义军提出了"迈尔恩德"纲领，要求废除农奴制和徭役，建立统一而合理的货币地租，实行贸易自由，并赦免起义者。国王被迫同意了"迈尔恩德"纲领的一切要求，并制定自由特许状发给农民。谈判结束后，沃特·泰勒和约翰·鲍尔立即带领数百人冲进伦敦塔楼，捕获了首相及财政大臣等人，并立即处死。

但是，国王在答应了起义军的要求后，便密谋刺杀了沃特·泰勒。随后，国王调动军队把起义军团团围住。起义军既受到包围，又失去了自己的领袖，被迫立即离开伦敦分散回家。国王阴谋得逞后，便背信弃义，开始了残酷的镇压。起义军离开伦敦后，各郡骑士和贵族的家臣队伍到处镇压分散在各地的农民队伍，进行血腥的屠杀。约翰·鲍尔和其他首领，以及很多起义者，都被极其残酷地处死了。轰轰烈烈的英国农民起义最终失败了。

除了法国和英国的农民起义，在欧洲其他地区也出现了农民暴动，在一些城市也发生了暴动，如1374年德国不伦瑞克的起义、1378年佛罗伦萨的"梳毛工"起义等等。

虽然这些下层群众的起义最后都失败了，却使整个欧洲社会受到了很大的震动，促使社会、经济、政治和阶层结构逐渐发生变化。14世纪中叶的大瘟疫成为欧洲中世纪社会向近代社会大变动的前奏。这场灾难后发生了社会变化和混乱状况，在摧毁中世纪的封建制度上起了一定的促进作用。正如伏尔泰所说的那样："在欧洲的普遍混乱中，在层出不穷的灾难里，诞生了自由这一无价之宝，自由使帝国的城市和其他都邑逐步繁荣起来。"

欧洲进入了历史的新时代。

八、黑死病与文艺复兴

正是在黑死病流行之后，任何对于神秘自然世界的人为解释都变得难以置信，对神学的信仰很快崩溃了。神学的光芒逐渐褪色，人的意识和生命的尊严开始彰显。

尼德兰著名人文主义者伊拉斯谟（Desiderius Erasmus，约1466—1536）公开反对基督教会中流行的种种迷信和仪文，揭露教会利用瘟疫进行的迷信宣传，认为这些与基督教所反对的古代宗教迷信在实质上是一样的。

文艺复兴的人文主义精神的核心是提出以人为中心而不是以神为中心，肯定人的价值和尊严，主张人生的目的是追求现实生活中的幸福，倡导个性解放，反对愚昧迷信的神学思想，认为人是现实生活的创造者和主人。

文艺复兴著名的代表人物彼特拉克，以其十四行诗著称于世，他为欧洲抒情诗的发展开辟了道路，被后世人尊称为"诗圣"。他在一部哀歌中，描述了对死于黑死病的梦中情人劳拉-诺维斯的哀悼之情。彼特拉克的诗歌冲破中世纪禁欲主义和神学思想的樊篱，大胆歌颂爱情和幸福，使爱情诗更接近于真实生活，并使十四行诗达到了完美的境界。这些诗被称为"彼特拉克式十四行诗"，其形式和内容在整个文艺复兴时期都被人们广为模仿。

虽然彼特拉克亲身经历了黑死病的大灾难，虽然黑死病夺去了他心爱之人的宝贵生命，他内心深处充满无尽的忧伤，但是，他对人类的未来依然充满希望，他把目光投向了未来。死是对爱的胜利，但名声比死更长久。时间也会摧毁名声。光荣是不稳定的、虚假的，但是并不因此而不寻求光荣。

彼特拉克是文艺复兴的发起者。他把自己的文艺思想和学术思想称为"人学"或"人文学"，以此和"神学"相对立。他大声疾呼，要来"一个古代学术——它的语言、文学风格和道德思想的复兴"。威尔·杜兰说："一般人都同意他是第一个人文主义者，第一个作家，以简洁有力的文辞来表示人类有权去关心他自己的生活，去享受和争辩生活的完美，去劳动以便有功于后代子孙。他是文艺复兴之父。"①

彼特拉克的好朋友薄伽丘在《十日谈》中讲述的故事就是以黑死病为背景的。在这场浩劫中，有10个青年男女侥幸活了下来，他们相约一起逃到城外，来到小山上的一个别墅里。他们住下来，每人每天轮着讲一个故事，住了10多天，讲了100个故事。而讲故事的规则是强调这些故事必须是使大家快乐的。

---

① ［美］威尔·杜兰：《世界文明史》（第5卷），幼狮文化公司译，东方出版社1999年版，第12页。

薄伽丘笔下的那些充满着对人生的热爱、一心追求尘世欢乐的故事，就是抛弃了天国的幻梦，宣扬幸福在人间。他教给人们的是过美好生活的艺术。威尔·杜兰说，《十日谈》是一本爱生活的书，即使是在黑死病的巨大灾难背景下，"薄伽丘仍然有勇气去欣赏存于世上的完美、幽默、善良和快乐"。《十日谈》表达了当时人们面对瘟疫的大死亡时表现出的两种态度：一种是恐惧，另一种是享受生活的渴望。薄伽丘主张"幸福在人间"，这被视为文艺复兴的宣言。

　　《十日谈》是欧洲文学史上第一部现实主义作品，意大利近代评论家桑克提斯曾把《十日谈》与但丁的《神曲》并列，称之为"人曲"。他还说："但丁结束了一个时代，薄伽丘开创了另一个时代。"

　　人类在与瘟疫作斗争的同时，不仅积累了与瘟疫抗争的最初经验，而且促使了对自身意识的觉醒。正如现代德国哲学家施太格缪勒（Wolfgang Stegmuller）所说的，"死亡是作为把人引导到生命的最高峰，并使生命第一次具有充分意义的东西而出现的"。这场造成巨大浩劫的黑死病大瘟疫，成了文艺复兴发生的远因，欧洲社会即将迎来文艺复兴的光芒。

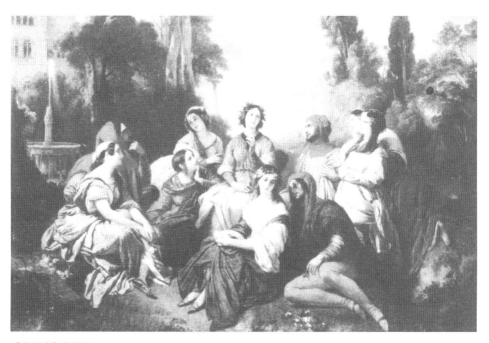

《十日谈》的插图

第8章

宋元时期的瘟疫流行

一、从《水浒传》说到汴京之围

前文提到一种说法，蒙古大军围攻卡法城期间，把死于鼠疫的士兵尸体作为武器，投到卡法城中，引起了鼠疫的大暴发，燃起了弥漫欧洲的黑死病。他们也把鼠疫带到了南方，在中国北宋时引起瘟疫的暴发。就是在欧洲泛滥黑死病前后，中国也暴发了大瘟疫。

四大古典名著之一《水浒传》开头的故事说，宋仁宗年间，某日早朝，宰相赵哲、参政文彦博向皇帝报告："目今京师瘟疫盛行，民不聊生伤损军民多矣。伏望陛下释罪宽恩，省刑薄税，以禳天灾，救济万民。"皇帝听奏，"急敕翰林院随即草诏：一面降赦天下罪囚，应有民间税赋悉皆赦免；一面命在京宫观寺院，修设好事禳灾"。

不料其年瘟疫转盛。仁宗皇帝再次与百官计议。参知政事范仲淹建议说："今天灾盛行，军民涂炭，日夕不能聊生，人遭缧绁之厄。以臣愚意，要禳此灾，可宣嗣汉天师星夜临朝，就京师禁院修设三千六百分罗天大醮，奏闻上帝，可以禳保民间瘟疫。"

从小说中可以看到，面对瘟疫，当时的应对措施主要有三项：一是"降赦天下罪囚"；二是"应有民间税赋，悉皆赦免"；三是"在京宫观寺院，修设好事禳灾"。简单说就是大赦天下、减免赋税、烧香求道。

仁宗皇帝接受了这个建议，急令内外提点殿前太尉洪信前往江西信州龙虎山，宣请天师张真人星夜来朝，祈禳瘟疫。不料，"洪太尉误走妖魔"，才引出梁山好汉一百零八将的英雄故事。

《水浒传》讲的是宋代的故事。宋代经济发达，城市繁荣，是中国社会经济发展最为繁盛的时期。经济的快速发展，带来了人口快速增长，据史料记载，北宋都城汴京（今开封）和南宋临时都城临安（今杭州）的人口在鼎盛时期都超过了百万。但人口的大量聚集和快速流动，也为瘟疫的滋生、暴发和传播埋下了隐患。从宋代官修医学方书《太平圣惠方》《政和圣济总录》《太平惠民和剂局方》等分类来看，当时包括疾疫、伤寒病、时气病、斑疹伤寒、痢疾、痘疮病（即天花病）、大风癞疾（即麻风病）、麻疹、瘴疫、痄腮病（即流行性腮腺炎）、黄肿病（即钩虫病）、劳瘵病（即肺结核病）、时疫疙瘩肿毒病（即大头瘟或鼠疫）等在内，通称为瘟疫。宋代是中国历史上疫病频发的时期，在两宋300余年中，一共发生了42次大规模的瘟疫，其中发生于两都的就有20多次。每隔几年或者十几年，就会有一个地方暴发瘟疫，而每次瘟疫暴发，都会带走大量生命。"一州有死十余万人""死者十有五六"。

《宋史》记载：

　　建炎元年（1127）三月，金人围汴京，城中疫死者几半。

　　绍兴元年（1131）六月，浙西大疫，平江府以北，流尸无算。秋冬，绍兴府连年大疫，官募人能服粥药之劳者，活及百人者度为僧。

建炎元年与绍兴元年的两次疫情记载，相隔仅4年，此时恰逢金军围攻汴京，发生靖康之变。战火烽烟，百姓流离失所，是大疫蔓延的主要原因。两次记载实际上是一次大疫，一直持续多年。靖康元年（1126），金军围攻汴京，十一月汴京城陷。据《宋史》记载，南宋建炎元年三月，金军围困汴京，城中疫死者近半，汴京几乎沦为坟场。当时汴京人口约100万，有50余万人死于疫病。《三朝北盟会编》记载："京城以故数大疫，死者过半。"

这次疫病也感染了金军。金军渡河、渡淮、渡江引起的人口南迁，引发南宋初年黄河下游、淮河下游和长江下游的疫病大流行。

南渡以后，江南潮湿温暖的气候，更是助长了疫灾流行。据《梦溪笔谈》记载，公元1131年，浙江大疫，"流尸无算"；1142年和1146年，临安又接连暴发疫情。1151年，浙江温州再次暴发了一场大型瘟疫，"被害者不可胜数"。

等到1156年，临安又再次"大疫"。

隆兴元年（1163）四月至隆兴二年（1164），南宋举行"隆兴北伐"。刚继位的孝宗是南宋一位想有所作为的君主，也是一位志在恢复旧土的君主。但在对金朝的两场重要战役中，宋孝宗处置失当，两战皆败。两淮地区经战争蹂躏，流移之民饥寒暴露，渐有疾疫形成。"隆兴二年冬，淮甸流民二三十万避乱江南，结草舍遍山谷，暴露冻馁，疫死者半，仅有还者亦死。是岁，浙之饥民疫者尤众。"

瘟疫的一次次暴发，造成大量人口死亡，大规模的人员迁徙和流动，甚至造成社会动乱，对社会结构、人口数量以及国家经济造成严重影响。

二、宋代的防疫抗疫体系

宋朝官府对瘟疫高度重视，将其视为"疫、水、旱、畜"四大灾之首，面对瘟疫的不时侵扰，将政府与民间力量相结合，建立了一整套以各级官府为主导、以社会民众力量为辅助的防治结合的治理体系，将皇帝、中央政府、地方官吏、医学家和社会民众等紧密地联系在一起，采取了医学措施、经济措施和政治措施等加以应对，并加强了对社会民众救助行为的管控、规范和指导。这在一定程度上取得了显著的成效，在中国古代传染病防治史上占有重要的地位，为后世留下了宝贵的财富。

淳化三年（992）五月，一场严重的瘟疫席卷了开封，史书记载，当时"京师大热，疫死者众"。这场瘟疫传播的速度很快，造成大量民众死亡。面对如此严重的疫情，朝廷迅速地做出反应，组织实施救灾防疫的活动。五月己亥，宋太宗发布《行圣惠方诏》，首次将政府刚刚修撰完毕的《太平圣惠方》颁赐京城和全国各地，用新医学知识防治疫病的流行。每州又选择医术精湛者充当医博士，令其掌管医术，准许吏民传写留贮。除了刊刻和颁布医书，宋太宗还将太医署作为此次疫病救治的指挥机构。太医署选择良医十人，分散在京师通衢要害之处，一方面调查疫病的流行情况，另一方面也负责对病人进行诊治。同时，宋太宗还赐钱五十千，作为购买药品的资金，"听都人之言病者，给以汤药，扶病而至者，即诊视"。为了保证疫病救治的效果，太宗还令内廷宦官"中黄门"作为监督官，向皇帝直接通报疫情。

宋代各级官府是防治瘟疫的核心力量。其中，中央政府采取的措施主要以翰林医官院（局）或太医署"派医诊治，施散药物"为主。官修医学方书的编纂，官府药局药品的生产，新药研制和免费赐药制度的实施，以及赈济钱粮、发放度牒、掩埋尸体、奖惩官吏等措施的实行，在一定程度上对控制瘟疫传播起到了积极作用。地方官吏是宋代防治瘟疫的基层力量，主要采取了赈济灾民、医疗救治和加强社会管控等措施。

宋代人逐渐认识到了环境与瘟疫发作的关系，因此对于瘟疫的预防开始重视起来，尤其在人口密集的城市里，采取了诸如疏浚河流、整治环境、收集粪便、推广医疗、隔离疫患、掩埋尸骸等种种措施。朝廷专辟"漏泽园"，用来收埋无主尸体，以此净化环境，从根本上断绝传染源的产生。宋代周守中的《养生类纂》即有"沟渠通浚，屋宇洁净无移气，不生瘟疫病"的记载。

瘟疫一旦暴发，人心惶惶，各种流言四起。朝廷在面临这种局面时，首先采取措施安抚人心，如发布皇帝的罪己诏、大赦天下、减免赋税、求道问佛等。这些方式虽起不到直接的作用，但是对人们的心理作用非常大，从精神层面解除了人们对皇帝失德、失政而导致上天降罪、瘟神发作的担心和疑虑。

宋朝建立了比较完善的医疗机构，如翰林医官院、御药院、太医局和惠民和剂局等。其中，御药院主要为皇帝和皇亲国戚提供服务。太医局类似于今天的中医学院，以开展医学教育为主，培养专业医生。翰林医官院和惠民和剂局则为民间提供医疗服务。翰林医官院隶属于翰林院，医疗设备好，医生数量多、级别高、实力强，常常受皇帝的指派到各地探察、救疗百姓。在疫情严重的情况下，翰林医官院就成为救治百姓的主力军。

为了让百姓买得起、用得起药，宋朝对城市居民实行医药救助政策。秉持"拯民瘼、施实惠"的宗旨，宋朝政府设立了熟药所、惠民局、和剂局等官办药局，在各地大力发展官办药局。南宋临安府就有五所官办药局，"四铺发药，应济军民，收本钱不取息"。当疫情发生时，这些药局还会免费为民众提供医药。宋孝宗隆兴元年（1163），两淮出现疫情，朝廷马上让和剂局准备了四万贴药品，送往抗疫一线救治病患。淳熙十四年（1187），临安发生疾疫，这时又是和剂局迅速提供汤药，救治无数百姓。

为了避免官方支给钱财不足的问题，宋朝政府使用了当时世界上罕见的财政拨款模式，每年财政上给各地拨付一些款项，作为防治瘟疫的专项基金。北宋至和元年（1054）"京师大疫"，宋仁宗当即令太医配置药方，自己拿出两只犀牛角，其中有一枚是"通天犀"，掺入药中救济百姓。按照古代人的理解，通天犀是旷世奇宝，可以治疗百病。内侍李舜卿就有点舍不得，想留下来给皇帝专用，宋仁宗一口回绝："吾岂贵异物而贱百姓哉！"

宋仁宗还命水平较高的太医组团赶赴病区，根据病人病情配发相应的药品。他还特别下旨：各地一定要如实上报疫情，不称职的官员一律治罪，从免职到就地正法，钦差大臣可以全权处理。宋仁宗还特别强调，千万不要让外行坑害疫区百姓："无使为庸医所误，夭阏其生。"

南宋宁宗在位之时，京城临安"军民多有疾病之人"，他下诏"令和剂局取拨合用汤药分下三衙，并临安府各处就本处医人巡门表散"。南宋绍定四年（1231），平江府（今苏州）遭遇"春疫"，知府吴渊派遣医官到各地巡诊，同时免费给患病百姓派发药品，前后历时半年之久。著名词人叶梦得在许昌做官期间遇到疫情时，甚至自掏腰包买药来救人。

凡有瘟疫发生，地方官员总是第一时间亲临疫区，然后调动各种力量，积极救治百姓。熙宁九年（1076），江西"大疫"。时任江南西路洪州（治今江西南昌）军州事、江南西路兵马都钤辖的著名的文学家曾巩，"命县镇亭传，悉储药待求，军民不能自养者，来食息官舍，资其食饮、衣衾之具，分医视诊，书其全失、多寡为殿最"，即积极准备药物，照顾无法生活的军民，资助百姓食物与衣物，并且派出医官治病。除了施医问药，亲临疫区，宋朝的官员们还为病患发放钱粮，赈灾施粥，帮助疫情肆虐下的贫苦百姓渡过难关。元丰二年（1079），西蜀发生疫情。成都府路转运使李之纯便下令拿出六千斛官米，赈济病民。嘉定十年（1217），潼川府路中江县遇到大疫，中江县尉邓应午同样为百姓提供了食物和药物，甚至把自己的俸禄，也尽数捐了出来。

瘟疫防治促进了宋代隔离措施的完善和隔离医院的出现。如崇宁元年（1102）八月，宋徽宗下诏在诸路建立"安济坊"，规定"以病人轻重而异室处之，以防渐染"。又建立独立的厨舍，"以为汤药饮食人宿舍，及病人分轻重异室"。这是宋代在隔离传染病人方面取得的最重大的成就，要求居室、厨舍、汤药、饮食等分别置办，"安济坊"实际上成为官府隔离病人的医院。宋代地方官史认识到传统聚居于一处的救灾方法有一定的弊病，为了预防传染，主张建立相应的医疗机构，分散治疗患者。如咸平四年（1001）黄州知州王禹偁建立"病囚院"，庆历八年（1048）判大名府兼河北安抚使贾昌朝建立"病坊"，元祐四年（1089）杭州知州苏轼建立"病坊"，庆元年间新淦县知县何洪建立"养济院"等。

宋代采取了官民联合应对瘟疫的措施，将各级政府、医学家和社会力量等联合起来，充分发动民间力量参与到疫病防治当中。这些民间力量包括民间医家、僧人、道士、地方乡绅和普通民众等。在瘟疫肆虐之时，一些地方的乡绅和富豪主动捐钱捐物，协助官府抗击瘟疫，修建隔离房屋，为病人提供饮食及生活日用品等。道家、佛家等宗教人士则积极参与施舍粥药、收留病患以及掩埋尸骸等等，为抗击瘟疫、稳定社会秩序发挥了很大的作用。

许多医学家一方面亲赴灾区诊治病人，发放药物，公布医方，传播官方医学知识，另一方面又积累经验，撰写医书，精选各家名方，简化官府医方，涌现出了诸如《圣惠方》《集验方》等济世方书，将医药知识应用于临床治疗。宋代医家撰写的个人方书著作中，收录了大量防治瘟疫的验方、效方和医案病案，极大地促进了温病学、医药学、方剂学等知识的积累、总结与应用。此时还出现了许多有名的防疫药物，如圣散子、小柴胡汤、人参败毒散、麻黄解肌汤、柴胡石膏散、黑豆汤等方剂，常常用来防治瘟疫。

三、蒙古军队南下与疫病传播

13世纪，蒙古军队在发动西征的同时，也挥军南下，先后灭金、宋，建立了中国历史上的元朝。伴随着蒙古大军的征战，中国境内发生了多次大规模的瘟疫流行。

金哀宗正大九年（1232）正月，金军主力被消灭，蒙古军乘胜进迫汴京城下，汴京危急。当时城内守军不到4万人，于是金朝集壮丁6万人，分守四城。二月，又征募京师民兵20万人。由于守城军民的奋勇作战，共与蒙古军激战16昼夜，迫使蒙古军于四月停止攻城，金朝军民同心一致，保卫了汴京。金哀宗躲过了灭国之灾。

然而，汴京战争的硝烟还未散去，疫病就流行开来了。战争之前汴京的人口已经突破200万，甚至有估计达到250万或更多。在蒙古兵临城下时还有50多万名士兵和家属迁入城内。大疫流行期间，城内没得病的人"万无一二"。疫病在汴京城内疯狂流行，高峰期前后达三个月之久，死者无数。汴京共有城门12座，每日各门送出死尸多达2000具，少时也有1000具。《金史》说："汴京大疫，凡五十日，诸门出死者九十余万人，贫不能葬者不在是数。"粗略推测，后者可能达百万之多。在瘟疫中死亡的人口占全城人口的40%。

金朝皇室在饿殍遍地、人粮殆尽的情况下，不得不逃出汴京，逃往蔡州。1233年3月，蒙军攻克汴京，1232年1月，蒙宋联军攻克蔡州，金朝灭亡。

汴京的这场大疫是什么样的传染病呢？当时的名医李杲认为，发病的原因"大抵人在围城中，饮食不节，乃劳役所伤"。如贞祐、兴定年间的太原、凤翔解围之后，因疫病流行而死了很多人，其流行原因恐怕都是这样的。李杲还对当时的疫病症状进行了记录："鼻流清涕，头痛自汗，间而有之。鼻中气短，少气不足以息，语则气短而怯弱，妨食，或食不下，或不饮食，三者互有之。"

国内一些医史专家认为，一时能死数十万人的流行病只有霍乱、斑疹伤寒和鼠疫这三种疫病，但是霍乱与斑疹伤寒在金元时期已明确能够诊断，所以不像是这两种疫病，而李杲描述的发病症状，与鼠疫有很多相似之处。也有专家认为这是一次真性伤寒的流行，因为李杲没有提到淋巴结肿、呕血、皮肤出血等症状。真性伤寒，即肠伤寒，发病率和病死率都是很高的，其特征是全年发病，借水或食物传播，战乱和灾荒年间最易暴发流行。其主要症状是全身畏寒、头痛、乏力、发热等，严重者常见神态迟钝、表情淡漠、昏迷等。死亡原因多是暴发性的以及并发症，如肠出血、肠穿孔、心肌炎等。李杲所见人们劳倦虚衰的现象，其实是伤寒病人怠惰、淡漠的表现。

蒙古军队在与宋军对战时，也多次发生瘟疫。南宋理宗宝祐六年（1258），蒙哥汗亲率4万蒙军进攻四川。第二年正月，蒙古军队向合州钓鱼城进攻。钓鱼城在今重庆合川城东五公里的钓鱼山上。蒙哥汗令纽璘部于涪州造桥并将军队驻于桥南北，以切断由荆湖西上的南宋援军。不久，纽璘部因不适应四川当地的水土而流行疫病，十分严重，士兵和战马病死众多。由于疫病严重，部队无法再战，遂班师退回军营。据记载，纽璘"闻大军多疟疾，遣人进牛犬豕各万头"。另一路进攻合州的蒙古部队，也在流行疫病。然而由于作战时间过长，这时已进入夏季，久旱少雨，川中奇热，蒙古军无法适应这种气候，"军中大疫"。波斯历史学家拉施特记载这次疫病说："随着夏天的到来和炎热的加剧，由于那个地区的气候恶劣，在蒙古人中出现了霍乱，他们中间死了很多人。"

军队出现大疫疾，这是蒙古人始料未及的。蒙古人认为喝酒可以抵抗疫病广。《元史·月举连赤海牙传》说，月举连赤海牙随蒙哥攻合州，奉命修造曲药。曲是含有大量能发酵的活微生物或其他酶类的发酵剂，通常称为酒母。酒曲做出后，马上抓紧分发给士兵，"以疗师疫"，但并没有控制住疫情的发展。

四、元至正大疫

元代也是大疫连连，其中重大疫情有30多次，瘟疫年份有51年。特别是元代中后期，疫灾频率大增，动辄死亡几十万人，令十室九空。例如，据文献记载，至大元年（1308），夏秋之间，江浙疫疠大作，死者枕藉，露骸横藉，行商影绝。绍兴、庆元、台州三路疫死者2.6万多人。绍兴路春大疫，死者殆半，如山阴、会稽、诸暨、嵊县、新昌等县。庆元路（宁波）春大疫，死者相枕，如鄞县、象山、奉化等州县。台州路春大疫，死者甚众，如临海县、黄岩州。杭州路饥疫，弃尸如山，所属富阳县饥死疫者，骸街狼藉。湖州路九月疫疠大作，死者相枕藉，如所属长兴县。浙东西大疫，死者将近人口的一半。温州路饥疫相仍，所属永嘉县"十病无一痊，死者相枕藉"。集庆路（南京）夏饥疫。太平县大饥大疫。八月，安庆路、望江、潜山、英山等县饥疫。九月，江西诸路大疫，死者枕藉。

再如天历二年（1329），关中大疫，比屋病疫，流殍满野。六月，陕西诸道行御史台御史中丞上奏朝廷："今三辅之民，自春徂夏，由病疫而死者殆数万计，巷哭里哀，月无虚日。"至秋，陕西诸道饥馑疾疫，民之流离死伤者达到百分之七八十，十室九空。奉元路（西安）自泾阳下至临潼五县，人皆相

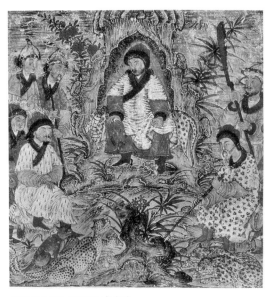

伊斯兰工笔画中的蒙古贵族

食，流移疫死者十之七八。河南府路（洛阳）旱疫，集庆路（南京）旱疫，无锡、金匮县旱气如焚，疫疠大作。天历三年（1330）春，三吴饥疫，死者数十万。震泽、吴江、华亭、上海等县民多疾疫，死者甚众。暨阳州（江阴）旱潦交作，饥殍满野，疠疫合家，黎民凛凛，靡有孑遗。六月，东平县大疫。八月，新安、渑池等十五驿饥疫。梧州疫大作。

元朝的疫病在顺帝至正年间的后期尤其集中。顺帝是元朝最后一个皇帝，在位35年（1333—1368）。他在位期间是元朝历史上疫病流行最多的时期，史书载有12次之多，平均每三年就有一次疫病发生。如至正四年（1344），闽地大疫。福州、邵武、延平、汀州四郡夏秋大疫。金华县痘疮流行，童幼死者百余人。金溪县水旱疾疫并作。泗州旱蝗大疫，朱元璋家人尽死。至正五年（1345）夏，山东济南大疫。温州永嘉县大疫。河南陈州、颍州大疫，时人说，"疫毒四起民流离。连村比屋相枕藉"，"民之死者半"，"田莱尽荒，蒿藜没人，狐兔之迹满道"。

至正十二年（1352）以后，大疫一场连着一场暴发，社会秩序混乱。这年正月，翼州、保德州发生大疫。至夏天，龙兴发生大疫。至正十三年（1353），黄州、饶州大疫。十二月，大同路大疫，许多人得病死去，文书记载是"死者大半"。至正十四年（1354）四月，江西、湖广先是出现大饥荒，后是"民疫疠者甚众"。十月，京师先是大饥，"民有父子相食者"，疫病又接踵而至。至正十六年（1356）春天，河南大疫流行。

到了至正十八年（1358），疫情更为严重。六月，汾州大疫，中原农民起义此起彼伏，政府派军队前去围剿，烽火连连，兵荒马乱，大批民众为避战乱，扶老携幼，涌向京城，造成"京师大饥疫"，大都城内外"死者相枕藉"。宦官朴不花"欲要誉一时"，便筹措资金，"市地收瘞之"，自南北两城抵卢沟桥，择地掘大坑深矿，分别男女埋葬。"至正二十年（1360）四月，前后瘗者二十万。"仅至正十八年（1358）皇后奇氏便"出金银粟帛命资正院使朴不花于京都十一门置冢，葬死者遗骸十余万"。

有人认为，元顺帝至正十八（1358）、十九年（1539），大都城饿死、病死的人近百万，在大都十一个门外，各掘万人坑掩埋。后来，明代人徐树丕记载这次大瘟疫说："初，京师有疙瘩瘟，因人身必有血块，故名。甲申春，吴中盛行。又曰西瓜瘟，其人吐血一口，如西瓜状，立刻死。"

至正十九年（1359）春夏，鄜州并原县及莒州沂水、日照二县和广东南雄路大疫。这年二月，在金陵建立政权的朱元璋派兵突然攻至杭州，杭州被迫关闭城门达三月之久。城门被围不久，城内粮食吃尽，由于四周交通被切断，粮食无法运入城内。"一城之人，饿死者十六七。"朱元璋兵退后，从吴淞江里来的运米船先后到达，人们眼看可以活命了，但传染病蔓延了，"而又太半病疫死"（陶宗仪：《南村辍耕录》卷十一）。

至正二十年（1360）夏天，南方一些地区疫病流传，其中绍兴路的山阴、会稽二县疫病最为严重。两年之后的春夏之交，绍兴路又一次出现大疫。

有关文献记载，至正年间的大瘟疫总共造成约1300万人死亡。在整个亚洲，估计有2500万人死于这场瘟疫。

这场瘟疫引起的社会动荡导致河堤失修，结果洪水冲毁了人口密集的农业地带，造成更大的饥荒和社会危机。农民起义蜂拥而起，最后到至正二十八年（1368），朱元璋的部将徐达兵逼大都，顺帝北走。元朝就此灭亡了。

第9章

哥伦布疫病大交换

一、发现新大陆与"哥伦布大交换"

从15世纪中叶开始，西欧诸国掀起了开辟全球性海上新航路的探险热潮。1486年至1487年，葡萄牙航海家迪亚士（Bartolomeu Dias，约1450—1500）率领的探险队到达好望角；1492年，西班牙航海家哥伦布（Cristoforo Colombo，约1451—1506）带领船队横渡大西洋，到达中美洲；1497年至1498年，葡萄牙航海家达·伽马（Vasco da Gama，约1469—1524）远征队从里斯本出发，绕过非洲南端，抵达卡利卡特，首次打通了东印度航路；1519年至1521年，西班牙航海家麦哲伦（Fernão de Magalhães，约1480—1521）船队进行了人类历史上第一次环球航行。

1492年8月3日，哥伦布在西班牙国王的支持下，率领3艘船和88名船员出发了。他随身携带了一封西班牙国王给中国皇帝的信。到10月12日，哥伦布经过漫长的航行，终于登上了美洲巴哈马群岛中的一个岛屿。他相信他发现了在亚洲海岸边东印度群岛中的一个岛。他把当地的居民称为"印第安人"（即"印度人"，Indians）。他们从此就一直被称为印第安人。

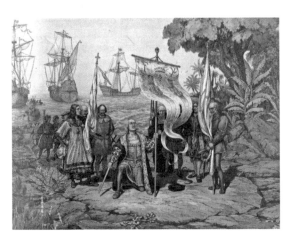
哥伦布发现美洲

哥伦布发现"印度"（实际上是发现了美洲）的消息震动了整个西欧。它激起了许多人前去探险的愿望。但欧洲人极其缓慢地知晓了"美洲"不是"亚洲"而是一个"新世界"这个惊人的事实。直到西班牙航海家麦哲伦的环球航行，才最后证实了这个见解。

发现新大陆和开辟新航路，是世界历史上极其重大的事件之一。有学者指出：地理大发现是人类历史上一场"空间的革命"，沟通东、西半球，联系新、旧大陆，古代有关大地呈球形的猜想得到了证实，中世纪

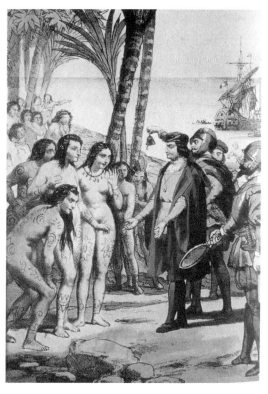

哥伦布在美洲第一次见到印第安人

狭小的世界观有了扩展，人类不仅了解了其赖以生存的地球，也认识了自己。15—17世纪的欧洲海外扩张，首先意味着这场巨大的空间革命，同时意味着全球经济、政治和文化国际权力的中心已从伊斯兰世界移向基督教世界。英国地理学家麦金德（Halford John Mackinder，1861—1947）更是明确指出：地理大发现"主要的政治效果是把欧洲与亚洲的关系颠倒过来，因为在中世纪时，欧洲被关在南面不可逾越的沙漠、西边无边莫测的大洋，和北面、东面冰或森林覆盖的荒原之间，而东面和东南面又经常受到骑马和骑骆驼民族的优势机动性的威胁。欧洲现在出现在世界上，它能到达的海域和沿海陆地增加了三十倍以上……"[1]

1492年哥伦布首次航行到美洲大陆，是世纪性大规模航海的开始，也是旧大陆与新大陆之间联系的开始，同时引发了各种生态上的巨大转变。哥伦布这

---

[1] ［英］麦金德：《历史的地理枢纽》，林尔蔚、陈江译，商务印书馆1985年版，第58页。

一壮举的意义绝不仅仅限于发现了一片土地，更在于激发了包括动物、植物甚至微生物在全球范围内的流动，让人类生存的这个星球发生了翻天覆地的变化。有的西方学者说，在改变地球这个方面，没有任何人的影响像哥伦布那样巨大。

美国历史学者艾尔弗雷德·W. 克罗斯比（Alfred W. Crosby）在他1972年的著作《哥伦布大交换》中，首先提出了"哥伦布大交换"（Columbian Exchange）这个概念，指的是东半球与西半球之间生物、农作物、人种（包括黑奴）、文化、传染病甚至思想观念的突发性交流。它是人类历史上跨越种族的一个重要事件。在人类历史上，这是关于生态学、农业、文化许多项目的一个重要历史事件。克罗斯比认为："哥伦布航行带来的改变，最重大的一项，乃是属于生物式的改变。"[①]哥伦布发现新大陆的重大结果之一是：使旧大陆和新大陆的病菌、植物品种进行了交流互换，极大地影响了此后的世界历史。美国历史学家麦克尼尔认为："克罗斯比提出的哥伦布大交换概念，价值不在其完整全面，却在他建立了一种新的视角、新的模式，用以了解生态与社会事件。"

哥伦布横渡大西洋，代表着一个全新时代的开始，不仅是对美洲而言，也针对欧洲、亚洲和非洲。这是全球贸易开始发展并最终盛行的"黎明"。大洋无法继续阻碍人类、物品、动物、植物乃至微生物等的"全球扩散"。

这次物种交换，改变了欧洲人、美洲人、非洲人以及亚洲人的生活方式。烟草、马铃薯、火鸡从美洲大陆传入欧洲，欧洲人则带着小麦、马匹和麻疹来到美洲。这些"移民"，对整个世界的变化和发展产生了重要的影响。马是欧洲人最早引入美洲的物种之一，马使大平原上的美洲原住民部落变成使用马匹狩猎美洲野牛的游牧民族。同样，来自美洲的番茄，在意大利成为制造番茄酱的原料。冰河时期之后，蚯蚓就在北美大陆的大部分地区灭绝了。不过，在哥伦布发现美洲大陆之后，蚯蚓再度在这片大陆出现并扩散。无论出现在哪里，这种看似微不足道的动物都在尽自己的努力改变着当地的地貌：分解掉落在地上的枯枝树叶、加快腐蚀过程、改善土质。在此背景下，一些植物的生长变得

---

①［美］艾尔弗雷德·W. 克罗斯比：《哥伦布大交换：1492年以后的生物影响和文化冲击》，郑明萱译，台湾猫头鹰出版公司2013年版，第32页。

更快，为许多鸟类及其他动物提供了更多的食物。

哥伦布大交换对地球上的每个国家和地区都带来巨大的影响。欧洲人也带来了新的疾病，美洲的原住民因为没有抗体，所以许多人因此丧生。

二、印第安人的大灭绝

随着西方殖民者的到来，瘟疫也被带到了美洲大陆，瘟疫给了新大陆的原住民即印第安人以毁灭性的打击。在一定意义上说，征服美洲的并不是欧洲人以及他们的洋枪洋炮，而是悄悄跟随他们而来的病菌。美国学者杰弗里·帕克（Geoffrey Parker）所著的《剑桥战争史》指出："在为欧洲人赢得胜利的武器中，有一种是他们无心之中带来的，那就是天花、麻疹、伤寒、斑疹伤寒、流感，这些美洲大陆闻所未闻的传染性疾病。这些疾病给'新大陆'上当地人的大规模军队，造成了组织上的软弱。"[①]

从哥伦布以后，欧洲人对这块"新大陆"就表现出极大的兴趣和野心，掀起了欧洲人向美洲大陆拓殖的浪潮。西班牙、葡萄牙、意大利、英国、法国和荷兰等国的探险家和殖民者接踵而至。其中，西班牙、葡萄牙扮演主要角色。在西班牙人对美洲的征服过程中，有两个关键的战役：第一，1519—1521年，埃尔南多·科尔特斯（Hernando Cortes）征服阿兹特克帝国；第二，1532—1535年，弗朗西斯科·皮萨罗（Francisco Pizarro）征服印加帝国。

阿兹特克是原位于今墨西哥境内的印第安人国家。公元11—12世纪期间，阿兹特克人从北部迁入墨西哥中央谷地，1325年在特斯科科湖西部的岛上建造特诺奇蒂特兰城。1426年，阿兹特克同特斯科科、特拉科潘结成了"阿兹特克联盟"，由阿兹特克国王伊兹科亚特尔任首领，势力日盛，在谷地获得了霸主地位。继承人蒙特祖马一世（Montezuma）及其后的领导者，不断对外用兵，开疆拓土，至16世纪初，其疆域东西两面已抵墨西哥湾和太平洋沿岸，北与契契梅克为邻，南至如今的危地马拉，人口约300万，发展到阿兹特克帝国的极盛时期，拥有强大的军队。阿兹特克的首府特诺奇蒂特兰是一座岛城，有3条宽达

---

① ［美］杰弗里·帕克：《剑桥战争史》，傅景川译，吉林人民出版社1999年版，第232页。

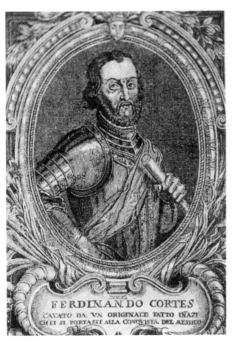

西班牙殖民者科尔特斯

10米的石堤与湖外陆地相通，石堤每隔一定距离就留一条横渠，渠上架设吊桥，可随时收放，以防外敌入侵。城内建有宫殿、神庙、官邸、学校，建筑宏伟，最大的一座金字塔台庙的规模甚至可与古埃及的金字塔媲美。

1519年，西班牙人埃尔南多·科尔特斯带领一支600多人的队伍进攻阿兹特克帝国。阿兹特克人在首领的指挥下顽强抵抗。由于双方兵力悬殊，西班牙人无法与声势浩大的阿兹特克人抗衡，只好逃走。就在阿兹特克人把科尔特斯及其手下驱逐出特诺奇蒂特兰城的那天晚上，天花在城中猛烈蔓延开来。而且，负责率队攻击西班牙人的将领也死于那个"悲伤之夜"。而最让当地人迷惑不解的是自己的队伍因感染这种疾病死伤无数，对方却丝毫没有类似症状发生。短短的时间内，天花造成印第安人大量死亡，几乎损失了一半的人口，其中包括奎特拉瓦克皇帝。对天花瘟疫造成的可怕结果，一个目睹西班牙殖民者征服阿兹特克帝国过程的传教士这样描述："超过一半以上的人……成堆地死去了，就像臭虫一样。还有很多人被饿死，因为太多人一下子都病倒了，他们不能互相照顾，也没有人可以给他们面包或者其他吃的。在很多地方，一家人全部死去了，很多尸体都没有办法掩埋，人们只好把房子推倒，以盖住尸体散发出的恶臭：家园变成了墓园。"[1]

由于这场致命性传染病所酿成的瘫痪性效果，阿兹特克人无力乘胜追击溃败的西班牙人，反而让对手有时间、有机会喘息重整，进而联合其他印第安族人来包围特诺奇蒂特兰城，赢得了最后的胜利。

---

[1] 引自［英］玛丽·道布森：《疾病图文史——影响世界历史的7000年》，苏静静译，金城出版社2016年版，第214页。

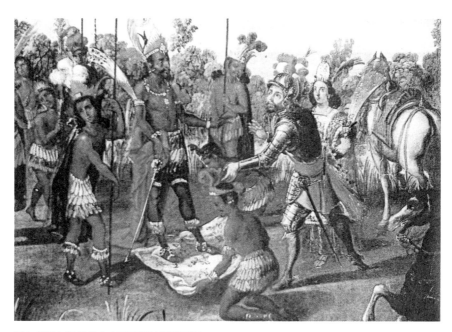

科尔特斯与阿兹特克人国王蒙特祖玛见面

　　印加是原位于今秘鲁境内的印第安人国家。"印加"即太阳之子的意思，是安第斯地区讲克丘亚语的印第安人对他们首领的尊称。西班牙殖民者误称这支印第安人为印加人，便一直沿用下来。公元13世纪，印加部落在秘鲁的库斯科谷地附近定居，15世纪初，该部落崛起成为安第斯地区的强国。到15世纪末16世纪初瓦伊纳·卡帕克在位时，印加帝国达到鼎盛，其疆域北抵现今厄瓜多尔和哥伦比亚南部，南达智利和阿根廷北部，南北4000千米，人口约1000万，成为古代美洲最大的一个印地安国家。帝国正式的名称为"塔万廷苏约"。

　　早在1532年皮萨罗进入印加帝国之前，天花就由西班牙移民带到巴拿马和哥伦比亚，经由陆路传播到南美的印第安人中间，于1526年左右杀死了印加皇帝瓦伊纳·卡帕克和他的大多数大臣，随即又杀死了他的指定继承人。这场瘟疫实际上造成印加帝国很大一部分人口死亡。由于皇位空缺，瓦伊纳·卡帕克的两个儿子阿塔瓦尔帕和瓦斯卡尔为争夺皇位而进行了一场内战，最后阿塔瓦尔帕获胜，但是帝国因此元气大伤。皮萨罗利用印加帝国的分裂形势，只带了168人的队伍，就轻而易举地俘虏了阿塔瓦尔帕，进而征服了整个印加帝国。

　　在征服了阿兹特克和印加后，西班牙殖民者进一步扩张。到16世纪中，西班牙在美洲征服了（除巴西外）北起加利福尼亚湾，南抵智利和阿根廷南端的广大地区，成为世界近代史上第一个规模空前的殖民帝国。

美洲当年的这场惨重瘟疫也产生了严重的文化后果。这场瘟疫不仅让欧洲人在美洲大陆长驱直入，同时产生了另一个作用：摧毁原住民对自己文化的信心。每个文化都有各种对抗疫情的宗教仪式、医疗手段，但是这样一场"只杀死印第安人，却对西班牙人无伤的流行病"，对于美洲原住民心理暗示方面的作用是很大的。对于这样的差异待遇，当时也只能用"超能

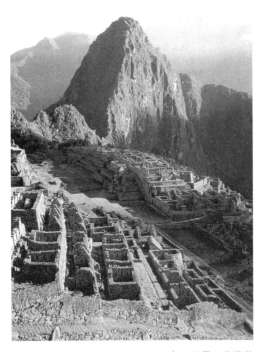

逝去的印加帝国城市马丘比丘，是今天世界上非常壮观的考古遗址

力"来解释，相信"天佑白人"。仅此一念，就足以令人丧气。这样，围绕着古老印第安神祇所筑起的宗教、祭祀活动以及生活方式，在西班牙人所信奉的"神"展示了"超能力"之后，再也无法存活下去。于是，原住民对于庇护、滋养他们田园无数年代的神祇和宗教，丧失了虔诚的信仰，墨西哥及秘鲁的古老宗教彻底地消失了，原有的社会组织也销声匿迹。他们背离了历史更悠久的印第安生活方式及信仰，转而去相信白人带来的基督教，以及他们的生活方式和文化观念。

事实上，欧洲人带到美洲的"文明病"，不仅摧残人的身体，而且打击人的心志，这正是文明扩张的一种利器。

三、"文明疾病圈"与瘟疫

在这两次西班牙人对印第安人的战事中，为什么瘟疫只攻击印第安人，而欧洲人却安然无恙呢？美国历史学家威廉·麦克尼尔在《瘟疫与人》这部著作

中提出了一个"文明疾病圈"的概念。他认为中东、印度、中国等，由于所处的地球生态位置，它们在古代都发展出了不同的"疾病圈"。生活在其中的人，由于与那些病媒长期相处，大部分人都发展出或多或少的免疫力。因此病媒只能造成零星的病例。从未与那些病媒接触的"外地人"就不同了，他们毫无抵抗力，往往感染后就立即发病。由于贸易、战争的缘故，各"疾病圈"之间也互通有无。一个地方的风土病，到了另一个地方就成为杀人无数的瘟疫。

据专家分析，欧亚大陆是所有家畜的原产地。美洲因为地形及气候的关系，在西班牙人到来之前，缺乏可被驯服为家畜的大型哺乳类动物，所以几乎没有畜牧业，原住民是在欧洲人入侵后才首次看到马这类动物的。他们没机会通过与家畜接触，逐渐形成对这些普通传染病的抵抗能力。所以病毒入侵时，对于他们来说简直是天大的灾害，美洲的原住民毫无抵挡之力。美国作家贾雷德·戴蒙德认为，西班牙征服美洲的这个战例"突出了世界史上的一个关键因素：具有相当免疫力的入侵民族把疾病传染给没有免疫力的民族。天花、麻疹、流行性感冒、斑疹伤寒、腺鼠疫以及其他一些在欧洲流行的传染病，毁灭了其他大陆的许多民族，从而在欧洲人的征服中起了一种决定性的作用"[1]。

在欧洲人到达美洲大陆之前的几个世纪，危地马拉、墨西哥和安第斯高原已经形成了比较发达的文化，墨西哥、秘鲁的人口密度很高，贸易和交通网络遍布各地。这些因素为高度传染性的欧洲疾病，如天花、麻疹和流感等的传播提供了条件。

因此，摧毁印第安人的不仅是西班牙人的两次战争。对印第安人社会的破坏，同样也出现在美洲的其他地区。随着欧洲人传进来的疾病从一个部落传播到另一个部落，这些疾病在整个美洲迅速传播开来。每当那些原本偏远而隔绝的部落与外部世界发生联系，并遭遇一系列毁灭性的和令人沦丧的疫病侵袭时，灾难便不可避免。北美人口最多且组织性极强的原住民社会是密西西比河流域的酋长管辖的部落，它们在1492年至17世纪初这一段时间也以同样的方式消失了，时间甚至比欧洲人在密西西比河地区建立第一个殖民地的时间还要

---

① ［美］贾雷德·戴蒙德：《枪炮、病菌与钢铁——人类社会的命运》，谢延光译，上海译文出版社2000年版，第56页。

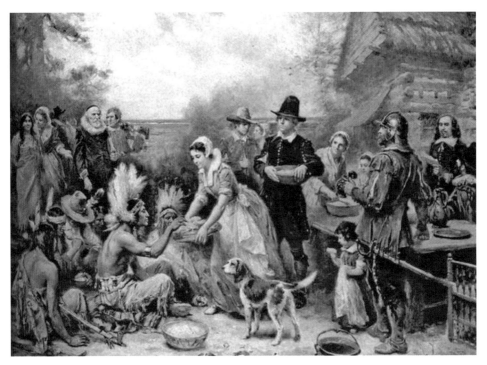

《第一次感恩节》，描绘的是欧洲殖民者与美洲原住民共度感恩节的场景。而致死的病毒源就是通过毛毯、围巾等"感恩节礼物"传播过去的

早。这种情况一直持续到20世纪。1903年，一个叫"卡亚普"（Cayapo）的南美部落来了一名欧洲的传教士，当时这个部落的人口有6000—8000。但到1918年，只有500人还活着，而到1927年锐减到27人。1950年，仅有2—3人可以追溯到卡亚普血统。

总之，美洲印第安人所遭受的灭顶之灾，其规模之大是我们今天难以想象的。据估计，大瘟疫把哥伦布到达美洲大陆之前的美洲原住民杀死了95%，人口由5000万下降至400万。一位德国传教士说："印第安人死得那么容易，以致只是看到或闻到……一个西班牙人就会使他们魂飞魄散。"[1]

法国历史学家费尔南·布罗代尔（Fernand Braudel，1902—1985）在《15至18世纪的物质文明、经济和资本主义》中明确指出："可以绝对肯定的是，美洲被欧洲征服后，人口大幅度下降，或许不到十室九空的地步，但肯定损失

---

[1] 引自［美］威廉·麦克尼尔：《瘟疫与人》，余新忠、毕会成译，中信出版社2018年版，第172页。

很大，远远超过十四世纪黑死病以及随之而来的灾难带给欧洲的悲惨后果。一场无情的战争应负部分责任，还有无比沉重的殖民劳动也难逃其咎。"①但是，布罗代尔认为，正是可怕的疫病给美洲原住民带来了致命的打击。

这种情况后来还多次发生过。1713年的第一次天花流行是欧洲移民毁灭南非原住桑族最严重的一次。在英国人于1788年移民悉尼后不久，一场流行病在澳大利亚原住民中传播开来。来自太平洋岛屿的有详尽文献证明的例子是1806年在斐济迅速蔓延的流行病，这种病是几个欧洲船员在"阿尔戈"号船只失事后挣扎着爬上岸时带来的。类似的流行病也在汤加、夏威夷和其他太平洋岛屿的历史上都留下了痕迹。

这种情况史不绝书，但有的时候也证明了并非"天佑白人"。例如黄热病就曾束缚了欧洲殖民者的手脚。黄热病作为急性传染病的一种，它的病原体与天花类似，同样是一种病毒。染病后身体突然高烧、心跳迟缓、呕吐，并有黏膜出血。这种病原本只限于在非洲西部传播，但非洲人逐渐对黄热病有了一定的抵抗力，所以当他们身患此病时往往并无大碍，数日后便能痊愈。17、18世纪，由于殖民者贩卖黑人的活动猖獗不止，携带病毒的黑人频频被运往美洲，这样一来，那些对黄热病毫无所知的白人、印第安人和亚洲移民便很快被感染。后果最严重的一次是，美国当时的首都费城的行政机构几乎瘫痪，医院挤满了前来就诊的市民。恰在这个时候，法国控制的海地爆发了黑奴起义。愤怒的拿破仑听到消息后立即派遣军队前去镇压。出乎拿破仑意料的是，他的精锐部队却在多米尼加感染黄热病，导致27000名士兵丧生，就连法军统帅也难逃厄运。摸不着头脑的拿破仑回天乏术，最后不得不忍痛把法国占领的路易斯安那卖给了美国。

与此同时，黄热病在整个西欧流行起来。另外，布罗代尔指出，16世纪以后，欧洲人之所以没有像对待美洲那样坚持夺取撒哈拉沙漠以南的非洲国家，这是因为他们在海岸边就受到"恶性"疾病的阻止，出现了间歇的或持续的发烧，"痢疾、肺痨和水肿"，还受到许多寄生虫的侵犯。所有这些疾病使他们付出了十分沉重的代价。

①［法］费尔南·布罗代尔：《15至18世纪的物质文明、经济和资本主义》（第1卷），顾良、施康强译，生活·读书·新知三联书店1992年版，第35页。

四、"法国病"还是"那不勒斯病"

　　虽然并没有特别充分的证据说明梅毒就是哥伦布从美洲大陆带回到欧洲的，但是一般人都相信这个说法。如果真是这样的话，那也只能将其看作美洲大陆对欧洲的报复行动。

　　这是两个大陆之间的一次大交换，一次疫病的大交换。

　　文艺复兴以后，欧洲人患的各种传染病发生了很大的变化，特别是鼠疫的祸害减少了，虽然此后还有多次鼠疫的暴发，但黑死病的噩梦已不像以往那样纠缠着人们的灵魂。这可能是由于文艺复兴时期的新生活方式，还可能是由于当时欧洲一些国家采取了卫生和预防措施，公共卫生的一般状况有所改善。

　　在16世纪以后，又出现了一些新的疾病的蔓延，这些疾病在以前的欧洲没有出现过，或者没有为人们所认识。比如16世纪先后4次流行性感冒大暴发，还有天花、斑疹伤寒等，都肆虐一时。最严重的是梅毒的泛滥。从15世纪末开始，梅毒成为一场大瘟疫，其严重程度不亚于当时天花的流行，它夺去了成千上万人的生命。梅毒的流行招来灰暗惨白的死神意象，让初露启蒙曙光的心灵蒙上一层恐怖的恶魔图像。

　　梅毒在15世纪末肆虐欧洲大陆时，因为与天花一样都是以皮肤发疹为其主要临床特征的，所以当时医学界就以皮肤疹的大小来加以区别：梅毒的皮肤疹较大，称为"La Grosse Verole"（意思是"大天花"）；天花的皮肤疹较小，称为"La Petti Verole"（意思是"小天花"）。

　　关于"梅毒"的命名，说起来还很有意思。欧洲刚发现梅毒的时候，就有人怀疑它是1493年哥伦布发现新大陆时带回的俘虏带到欧洲的。这种说法是相当普遍的。西班牙医生德·埃斯拉（R. D. de l'Isla）在1505年出版的著作中首先宣称梅毒是从"西方"带到欧洲的。他说，在从伊斯帕尼奥拉岛返航的途中，哥伦布船队中的一个舵手患了一种病，在皮肤上出现了一种可怕的疹子。德·埃斯拉医生还说，他曾为患此病的水手进行治疗，以前从没有看见过这种病，因此断定这种病来自美洲。另一位西班牙人奥维多（Oviedo）1493年正在巴塞罗那，接触过哥伦布和他的同伴，他在1525年给国王写了一份关于梅毒的报告，说明梅毒来自美洲。西班牙教士德利卡多（Francisco Delicado）曾患过此病，经过23年的极度痛苦之后，在罗马用一种愈疮木树脂将自己治愈。出于"怜悯他人"之心，他写了一部书，提到他对在欧洲出现的这种病的看法。他还写过另外一本书，内容是16世纪初期居住在罗马的一个西班牙高等妓女的日记，书中叙述了那时妓女所用的各种治疗方法以及化妆用的药品等。

还有一些相关的记载。哥伦布的儿子费迪南德（Ferdinand）撰写的《哥伦布传》中，有一段关于圣杰罗姆修道院修士潘恩（Pane）的记载。该记载撰写于哥伦布第二次航行期间，其中说：

> 他（潘恩）去了一个叫作嘎支那（Guagagiona）的地方，在那里遇到了一个女人。他与她一起度过了十分美妙的时光，但染上了一种我们称为法兰西病的疾病。随后他立即开始治疗。后来，他来到了关纳拉（Guanara），这个地方对他颇有意义，因为在这里，他的溃烂得以康复。

伏尔泰也持有是哥伦布带回梅毒的这种看法，他在《风俗论》中说道，美洲的发现给西班牙带来很多利益，但是也造成了极大的祸害，祸害之一"是把原先只在新大陆某些地区并且主要是在伊斯帕尼奥拉岛出现的一种病传到了世界各地。好多与哥伦布同行的人回来时得了这种病，并把这种传染病带到了欧洲"。

德国文化史家爱德华·傅克斯（Edward Fox）在《欧洲风化史·文艺复兴时代》中也说道："梅毒第一次出现是在15世纪末，是当时人类最可怕的灾难。人类视为生活中最大的欢乐的东西，突然被打上了可恶的、叫人毛骨悚然的烙印。资本主义通过哥伦布之手征服了新大陆，而新大陆给欧洲送来了这个该死的礼物。这是世界历史性悲喜剧的顶点：新发现的大陆的土著，事先便报复了将来摧残他们的、一心掠夺黄金的欧洲人。欧洲人只想榨取他们的黄金，而他们却把烈火注入了欧洲的血脉，直至今日，四百年之后，还叫千百万人痛彻心髓，束手待毙。"①

---

① ［德］爱德华·傅克斯：《欧洲风化史·文艺复兴时代》，侯焕闳译，辽宁教育出版社2000年版，第449页。

不论是不是哥伦布带回了可怕的梅毒，梅毒的泛滥确实是在哥伦布一行人回国之后发生的。因为他们回来后不久，巴塞罗那就出现了有皮肤疹的这种致命新病，并逐渐蔓延整个西班牙。所以当时把这种病称为"西班牙病"（Spanish disease），而西班牙人则称其为"西印度病"（West Indian disease）。

哥伦布回到西班牙后，那些解散的随行团员大部分并未解甲归田，而是成为佣兵，参加法国年轻的新国王查理八世1494年2月围攻那不勒斯的战争。这些佣兵大部分投靠法国，另一部分则投靠那不勒斯王国。那不勒斯被围困时，眼看就要失守了，有人想出一个苦肉计兼美人计的报复方法。他们把得了这种新病的妓女和妇女，尤其是容貌美或身材佳的妇女全部驱逐出城。法军面对这些仿佛从天而降的美女们，性冲动早已把理智远远地抛在脑后，丝毫没有怀疑这是一个陷阱，连统帅也不例外。结果，法军虽然获胜，但是当查理八世班师回朝时，士兵们未到巴黎就已经因染上这种新病而几乎全军覆没，从此开始了梅毒在欧洲的第一次大暴发。查理八世本人也在28岁时死于梅毒。

因此，法国人称这种新病为"那不勒斯病"（Neapolitan disease），而那不勒斯人则称其为"法兰西病"（French disease）。这些名称在欧洲一般都通用。

正是从这场战争开始，梅毒突然大规模地暴发了。

查理八世的军队主要由佣兵组成，他们来自法国、西班牙、瑞士、英格兰、匈牙利和波兰等地。法军瓦解后，这些佣兵纷纷回乡，这种新病也以可怕的速度在整个欧洲蔓延。它于1495年在德国出现，1496年在荷兰出现，1497年在英国出现，1499年在波兰出现，1500年在俄国和北欧出现，几乎席卷整个欧洲大陆。

当著名的葡萄牙海上探险家达·伽马在1498年绕过好望角到达印度时，也把梅毒带去了，故印度人称此病为"葡萄牙疮"

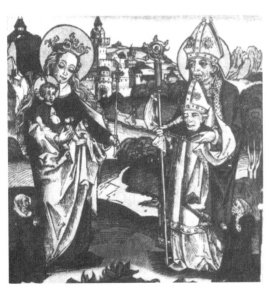

"法国病人"在祈祷

（Portuguese sore）或"欧洲病"（European illness）。这种疾病成为有史以来人们最不愿意承认与自己有关的疾病。

16世纪以前，我国尚无梅毒的记载。人约1505年，梅毒由印度传入我国广东岭南一带，是由葡萄牙人带入的，当时称"广东疮"或"杨梅疮"。此后梅毒向内地传播。陈司成著《霉疮秘录》是我国第一部论述梅毒的专著，李时珍著《本草纲目》详细记载了梅毒流行的情况。

此外，梅毒在民间也有很多名字，有些名字比较文雅，有些比较粗俗。法国妓女戏称梅毒是喜欢乱点鸳鸯谱的爱神"丘比特的病"（Cupid-disease）；当初梅毒在法国流行时，喜欢玩弄爱情的贵族往往以得梅毒为荣，借以表示自己是情场高手，故此病又称为"风流病"（gallant disease）。

据估计，梅毒至少有50多个名字。意大利名医佛拉卡斯托罗（Girolamo Fracastoro，约1478—1553）于1525年写了一首拉丁文长诗，共3册，诗名是《西菲力士或法国病》。这是一部叙述梅毒新病的医学史诗，内容涉及梅毒的蔓延、症状、传染途径、治疗，以及这种病的恐怖后果。诗中充满了生动的描写和优美的拉丁文韵文。这首诗在当时非常受欢迎，有多国翻译和再版。

佛拉卡斯托罗在诗中对于这种疾病的第一次出现、传播、起因和治疗方法做了追踪式的论述。佛拉卡斯托罗不同意梅毒是哥伦布的水手自美洲带来的观点，因为梅毒在相距很远的国家同时出现。他在论传染病的书中描述了梅毒的症状，他写道："这种接触传染是借着媒介物，或只有在产生某些特别适宜的环境时才传染，而不会蔓延到远离的物体上。它传染后并不立即显现出来，而是潜伏一个时期，有时一个月，有时两个月，甚

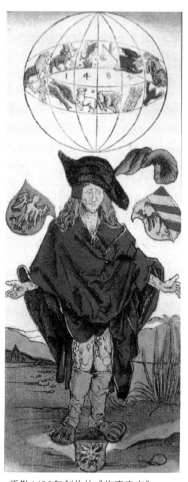

丢勒1496年创作的《梅毒患者》

至四个月……大多数病例从生殖器开始出现小溃疡……不会死亡……其次，皮肤发生有硬痂的脓疱，有的病例先在头皮上发生……接着，这些溃烂的脓疱腐蚀掉皮肤，就像叫作崩蚀性的溃疡那样。有时不仅感染肉质部分，就是骨骼也同样被侵犯。当此病顽固地浸染身体上部的时候，患者有恶性卡他，病毒侵蚀腭或悬雍垂，或咽喉及扁桃体。有些病例，唇、鼻、眼，还有些整个生殖器被侵蚀掉。此外许多病人因患树胶样肿而形成严重的畸形……肌腱有剧痛感……同时所有器官都感到疲倦，身体也变得消瘦……有时这些病状还伴有轻微发烧，不过很少见……我用过去时描述这些病症，因为这种传染病现在虽仍流行，但其性质较最初发现时似已有改变。我的意思是说，在最近20年间，脓疱已发现较少，而树胶样肿则较多，当初的情形正与此相反。"[1]

300年后，医学界为了纪念佛拉卡斯托罗对梅毒研究的贡献，推荐用他的诗名西菲力士（Syphilis）为梅毒的病名。西菲力士也是诗中主角牧羊人的名字。

五、都是风流惹的祸

根据专家的意见，性病在史前时期就已存在。人类最早记载的性病是淋病（gonorrhea），由希腊哲学家亚里士多德命名，意指性交种子从尿道排泄出来。"性病"（venereal disease）这个名词则迟至1497年才出现，希腊语为"venery"，取自罗马神话中专管爱和美的女神维纳斯（Venus），表示男欢女爱后产生的后果。

至于梅毒的起源，现代研究者倾向于认为，在哥伦布从美洲归来之前，欧洲人可能就已经注意到梅毒了，在一些早期著作中就有确指梅毒的暗示。但是，梅毒作为一种瘟疫在欧洲的大暴发，确实是在1493年以后，特别是在法国进攻那不勒斯之后，或许这是从新大陆带来的毒性较大的梅毒。所以，研究者们倾向于假定，在哥伦布之前，梅毒在两个大陆上都已经存在一个相当长的时

---

① 引自［意］卡斯蒂廖尼：《医学史》（上册），程之范主译，广西师范大学出版社2003年版，第392—394页。

期了，但是为什么会在欧洲突然暴发，还说不清楚。有一种说法比较可能成立，就是认为这种疾病的出现或再现来自两个人种之间的性关系。

但是，无论如何，16世纪的梅毒大暴发给欧洲带来了巨大的灾难。从这时起，梅毒的大流行，过了约半个世纪或一个世纪才逐渐缓和下来。根据英国人克劳尔斯（William Clowers）在1579年的报道，伦敦圣巴托罗缪（St. Bartholomew）医院的住院病人，每20名就有15名是梅毒患者。在16世纪初期的巴黎，约1/3的市民得了梅毒，从男女游民到达官显贵都受到了梅毒的袭击。

梅毒患者十分痛苦。梅毒发病的过程分为三期。第一期以生殖器溃疡为特征，溃疡部位通常为接触部位。第二期，这些病灶愈合，数周后出现红疹，通常伴有发热、疼痛和疲劳。第三期可能会在较长的潜伏期后出现，潜伏期的患者几乎没有任何症状。但是，最后一期是恶化程度最高的时期，患者浑身长满脓疮，疾病会侵蚀其面部、骨骼和内脏。在一些病例中，疾病也可能会侵入病人心血管系统或神经系统，进而导致其瘫痪、失明、精神失常，最终导致死亡。德国学者乌尔里希·冯·胡腾描述了这种疾病的恐怖之处，他写道：

> （医生）甚至不愿看到患处……从刚一发病，这种疾病看上去就十分恐怖。病人会长出橡子一样的水疱，水疱里流出肮脏恶臭的物质，不论是谁，一旦身上有了这种气味，肯定是感染了大疮。疮疹是深绿色的，给人的震撼不亚于疼痛本身，得了这种病，患者就像躺在火堆上一样。[①]

当时还有人写道："一种如此残酷、痛苦、骇人的疾病，直到现在，世界上都没有比之更为可怕、恶心、恐惧之极的疾病。"

梅毒在上层社会传播得广泛，许多王公贵族都染有此种恶疾，例如被称为"风流神父"的马雷伯就"自夸曾三次发过大疮"。这种病特别流行于男女恋人之间。

关于梅毒泛滥的原因，当时有各种猜测，教会说它是对放纵生活的神谴；

---

① 引自［英］玛丽·道布森：《疾病图文史——影响世界历史的7000年》，苏静静译，金城出版社2016年版，第42页。

占星家说是星辰的影响，如土星与火星相会之类，这种见解在意大利特别流行。有些医生想把它与其他熟知的疾病联系起来，但几乎所有的人都认为他们面对的是一种新的从未见过的疾病。不过人们很早就认识到梅毒的传染性，有人想象它或许是一种带翅膀的小虫子传染的。有许多医生对梅毒进行研究，并出版了这方面的著作。比如马萨（N. Massa）著有《法国病》一书，他是当时非常著名的梅毒学家之一，许多欧洲的患者都来请他治病。由于医生们有很多机会观察此病及其治疗效果，并由于印刷术促进了公共卫生知识的普及，所以文艺复兴时期人们很快获得了对梅毒病程以及各种治疗步骤的比较充分的了解。到1520年时，比较出色的医生对梅毒的各种表现及其传染的危险性以及需要的疗法，都具有了一般的认识。

梅毒在欧洲的泛滥与当时的道德风气以及娼妓的盛行有很大关系。在文艺复兴时期，各国官方对卖淫普遍持宽容的态度。1498年的一篇文献提到了当时娼妓的盛行情况和政府应予管制的措施。据有的历史学家说，这种风气在15世纪的意大利曾风靡一时。在威尼斯，娼业十分发达。据1509年的户籍调查，当时全城有30万居民，其中有1万多名娼妓。

在15世纪末的罗马和16世纪的威尼斯出现了高级妓女。据法国作家蒙田说，仅仅在威尼斯一地，就有150位第一流的名妓，其生活的奢华和排场的豪阔足以同公主匹敌。她们的服饰、举止、涵养，甚至在周日的弥撒上，与那些名门闺秀相比也毫不逊色。一般的娼妓是住在妓院里接客，而高级妓女则是住在自己的家里，周旋于文人雅士之间，甚至还有人经营文艺沙龙。历史学家吉约弗雷·派克曾说："在文艺复兴时期的意大利社会，妓女作为一个阶层是非常发达的，并得到越来越受人尊敬的社会地位。"一位叫曼西娜的妓女去世的时候，罗马城竟有半数的人哀悼她，米开朗琪罗还为她写了十四行诗表示哀悼。1511年，罗马最有名的高级妓女、26岁的库娜提丝染病去世，竟然葬在圣乔戈罗大教堂内，有50多人为她写诗哀悼。威尼斯最著名的高级妓女薇罗尼卡·弗朗科，曾经接待过16世纪下半叶最高级的世袭贵族和声名显赫的才智之士。意大利以及到意大利旅行的德、法两国最著名的作家和艺术家，都曾是她的座上客。

当时，教廷对罗马拥有行政的管理权。对于城内的妓女，教廷采取了一些管理措施。据有关历史文献记载，从1471年至1484年在位的教皇西克斯图斯开始，教廷公开对妓女征税。

尽管有这些规定，教皇庇护五世还是觉得妓女太多。但是，当他打算把妓女驱逐出境时，罗马竟然发生了骚乱，最后他不得不作罢。所以当时有谚语说："条条大路通罗马；在罗马，条条大路通荒淫。"[①]

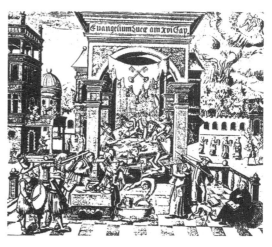

对教廷纵情声色的讽刺画

在其他欧洲国家，娼业也十分发达。当时的一份文献说，伦敦很早就有"不计其数的妓院"。巴黎在13世纪时就有大量妓院。柏林在1400年有一所政府特许的妓院，由所谓风化督察专员负责监督其营业。还有人说，"柏林14世纪的许许多多浴池其实也是妓院，妓女被叫作市井姑娘"。

实际上，各国政府对于妓院的那些管理制度并没有得到认真执行。人们反而认为娼妓和妓院是婚姻和家庭必不可少的保护。

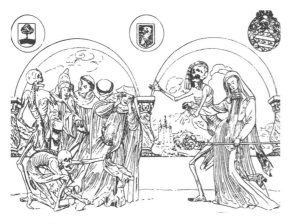

死神闯进快乐的修道院

至于修道院，有人甚至说，罗马的许多女修道院也是生意最兴隆的妓院。

这种两性关系混乱的社会风气，促使梅毒传播的速度十分惊人，因而政府采取限制措施也势在必行。很多城市加强了对妓女的检查。

由于对梅毒没有特效药治

---

① 引自［德］爱德华·傅克斯：《欧洲风化史·文艺复兴时代》，侯焕闳译，辽宁教育出版社2000年版，第391页。

疗，1564年意大利医生、解剖学家法罗皮奥（Fallopio）发明了麻布套，用药液浸湿后套在男性生殖器上以防性病。这是有关避孕套最早的文字记载。1597年，赫尔皮里·萨克索尼亚（Hercule Saxonia）描述了一种纤维织物制成的类似装置，即将织好的鞘浸泡在无机盐溶液内，然后晾干供使用。其后一个多世纪，避孕套一直限于用来预防性病。英国贵族们急切地盼望着从法国邮寄来的避孕套，戏称它为"法国信"（French letter）。法国人则回敬称其为"英国大衣"（capotes anglaises）。

1706年时，英国出现了一句著名的广告词："洗净器和保险套，都是应人类渴望而产生的"。"避孕套"这一专门术语第一次出现是在1717年，很可能来源于拉丁词"康杜斯"（Condus），意为容器。也有人认为出自波斯语"肯都"（Kendu），意为"动物皮做的长条容器"，后来人们就将避孕套叫"康斗木"（Condom），在拉丁语中"Condos"是预防的意思。18世纪法国性学家卡辛诺华宣布用动物肠衣制成避孕套，既可以防止性病，又可以避免私生子的出生。在欧洲一些妓院内，作为避孕和预防性病的"防护器""护套"得以广为应用。

有文献指出，到18世纪末，梅毒的毒性已大幅减弱，少有瘟疫般的大流行，但是仍然给世界各地的人们带来病痛甚至导致死亡。此时正是浪漫主义狂飙的年代，疾病的社会化和人格化赋予了疾病浪漫化的哲思。根据历史学家肯特·托马斯（Keith Thomas）的记载，17世纪的英国人相信快乐的人不会得瘟疫，意志的力量足以击退来袭的各种传染病，无须经由上帝的奇迹。疾病的隐喻化将它们分门别类，梅毒则归于被污名化的这一群。虽然到此时，梅毒不再是骇人的恶疾，也不具备瘟疫般的毁灭力量。然而客观的医学证据并不能泯除深入集体潜意识的梅毒意象：梅毒不仅令人形销骨毁，还能进一步腐化社会。梅毒早已化身为诗人笔下奔狂舞蹈的文学隐喻，以及关于灵魂净化的投射。

对于梅毒的治疗，当时最常见的疗法是使用水银。将病人裹在毯子里，放在热浴盆里或用火烤，让患者不停地出汗，随后给患者使用汞剂，通过服用或者外敷于化脓伤口处进行治疗。汞剂毒性很高，所以这种治疗方法的并发症很严重。冯·胡腾倡导使用愈创木脂这种比较温和的疗法。直到20世纪早期，人们才确认梅毒是一种名叫苍白密螺旋体的病菌导致的。到20世纪中期，才研发出有效地治疗这种疾病的抗生素。

六、梅毒的著名患者

在染上梅毒的人群中，有许多社会的上层人物和各界的精英，甚至教皇与国王也有染上梅毒的，其中包括三位教皇，即亚历山大六世（Alexander VI）、西留士二世（Julius II）和利欧十世（Leo X）；三位沙皇，即彼得大帝、恐怖伊凡（Ivan IV the Terrible）和凯瑟琳女皇（Catherine the Great）；还有几位国王，包括英国的亨利八世和法国的路易十四，以及前面提到的法国的查理八世和他的孙子弗兰西斯一世等。弗兰西斯一世（Francis I）与艺术巨匠达·芬奇的模特儿费洛米尔（La Belle Ferromiere）有染，费洛米尔的丈夫不甘心受辱，便设下了苦肉计，自己先得梅毒，再传给妻子，妻子再传给国王。这位国王也在32岁时死于梅毒。法国瓦卢瓦王朝和奥斯曼土耳其的政治沦落，似乎就与两国统治家族中的梅毒流行有关。

许多艺术家、作家，如贝多芬、莫扎特、舒伯特、尼采、王尔德、莫泊桑、福楼拜等等，都是梅毒的受害者。他们遭受到梅毒侵蚀的苦难，对他们的生活和所从事的职业都有很大的影响。

历史上有很多人因为患上了梅毒，而在性格上有很大的变化。比如英国的亨利八世，也由一个年轻有为的君主变成了一个孤僻、尖刻的暴君。他染上梅毒后，性格发生了明显的改变，在后期他施行恐怖统治，对所有看不顺眼的人，都不加区别地大屠杀。他的所作所为对英国产生了重要影响。

历史上最有名的梅毒病人是俄国沙皇"恐怖的伊凡"。

"恐怖的伊凡"是外号，他在历史上被称为伊凡四世，别称伊凡雷帝，是俄罗斯留里克王朝的首位沙皇。在苏联时期，他的遗骸被从克里姆林宫的安息地发掘出来，经过检测，他的骨头受到过明显的梅毒损害。

伊凡3岁即位，母亲暂时摄政，1547年1月，他加冕称沙皇。伊凡是一个暴君，也是一个有为的君主。在他统治时期，俄罗斯的疆土扩张了很多倍，依靠各项政治改革，俄罗斯迅速崛起成为欧亚大国。

伊凡四世是个富有才智、英明能干之人，他具有远见和坚定的目的性，在沙皇俄国的开国史上占有非常重要的地位。但是，伊凡生长在统治集团内部斗争极其复杂的环境中，自幼即养成意志坚强和冷酷无情的性格。并且，他在年轻的时候就染上了梅毒，梅毒的侵入对他的性格产生了很大的影响。

1565年，伊凡推行他独创的"特辖制"，将国家领土划分为两个部分：一为特辖区，主要由俄国心脏地带的领土组成，由沙皇任命的特辖军统治；一为普通区，主要为边远落后地区，归贵族领主管理，许多大贵族被从特辖区赶到了普通区。伊凡组建了一支对沙皇绝对忠诚、对臣民冷酷专横的特辖军。

随后，一场场屠杀开始了。特辖军团扩大到6000人，专门执行各种令人发指的大屠杀。在7年间，大约有4000多名大贵族被杀。他的军队洗劫了一直有独立和共和倾向的诺夫哥罗德，有上万人蒙难。在吞并喀山汗国时，对喀山人民进行了大屠杀。古老的领主家庭中存活的仅有9家，大部分土地被充公。莫斯科主教菲利普因谴责伊凡四世的残酷统治而被勒死。

成千上万的俄罗斯人在伊凡的暴政下悲惨地死去。

伊凡因感染梅毒对他的子女后代也产生了重要的影响。他的三个儿子都患有先天性梅毒：一个早夭；一个智力较低；一个叫小伊凡（伊凡·伊万诺维奇），比他父亲还残暴。这位小伊凡被立为皇储，但后来被暴怒的伊凡打死。之后，智力较低的儿子费奥多尔被立为王储。有人描述费奥尔多的状况说："（他）中等身材，偏矮偏胖，脸色灰黄，有点浮肿，腿上有毛病，走路不稳，体态臃肿，显得懒散，脸上通常都带着笑容。智力显得呆板迟钝。"这些症状，显然是得了先天性梅毒。

在伊凡之后，留里克王朝很快就皇权落地了。

第10章

米兰与伦敦瘟疫

一、鼠疫在16世纪再次来袭

　　文艺复兴时期以后，没有再出现14世纪黑死病那样如同"世界末日"一般的鼠疫大泛滥。但是，鼠疫的危害并没有绝迹，而是不时地突然冒出来，周期性地从东向西席卷欧洲，继续给人们的生命造成巨大的危险。

　　16世纪时，鼠疫在欧洲又有所泛滥。1522年，鼠疫侵袭罗马，使它的人口减少到5.5万，1527年又减至4万。1527年盛夏，瘟疫在罗马又流行起来，加上饥馑以及入侵军队的破坏，罗马变成一个悲惨、恐怖、无人迹的城市。城里4/5的房子人去楼空，数千幢房子成了废墟。教堂和街道上堆满了尸体，许多尸体暴露在阳光下，任其腐烂，散发着恶臭。教皇的好几个仆人也染病身亡，而当时入侵的2500名德国士兵也几乎全部死光。1576年，威尼斯再次发生鼠疫，每天有200人死亡，全城1/4的人口死于这场瘟疫。

　　文艺复兴时期荷兰著名人文主义者伊拉斯谟的父母就是死于鼠疫的浩劫。

　　由于穷人的生活条件和卫生条件更差，类似鼠疫的传染病在穷人中

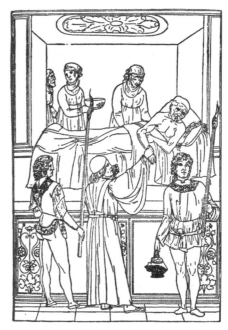

探访鼠疫病人，医生手拿海绵置于鼻前，两个仆人手中点燃香料

的传播更为广泛。1532年，鼠疫又一次打击了巴黎的穷人。维索里（Nicolas Versoris）的《理性书》中写道："死亡者主要是穷人，因而原来在巴黎以行窃为生的大批小偷剩下不多了……从普蒂香街区来看，原在这里居住的许多穷人竟被清扫干净。"1561年，图卢兹的一名市民心安理得地写道："传染病只在穷人中流行……全靠上帝保佑，让疫病适可而止……富人也要小心提防。"在当时的萨瓦地区，每当疫病过去后，富人重返他们经过认真消毒的房舍之前，总会让一个穷女人先在那里住上几星期，让后者用生命做试验，证明一切危险均已排除。而富人们一听说有疫病传染，就赶紧逃到他们的乡间别墅。当时就有人说："这种疾病使我们的相互关系变得比狗还要残忍。"

波尔多是法国南方一个很有名的城市，也是一个很有历史的地方。罗马帝国统治时期，这里就是与不列颠和西班牙等地通航的繁华港口。在1585年，突如其来的鼠疫蔓延波尔多市，给这座美丽的小城造成巨大的灾难。在这场瘟疫中，波尔多死去了14000多人，几乎是全市1/3的人口。当时，法国作家蒙田（Michelde Montaigne，1533—1592）正在波尔多市长的任上。瘟疫暴发时，他把市长的职责扔给了下属，自己带着家人逃离了家乡。

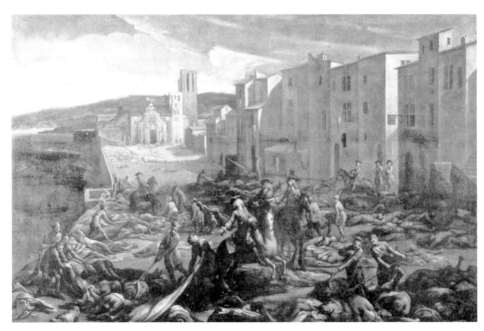

表现马赛大瘟疫期间市政人员在港口附近清理积尸的悲哀情景的油画

二、米兰大瘟疫

17世纪时，欧洲的鼠疫继续危害四方。1629年至1631年，意大利暴发了一系列的鼠疫，通常称为"米兰大瘟疫"。

米兰大瘟疫是黑死病之后欧洲发生的又一次大瘟疫。1629年，德国和法国士兵将传染病带到意大利城市曼托瓦，威尼斯部队也染上了疾病。当他们撤退到意大利中北部时，将疾病传染给了当地人。

1629年10月，瘟疫波及米兰。米兰市迅速启动了有效的疾病防治措施，包括隔离检疫、限制德意志士兵和商品进入等。然而，1630年3月的一次狂欢节使一切努力化为乌有，瘟疫开始在米兰大规模流行。1631年春季和夏季又开始了第二波冲击，米兰13万人口中有6万人死亡，米兰成了名副其实的"恐怖之城"。

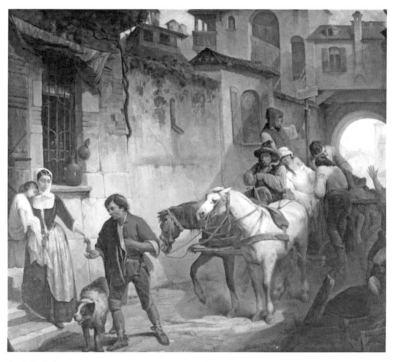

米兰大瘟疫中，死者的尸体多到连运尸车都装不下，市民需付给运尸人不菲的报酬，才能勉强让亲人的遗体有一席之地

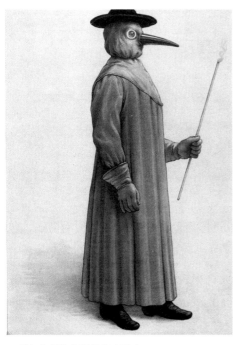

17世纪身着防护服的鼠疫医生

米兰大瘟疫不仅仅局限在米兰一地，而是蔓延到整个意大利，甚至波及欧洲其他国家。在米兰大瘟疫期间，威尼斯瘟疫流行特别严重。威尼斯当时人口为14万，却有4.6万人受到感染。鼠疫之后，威尼斯只剩下不到10万人。西方历史学家认为，这场瘟疫造成了威尼斯的衰落，这不仅表现在商业方面，最终也使威尼斯在政治上开始走下坡路。

博洛尼亚死亡了1.5万人。其附近的摩德纳和帕尔马同样深受瘟疫困扰。瘟疫还通过蒂罗尔进入了奥地利西部。在1630年至1631年，仅在意大利北部地区，估计就有100万人死于鼠疫。

米兰大瘟疫暴发时，罗马教皇乌尔班八世没有采取有效措施帮助受难的人民，教廷的威望在这场瘟疫中深受打击。

曼佐尼（Manzoni）在《约婚夫妇》一书中记述了1629年至1631年瘟疫在意大利流行的情况。他不仅描写了瘟疫的可怕后果，而且详细地记述了医生们对此病的看法，以及政府与牧师团防止传染蔓延的措施。他特别感叹，由于当时人们不知道真正的病因，甚至一些有文化的人也都被占星学所支配。

1654年至1656年，鼠疫再次袭击意大利，造成大片地区荒无人烟，热那亚城一年就死亡了65000人。

这场鼠疫在法国、西班牙、荷兰、德国、波兰等地也传播凶猛。1628年至1629年，在里昂城，可怕的瘟疫几乎使半数的居民死亡。巴塞罗那有45%的居民死于这场瘟疫，还有的城市死亡率高达80%—85%。17世纪末有一位葡萄牙僧侣描写了当时欧洲各国面临瘟疫威胁的恐怖景象：

一旦熊熊烈火在一个王国或一个共和国里燃烧，司法官员呆若木鸡，

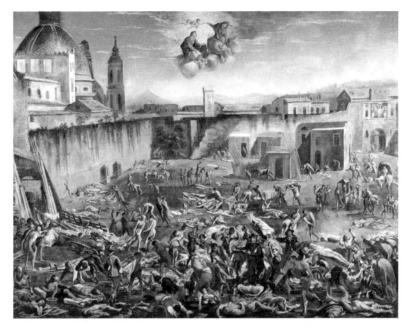

《那不勒斯大瘟疫》，表现17世纪米兰大瘟疫暴发时意大利城市那不勒斯的恐怖景象

百姓惊慌失色，政府机构解体，法律不再执行，百业荒废，家庭离散，街市萧条，一切都陷入极端的混乱中，一切都溃败瘫痪，一切都遭受了一场可怕的灾难的重击和颠覆。平民百姓——不分地位贫富——都沉浸在极度的痛苦中……昨天刚刚掩埋别人的尸体，今天就被其他人埋葬了……人们拒绝对朋友的一切怜悯，既然一切怜悯都是危险的……

　　由于爱情的和自然的所有规律都在一片大混乱中的情况埋没或被遗忘，孩子突然离开父母，妻子离开丈夫，兄弟、朋友各自分离……人失去了本能的勇气，再也不知道听从何种劝告，像绝望的盲者一样在畏惧和矛盾的道路上跌跌跄跄地走着。

　　在德国还有一段关于这场瘟疫的轶事。慕尼黑有一个彩绘屋小镇（Oberammergau）。小镇每栋房子的外观都是一幅幅以宗教或童话为主题的壁画。这座小镇因为历史悠久的耶稣受难复活剧而声名远播。传说在1632年，黑死病肆虐，此镇亦未幸免。为了赶快脱离黑死病的威胁，镇上的居民虔诚地祈求耶稣帮助，并承诺从1633年起，每隔十年就要演出一场耶稣受难复活剧。这

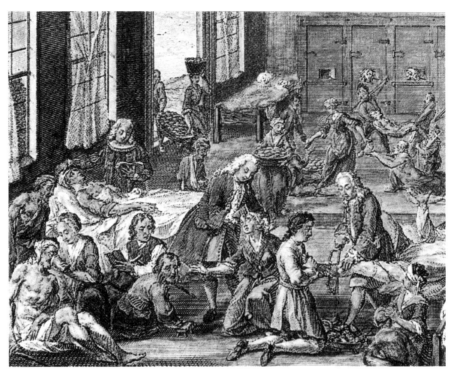

1746年汉堡的瘟疫收容所

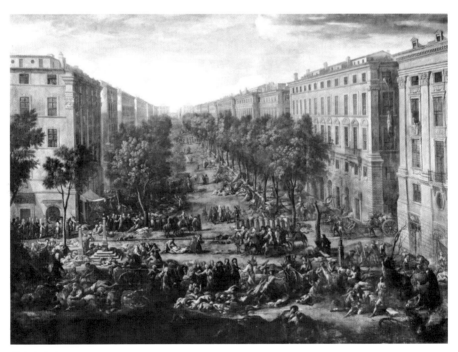

马赛大瘟疫

场宗教剧延续至今，成为该镇的一个传统、十年一度的大事。

1668年，鼠疫传到了奥地利。后来，为纪念瘟疫的结束，维也纳在1679年时建造了一座三位一体的纪念碑，原本是木制品，后来改建成大理石纪念柱。那一次的鼠疫大流行，在维也纳造成8万人死亡。

三、伦敦大疫与大火

米兰大瘟疫蔓延到欧洲许多国家。1661年，鼠疫在土耳其暴发，继而传到希腊海岸和希腊群岛，接着又迅速向西扩散，同时也向东传播。1663年，鼠疫在阿姆斯特丹登陆，在这个总人口不到20万的城市造成了1万人死亡。次年，它又使当地24000人死亡。之后，鼠疫又传到布鲁塞尔和法兰德斯。这次鼠疫发展为在欧洲全面流行的大瘟疫。

1664年，鼠疫在伦敦暴发。伦敦瘟疫的来源有两种说法。一种说法是来自法国。1665年4月，两个法国海员昏倒在伦敦西区特鲁里街与朗埃克路口，他们身上携带的病毒后来引起了大范围的传染。另一种说法是来自荷兰。这种疾病自1599年起就在荷兰当地传播了，死亡民众不少于5万人。

伦敦的圣吉尔斯教区是瘟疫袭击的第一个地区。1664年年底至1665年年初的冬天，那里就已经有病例出现，在这个地方生活的穷困工人成了鼠疫肆虐的第一群牺牲者，所以这种瘟疫被称为"贫民的瘟疫"。起初只有3人死于瘟疫，惊惶的谣言却传遍全城。官方发布的每周死亡统计的数字

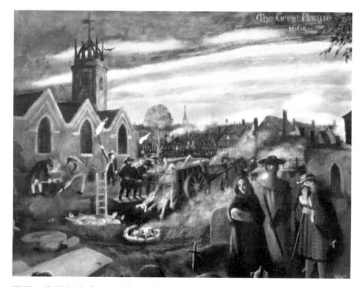

丽塔·格利尔的《大瘟疫》，描绘了伦敦大瘟疫期间的悲惨景象

时高时低，市民的情绪阴晴不定。然而到了1665年4月，瘟疫已悄悄蔓延至其他两三个教区。随着炎热天气的到来，瘟疫逐渐从城市东部朝西部推进。

染上瘟疫的人先是脸颊、前额、手腕和喉咙出现点点黑斑，然后胳膊和腿脚红肿，最后病人们伴随着痛苦的呻吟和喘息声，在绝望中死去。此疫传染性很强，发病率和死亡率很高，有一人染上，周围的所有人概莫能外。

最初的几例病人出现后，立刻引起伦敦人的极度恐慌。国王查理二世以及英国王室逃出伦敦暂住牛津，市内的富人也纷纷携家带口匆匆出逃。一时间，在伦敦竟不再有官司，因为"法律界人士已全都移居乡下"。伦敦城有1万余所房屋被遗弃，有的用松木板把门窗钉死，有病人的住房都用红粉笔打上十字标记。原来熙熙攘攘的伦敦城竟然完全变成了一座寂静的死城。所有的店铺都关门歇业，街上几乎看不到任何行人，路旁长满了茂盛的杂草。托马斯·文森特（Thomas Vincent）描述伦敦瘟疫的场景时说：

> 现在，四处都是绝望的沉寂……商铺紧闭……人烟稀少……只有几个人在街上闲逛……各个地方几乎都是一片死气沉沉。如果说还有任何声音，那就是病人临死前的呻吟，以及葬礼上的丧钟声。人们随时准备把尸体丢进墓地里。①

这时的伦敦已经是一个世界级的大都市，居民有近46万人。人口暴涨，市面繁华，泰晤士河畔贸易兴隆。尽管在瘟疫之初已经有许多人逃离城市，到乡下避难，伦敦城里还是显得人满为患。大量外来务工人员（以纺织工居多），各行会的学徒工，男女仆人，底层贫民和流浪汉，他们是这个城市最为穷苦的人，其境况也最为凄惨。构成城市主体的普通市民，他们多半无处可逃，困守危城，处境极为凶险。

面对着瘟疫的恐怖和大逃亡的恐慌，还是有许多人选择留下来，伦敦市市府参事（地位仅次于市长）和其他主要官员都选择坚守岗位，伦敦市市长罗伦

---

① 引自［英］玛丽·道布森：《疾病图文史——影响世界历史的7000年》，苏静静译，金城出版社2016年版，第18页。

斯（John Lawrence）本人亦决定继续留守在城中。政府采取了多项关于公众健康的措施，其中有些措施的推行促进了日后公共医疗机构的成立。但当时的瘟疫情况已经到了刻不容缓、等不了仔细分析利弊的危急之际，许多措施只是单纯的盲目之举。当局发出指示要夜以继日地在城区内燃烧大火，企图借此令空气变得洁净。同时在街头焚烧各种具有强烈气味的物质，如辣椒、啤酒花和乳香，并且强烈敦促市民吸食烟草以吐出烟雾，希望凭这些物质抵御病菌在市内散播。市议会严格下令扑杀所有猫、狗（当时仍未认清病源），这个决定后来被证实是徒劳无功的，因为真正的罪魁祸首——老鼠的数量反而因为天敌猫、狗的数量骤减而变得更加不受控。

当时伦敦市面上的绝大多数商业活动都陷入瘫痪状态，因为富商们和各行各业的人都已经纷纷撤离；只有少数品德高尚的牧师、医生和药剂师愿意留下来，在瘟疫肆虐的整个夏天里协助其他民众生活。市政府开始聘用公立医生为大众服务。在伦敦的大街上，处处都能看到神职人员、医生和药剂师们忙碌的身影。在瘟疫高峰之时，鼠疫医师每日都自发性地穿街过巷为病者们诊断，尽管他们中许多都没有西医公会的执业资格。

当时人们认为传播鼠疫的是微生物，为了防止自己吸入这些微生物，有些富人会携带一小束花，将自己的鼻子埋在花里。

吸烟、闻玫瑰花等都被认为是一种预防措施。塞缪尔·佩皮斯在日记中说，对"自身和自己的气味有着不正确的认识"，"（被）强迫购买大量卷烟闻味道和咀嚼——这样能够驱赶内心的恐惧"。[1]据有关文献记载，伊顿公学的一位学生说，如果哪天早上没有抽烟，就会挨鞭子。烟草成为预防感染的方式。笛福在记录伦敦瘟疫的《瘟疫年纪事》中写道：教堂中充满悲恸、病患和忏悔，如同"一个嗅瓶，一边装着香水，一边装着香料、香脂和各种药品草药"。

政府的有关政策收效并不明显。据统计，伦敦的死亡人数仍旧在不断攀升，到1665年8月，每周死亡达2000人，1个月后竟达8000人。在这场瘟疫

---

① 引自［英］玛丽·道布森：《疾病图文史——影响世界历史的7000年》，苏静静译，金城出版社2016年版，第18页。

中，伦敦有75000到10万人丧生，这个数字已经超过当时伦敦总人口的1/5。

恐慌情绪在整座城市的人群中挥之不去。

一个亲身经历这场瘟疫的记者在他的日记中记录了瘟疫的详情，"从1664年8月8日至同年10月10日，伦敦死于瘟疫的人数达到49705人"。在他的日记中有这样一个真实的片段："一对母女从外面回到家，女儿说头有点痛，母亲赶紧安顿女儿躺下。她提着油灯看了看女儿的身体，不幸的是她看到了黑死病的标志：肿大的腹股沟淋巴结。母亲疯了似的奔向大街，痛苦地哭嚎，她再也没有回家。两个小时后女儿死在床上，一个星期后母亲也死去。"

官方有组织地对尸体进行埋葬，以防止疫症扩散。最初，掩埋工作只是在深夜进行，后来随着死者人数的不断增多，不得已改为昼夜同时进行。死者的尸体被横七竖八地装上运尸车，运到各处的埋尸坑。由于市民害怕直接接触而受感染，遗体往往只会被草率地丢在马路旁边挤满死尸的大坑仓促了事。在那里，往往是这样一幅景象：负责埋尸的工人们蒙面捂嘴，摇着铃，口中念着"安息吧！安息吧！"，然后匆匆把尸体倒入坑内，掩上薄土后，迅速离开。

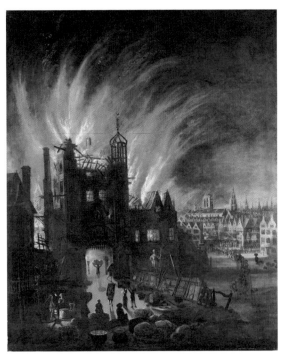

伦敦大火。这场史称"伦敦大火"的巨大灾难，却也使泛滥成灾的老鼠们遭到灭顶之灾，危害一时的鼠疫逐渐消失了

情况一直到冬季来临时才有转变，死亡人数开始逐步放缓。第二年2月，国王查理二世认为首都的疫情已经受到控制，于是便与一众随行人员返回伦敦。不过，由于英国在瘟疫期间并没有中断与欧洲大陆的商务来往，使得法国在接下来的冬天马上遭殃，暴发新一轮的鼠疫。

但是，正所谓祸不单行，饱受鼠疫摧残的伦敦又遭遇了一场大火的袭击。

1666年9月2日凌晨，

伦敦约翰·法里诺的面包房起火，火苗引燃了附近的斯塔客栈庭院中的干草堆，熊熊大火直冲天空。数千居民迅速跑到街上，不是为了救火，而是"看火烧"。因为在这个堆满用沥青浸泡过的木头，到处都是木结构建筑的城市中，失火是司空见惯的。以往的大火仅给少数人带来祸害，所以人们并没有意识到这次大火的灾难性后果。就连接到失火通知的伦敦市市长，也是在大火燃烧了近一个小时后才姗姗赶到火场，并对此不屑一顾。

但大火越烧越旺，到了下午，大火已经烧到泰晤士河畔，装满木材、油料、白兰地酒和煤炭的仓库像炸弹一样，一个接一个爆炸，遍地火海。加上天气干燥、西风猛烈，大火如虎添翼，横行无忌。市民试图扑灭大火，可无济于事。燃烧4天后，连市政厅和伦敦市的金融中心皇家交易所，以及著名的圣保罗大教堂也化为灰烬，整个伦敦成为一片火海。

人们恐慌起来，街道、河里到处挤满了仓皇出逃的人群。最后，由国王查理二世亲自指挥，英军参与灭火，又下了一场大雨，才总算将持续5天的大火扑灭了。这场大火使伦敦83.26%的城区化为瓦砾，87座教区教堂、许多重要的商厦、无数的店铺都被毁掉了，13200户住宅毁于一旦，1200多万英镑财产受到损失，20多万人流离失所、无家可归。

火灾使得灾难更加可怖。然而，这场史称"伦敦大火"的巨大灾难，却也使泛滥成灾的老鼠们遭到灭顶之灾，危害一时的鼠疫逐渐消失了。

四、亚姆小镇的自我隔离

瘟疫不仅在伦敦暴发，还蔓延到泰晤士河沿岸的其他城市，并最终传遍了整个英格兰。牛津、剑桥的大学宣布停课，教师和学生们纷纷躲到乡下避疫。牛顿当时是剑桥的学生，他返回林肯郡的农庄沃尔斯索普住了一年半。就是在这期间，他做出了一系列革命性的重要发现。他的三大成就——微积分、万有引力、光学分析的思想就是在这时孕育成形的。因此有人把他这一段时间的乡间生活称为"牛顿的神话"。

瘟疫也蔓延到许多小镇和村庄，其中包括德比郡的亚姆小镇。这个小镇位于距英国中部城市曼彻斯特35公里的山谷中，是连接英国南北的交通补给点，成为英国南北商人往来的必经之路。在伦敦暴发大瘟疫之后，一名从伦敦来的布料商人把瘟疫带到了亚姆镇。与布料商人接触最多的裁缝一家，两天后全家四口人因发烧昏迷、皮肤溃烂而死亡。接着，镇上的居民们也出现了高热症状。

这时，伦敦瘟疫的消息传到了小镇。人们十分恐慌，决定逃离家乡，向北撤离。镇上教堂的牧师威廉·蒙派森（William Mompesson）把居民们召集在教堂里商议：如果往北撤离，肯定会把瘟疫带到北方；如果留在镇里，或许可以阻止瘟疫波及剩下的大半个英国。他说：走的话未必能活，谁也不知道自己有没有感染瘟疫；不走的话就会死，哪怕没感染的人也很容易被感染。但我们愿意试试，因为善良需要传递下去，后人们要记住善良。这段话被刻在亚姆镇中央空地的纪念碑上。

经过简单的讨论，居民们做出了最痛苦的选择：留下来，将整个小镇隔离，阻止瘟疫通过亚姆镇蔓延至北方，以免其他村庄和社区受到瘟疫的摧残。居民们用石头建成高墙，并发誓永不穿过这条边界。为确保能够得到食物和其他的必要供给，他们在隔离墙上挖出孔洞，并把硬币泡在装着醋的孔洞里（当时醋被认为能够起到消毒作用）。而外边的商贩会定期收集硬币，然后留下一些肉类、谷物。

他们把通往北方的道路封锁，留下几个身强力壮的男子在路边阻止行人，其余人将自己关在有水井的笼子或围墙里，确认感染者被移送到酒窖或地下室中，未感染或确认痊愈的人才能离开。最后，进入酒窖和地下室的所有人都没能活着出来。

随着时间的推移，越来越多的居民被确认染上瘟疫，镇上也出现了越来越多的墓碑。被感染者的尸体只能集中深埋，留下墓碑是为了写几句话告诫活下去的人。矿工莱德写给女儿的是——"亲爱的孩子，你见证了父母与村民们的伟大"，医生写给回娘家的妻子——"原谅我不能给你更多的爱，因为他们需要我"，牧师威廉写的是——"希望你们把善良传递下去"。

到1666年8月，全镇344个居民中有267人死亡。有一位历史学家描述说："被隔离后，村民们就像一群羊，无助地消失了。"牧师威廉·蒙派森的妻子也死了。他本人有幸活了下来，他在回忆这场悲剧时写道：

　　这个地区的条件太令人恐惧，这是我前所未见的。这个小村庄简直成了各各他（Golgotha，耶稣被钉死在十字架的地方），到处都是骷髅……我从未听过如此沮丧的哀叹，从未闻过这么难闻的气味，从未见过这么可怕的景象。

这个安静的小镇，成为英国历史上最具牺牲精神及英雄气概的地方。

亚姆镇的居民们自愿隔离14个月以后，瘟疫消失，德比郡政府随后派人前来确认。据说连续十天的报纸都以"贤者之乡"为头版，内容是"全村只剩下70个人活着，其中33个是16岁以下的孩子，剩下的都是这些孩子的母亲和监护人"。

10年后，英国国王查理二世偶然听到一名仆女谈起父母的事迹，感动得当场落泪，随即要求全国周知，并特赦亚姆镇后代世袭免税。至此，亚姆镇的事迹才广为人知，在后续无数诗人画家的艺术作品中，亚姆镇居民一直被称为"贤者善人"的代表。

第11章

中国人痘术西传与牛痘的发明

一、"长着麻子的恶魔"

在近代欧洲，天花也是一个令人谈虎变色的瘟疫。天花是由天花病毒引起的，一年四季都可发生，但以春秋两季得病较多。天花病人浑身长满脓疱，重的会丧命，侥幸活下来的，皮肤上也会留下一个个小瘢。在那些易感染于儿童的传染病中，天花最为猛烈。

天花是一种相当古老的疾病。天花危害人类的历史可能比鼠疫还要久远，据说3000年前就有了天花这种急性传染病，古代中国、印度和埃及都有相关记录。科学家从木乃伊考证出，公元前1000年统治埃及的法老拉美西斯头部就有天花疤痕。公元3世纪和4世纪罗马帝国有大规模天花流行。公元846年，在入侵法国的诺曼人中间，突然暴发了天花，诺曼人的首领只好下令将所有的病人和看护病人的人统统杀掉。

9世纪时，阿拉伯医生拉齐（Abu Bakr Muhammad ibn Zakaria，或Rhazes）也发现了天花。他在关于天花的著作《说疫》中，根据医生个人的观察与经验，对天花的病症与症状及其治疗都做了比较详细的论述。他特别指出，早在古罗马时代人们就已经知道了天花，他说："凡是说伟大的盖伦没有提到过天花，甚而说他对于此病毫无所知的医生，一定是不曾读过盖伦的著作，或是潦潦草草地马虎过去了……"①

---

① 引自［意］卡斯蒂廖尼：《医学史》（上册），程之范主译，广西师范大学出版社2003年版，第219页。

天花是一种极其凶险的传染病。但在中世纪以前，欧洲仅有零星暴发的天花疫情。到16世纪以后，天花已经成为令人畏惧的"长着麻子的恶魔"，成为主要的杀手之一。据说，17世纪时，仅仅在欧洲，就有4000万人被天花病毒夺去了生命。17—18世纪天花肆虐，当时欧洲的天花病死率为10%。一些历史统计认为，天花曾至少造成 1 亿人死亡，另有 2 亿人失明或留下终生疤痕。英国著名历史学家托马斯·巴宾顿·麦考利（Thomas Babington Macaulay，1st Baron Macaulay，1800—1859）在描述英格兰女王玛丽二世于1694年染上天花而死的那段时期时说："天花总是存在，将墓地填满尸体，用无尽的恐惧折磨着那些还未得过病的人……"[①]

在1719年的一次天花流行中，巴黎死亡14000人。18世纪60年代，伦敦的人口大约为65万，10年中死亡总人数为234412人，其中死于天花的便有24234人，90%都是10岁以下的儿童。1770年在印度死于天花的人数超过300万。1775年出版的一本医学书认为，天花是流行最广的传染病，每100个人中有95个人得病，每7个人中有1个人死亡。1872年，美国流行天花，仅费城一个城市就有2585人死亡。在俄国，从1900到1909年的十年中，死于天花者竟达50万人。法国国王路易十五、英国女王玛丽二世、俄国沙皇彼得二世等，都是感染天花而去世的。

天花病毒一般是通过咳嗽、打喷嚏或说话时喷出的飞沫在人与人之间传播的，也可能通过患有天花疱疹的脓液或结痂的衣物、毯子或裹布传播。病毒进入人体内大约两周后，会出现一些非特异症状，如头痛、咳嗽、背痛、肌肉酸痛和乏力，这是感染的最初表现。等到出现标志性的皮疹时，感染者可能已经将病毒传给很多人，带浓水疱通常分布于患者的口、脸、四肢，甚至手掌和足底，会留下永久性疤痕。重型天花患者有时会因心脏衰竭、继发感染或内外出血而死亡。败血症、肺炎、失明和失聪也是天花常见的并发症，而天花中最凶险的一种，即黑天花或出血性天花，几乎绝对致命。

天花幸存者的脸上会留下永久性的痘疤，这让他们感到非常焦虑。有传闻

① 引自［英］玛丽·道布森：《疾病图文史——影响世界历史的7000年》，苏静静译，金城出版社2016年版，第214—215页。

说，16世纪英国女王伊丽莎白一世曾患过严重的天花，她终身未嫁就是因为她不想让人看到她脸上的麻子。法国大革命时被砍头的法国皇后玛丽·安托瓦内特的一个姐姐，因为出天花而终生戴黑面纱，贵为公主也无法避免天花的毒害。有历史学家形容说：18世纪的欧洲，一个女人，只要面孔没有天花的痕迹，就意味着具有不同寻常的美貌。一些追求时尚的女性由于失去了光滑的皮肤，她们会用染料、药水和美人痣等，想尽一切办法来遮盖这些麻子。

同时，人们也观察到，只要有麻子，有之前得过天花的标记，就不会再染上这种病了。这种现象我们今天称之为"获得性免疫"。当时招聘仆人的广告通常会要求招来那些已经"按照自然的方式得过天花"的人。在许多地方，很多父母都希望自己孩子的结婚对象已经得过天花。

二、虏疮与人痘

在我国历史上，天花有许多名称，如虏疮、豆疮、天行斑疮、天疱疮等。晋代科学家葛洪所著的医学书籍《肘后备急方》中，第一次描写了天花的症状及其流行情况。书中这样写道："比岁有病时行，仍发疮头面及身，须

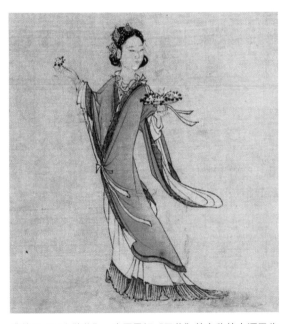

佛教画"天女散花"，中国民间"天花"的名称就来源于此

臾周匝，状如火疮，皆戴白浆，随决随生，不即治，剧者多死。治得差后，疮瘢紫黑，弥岁方灭，此恶毒之气。"葛洪对天花疾病症状和治疗药方的记述，是中国医学史上的第一次。

近人根据葛洪《肘后备急方》中的记载——"以建武中于南阳击虏所得，仍呼为虏疮"，推断此病大约是在东汉光武帝建武年间传入我国，是马援南征交趾时带回中原的，

《肘后备急方》中的"南阳"可能是笔误。当时，交趾的"二征夫人"举行起义，先后攻下"六十余座城池"，自立为王，南疆动荡告急。汉光武帝派出以骁勇善战著称的"伏波将军"马援，挥师南疆讨平叛乱。建武十八年（42），马援率领大军在崇山峻岭中行军上千里，迅速平定了叛乱，将"二征"抓获斩首。建武二十年（44），马援班师凯旋。回朝之后，在清查军队人数时，发现几乎有近一半的官兵因为瘴疫而死亡。大多数学者认为，当时的"瘴疫"，主要是指天花。

东晋时期，天花已经成为严重威胁人类生命的恶疾之一，其"随决随生，不即治，剧者多死"的恐怖形象已经深入人心。从此，我国历代典籍累有天花记载，虽然各书所称病名不一，但从所描述的症状看，显属天花无疑。唐宋以来，此病逐渐增多。史籍有记载，"永徽四年（653），此疮从西东流，遍于海中"。永徽四年即唐高宗当政的第四年，这说明在唐朝时期，就曾经暴发过严重的流行性天花病。唐和五代时期，被人们称为"豌豆疮"的天花，开始出现在文人墨客的文章和诗篇中。据《五代史补》记载，五代时，有一个神童名字叫陈黯，他才思敏捷，聪明过人。不幸的是他在13岁的时候，染上了天花，痊愈之后，脸上留下了点点瘢痕。有人认为，陈黯诗中的"天嫌未端正，敷面与装花"即隐含着"天花"之名。到了北宋之初，天花开始以"痘疮"为名。金代名医刘完素曾写道："小儿疹痘未出，误以热药发汗，致使阳热转甚，则重密出不快，多致黑陷而死……"从这时开始，中医把"痘疮"归属到"小儿科病类"。有人推测，当时天花主要侵袭的对象是儿童，而成人已经具备了免疫力。

15世纪以后，由于中外交通发达，中西之间人员往来频繁，天花在中国广泛流行。明代医学家万全在《痘疹世医心法》中说："痘本胎毒，俗名天疮，虽疠气之传染，实杀机之显彰……""嘉靖甲午年（1534）春，痘毒流行，病死者十之八九。"

对付天花这种恶疾，古代医生们也想出了很多办法。葛洪《肘后备急方》记录的治病药方是："取好蜜通身上摩，亦可以蜜煎升麻，并数数食。又方，以水浓煮升麻，绵沾洗之，若酒渍弥好，但痛难忍。"这两个方，第一方是取好蜜，通身涂抹，或者用蜜去煮升麻，然后频繁地饮服。第二个方是用水煮升麻，用棉蘸上药液涂抹疮面，当然，如果用酒去浸渍升麻是更好，但是这会引起剧烈的疼痛，令人难忍。

中国古代的人们逐渐发现，那些患过天花的幸存者不再患此症，由此发明了人痘接种术。

人痘接种术具体始于何时、何人，已不可考。

有人认为，早在唐代开元年间，中国就已经发明了种痘术。唐代医书《千金要方》中介绍，"治小儿身上有赤黑疵方：针父脚中，取血贴疵上，即消"，"治小儿疣目方：以针及小刀子决目四面，令似血出，取患疮人疮中汁、黄脓敷之"。有的学者据此推测唐代已经出现了人痘接种。

清初朱纯嘏的《痘疹定论》（1713）一书中记载有这样一则故事：宋真宗时的宰相王旦，一连生了几个子女，都死于天花，待到老年又生了一个儿子，取名王素。王旦担心儿子重遭不幸的病害，于是召集了许多医师来商议，请他们提供防治痘疮的方法。当时有人提议，说四川峨眉山有个"神医"，能种痘，百不失一。丞相王旦立即派人去请。一个月后，那位医师赶到了汴京。医生对王素作了一番检查后，摸着他的头顶说，这个孩子可以种痘。次日即为他种了，第七天小孩身上发热，12天后种的痘已经结痂。据说这次种痘效果很好，后来王素活了67岁。这是我国典籍上有关种痘的最早记载。

稍后，清代俞茂鲲的《痘科金镜赋集解》（1727）一书中，对我国种痘术的起源年代做了明确的阐述。"种痘起于明朝隆庆年，宁国府太平县，姓氏失考，得之异人丹传之家，由此蔓延天下。至今种花者，宁国人居多。"明代隆庆年间（1567—1572），宁国府太平县（今安徽黄山）天花流行，当地的医师们便开始了人类历史上最早的人痘接种。据说，消息传到了北京隆庆皇帝那里，种痘的医师还受到了他的嘉奖。从此以后，我国典籍累见有种痘的记载。

明末，喻昌的《寓意草》（1643）中，记载有顾谌明的二郎、三郎在北京种痘的医案。10年后，董含的《三冈识略》中，又记载安庆一位姓张的医师，传习种痘术已有三代，其法为：取患儿的稀痘浆贮于小瓷瓶内，埋在土内待用，使用时将所贮藏的痘浆稀释，用来染衣物，并让小孩穿上。据说穿上这样的衣服3天之后，小孩全身便会有痘疹萌芽，10天之后，痘疮就逐渐萎缩，被接种的人也就痊愈了。这是清初有关种痘的最早文献记录。

我国发明的种痘法，归纳起来可以分为以下4种：

（1）痘衣法。取天花患儿贴身内衣，给健康未出痘的小儿穿着二三天，以达到种痘的目的。此法成功率低。若成功者，发热、出痘等较缓，不致发生危险。

（2）痘浆法。取天花患儿的新鲜痘浆，以棉花蘸塞入被接种对象的鼻孔，以此引起发痘，达到预防接种的目的。

（3）旱苗法。取天花痘痂研极细末，置曲颈根管之一端，对准鼻孔吹入。痘痂要求光圆红润。一般至第7天而发热，为种痘已成。

（4）水苗法。把痘痂研细并用水调匀，用棉花蘸染，塞到儿童鼻孔里，12个小时后取出。通常至第7天发热见痘，为种痘成功。

上述4种方法，痘衣法和痘浆法是比较原始的方法；第3种旱苗法用痘痂作为痘苗，在方法上已经大大改进；而水苗法比旱苗法更加进步。自从旱苗法和水苗法出现之后，对痘苗的贮藏也很讲究。在痘痂脱落后，用乌金纸包好，密封在干净的瓷瓶中，用时加清水研如糨糊，用新棉花蘸痘屑，捻成枣核大小，塞入鼻孔。清初医家张璐在《医通》中对"种痘防疫"的接种方法进行了说明：用棉花蘸取痘疮浆液塞入接种儿童鼻孔中，或将痘痂研细，用银管吹入儿童鼻内，或将患痘儿童的内衣脱下，着于健康儿童身上，使之感染而后产生抗体来预防天花。《医通》中记有痘浆、旱苗、痘衣等法，并说种痘法"始自江右，达于燕齐，近则遍行南北"。清代朱奕梁的《种

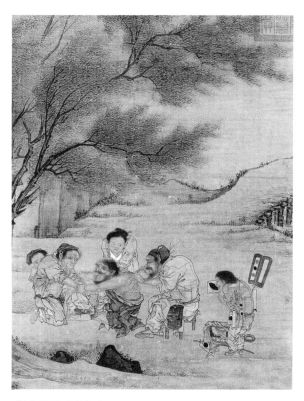

《村医图》（局部）

痘心法》则描述了人痘苗的选育方法："其苗传种愈久，则药力之提拔愈清，人工之选炼愈熟，火毒汰尽，精气独存，所以万全而无患也。"这完全符合现代制备疫苗的科学原理。

乾隆时期的《御纂医宗金鉴》，作为国家钦定医学教科书，第一次收入"幼科种痘心法要旨"一卷，这也充分表明了官方提倡和推广的态度，亦使种痘法标准化了。《御纂医宗金鉴》还特别强调，选时苗的唯一标准是区别痘苗的顺与不顺……顺的痘苗，苍蜡光泽，肥大厚实，可以收而用之——对于那些没有把握的时苗，宁愿不用，也不能滥用，种痘者千万谨慎。这种官方的推广，使种痘法在全国普遍实施，也促进了种痘技术的提高。

三、康熙与天花防治

清入关前后，其居住地颇有天花流行，不少皇室成员感染天花致死。清入关前，后金天聪八年（1634）正月，皇太极得知大贝勒患痘症，立即派遣罗硕带着羊、鱼、烧酒、面食等物前往看望，并询问病情，令其沐浴温泉。皇太极为避痘也到隔离所居住。众大臣每天到避痘所朝见。清崇德七年（1642）四月，皇太极又因流行痘疫，派遣多罗贝勒额尔克楚虎尔、罗洛宏、贝子博罗等，到大福晋墓前，解缨谒灵，进行祈祷。为了防止天花广泛流行，皇太极曾规定："出痘之人，皆遣往百里外一处出痘。"后因忧其太远，改定在60里外居住，凡60里内出痘者，皆带往60里外。

努尔哈赤第十五子多铎和皇太极长子豪格，都是清初期的猛将，但他们都对天花十分恐惧。豪格在清军入关前夕，因为惧怕天花而拒绝带兵出征；多铎则直接死于天花，年仅36岁。

入关后，顺治皇帝仍袭入关前的祖制，规定："凡是出痘者均需带出二十里外，二十里内禁止出痘。"但因痘症是急性传染病，不少人在被驱赶的过程中即已死亡，因此满族官民怨言很多。顺治六年（1649）正月，摄政王多尔衮因官民怨恨驱赶出痘者，不得不下令"皇城内勿留生人，皆遣往皇城外。凡有痘事之年，务必如此。无痘事之年，即不必遣出"。又规定，各旗旗主可随意居住出痘。

　　由于停止了隔离措施，顺治八年（1651）以后，痘疹病人又逐渐增多。为此，顺治帝不得不另开辟"净地"居住，并传谕严禁官民直接向皇帝控告刑名案件，若有违者，不计其人、事之是非，皆斩。

　　尽管如此，顺治帝仍未免于痘疹而亡于24岁。顺治帝所生八子六女中，大约有皇子四人、皇女五人都未能活过8岁。造成这些皇子、皇女死亡的主因，主要是天花。可以说正是因为天花的高传染性、低治愈率与高死亡率，使其成为清朝皇族避之唯恐不及的洪水猛兽。

　　顺治皇帝临终之际，孝庄太后召见欧洲传教士汤若望，就继位人选征求他的意见。汤若望认为皇三子玄烨出过天花，最为合适。因此玄烨便被扶上皇位，即康熙皇帝。所以，天花成为皇位继承的决定性因素。

　　康熙皇帝出过天花，所以他脸上留下了麻子。法国传教士白晋在他所著的《康熙帝传》中对康熙皇帝的外貌进行过描述："他威武雄壮，仪表堂堂，身材高大，举止不凡。他的五官端正，双目炯炯有神，鼻尖略圆而稍显鹰钩状。虽然脸上有一点天花留下的痘痕，但是丝毫不影响他的美好形象。"白晋本意是美化康熙皇帝的面容，但也留下了他"脸上有一点天花留下的痘痕"的重要记载。

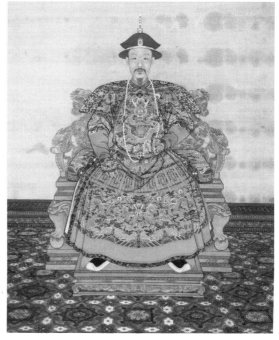

　　顺治因痘早逝，康熙本人亦曾备尝患痘之苦，对预防痘症极为重视，他下决心推广种痘术。他多次召痘医入宫布痘，亲自下令向北方的少数民族地区推广种痘。

　　康熙十七年（1678），刚被册立为皇太子三年的嫡子胤礽患上了天花。据《康熙起居注》记载，在太子胤礽患痘期间，康熙下旨从当年十一月二十七日起至十二月初九，各部院衙门的奏章全部送到内

清人绘康熙皇帝的朝服像

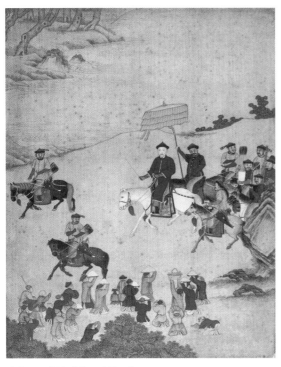

清宫廷画家绘《康熙出巡图》

阁，自己则全心全意在儿子身边看护，陪伴太子度过病危期。待太子痊愈之后，康熙还特地祭扫了太庙、社稷坛等，并向天下臣民发布这一喜讯。

据《康熙起居注》记载，他听说武昌府通判傅为格善于为小儿种痘，并得知曾给皇太子诊视疗治，使之痊愈，康熙非常高兴，特行礼祭告祖先，并颁诏天下。康熙立即派人请他入京，专门负责为皇子们种痘防疫。从此，清宫中皇子种痘防天花的制度正式确立。傅为格后又到科尔沁，治愈了德马亲王的痘症；到鄂尔多斯，治愈了根都世希牙布贝子的痘症。于是，康熙充分肯定人痘接种术，并下诏推广。

康熙在太医院下专门设痘诊科，广征名医。北京城内设有专门的"查痘章京"，负责八旗防痘事宜。清宫中皇子种痘，一般都在年幼时期。2岁至4岁是种痘的最佳年龄。种痘时间一般选在春秋两季，天气清爽，便于护理。水苗法采用的最多。地点一般在紫禁城内，或者圆明园。皇子种痘的程序十分神秘复杂，清宫《阿哥种痘档》里有详细记载，具体流程如下：

（1）钦天监选好种痘的黄道吉日，呈报皇帝批准。

（2）选择清净之地而设置暗室，所有门窗全部封死。

（3）将阿哥接入暗室，一同进入的还有太监和太医组成的照料小组。日夜轮流、二十四小时监护。

（4）将储存于罐内的天花患者痘痂碾磨成粉，吹进阿哥鼻子，让阿哥感染上天花。

（5）通过太监和太医的精心护理，使阿哥度过感染期，从而使其拥有对天花的免疫能力。

关于阿哥种痘的临床情况，太监和太医组成的照料小组需要随时记录情况，分别向皇帝、皇太后、皇后奏报。内务府每天也要对情况进行详细记录，建立阿哥种痘病历档案。另外，种痘阿哥需要年满两岁，且能在暗室里住够20天。从阿哥进入暗室到出来，随身太监片刻不离身，太医每日数次检查，以确保阿哥平安度过感染期。

康熙二十年（1681），清政府曾专差迎请江西医张琰，为皇子和旗人种痘。据张琰《种痘新书》记载："经余种者不下七八千人，屈指记之，所莫救者，不过二三十耳。"可见，当时的种痘术已经有相当水准了。

康熙二十一年（1682）康熙的《庭训格言》里有这样一段话："国初人多畏出痘，至朕得种痘方，诸子女及尔等子女皆以种痘得无恙。今边外四十九旗及喀尔喀诸藩，俱命种痘，凡所种皆得善愈。尝记初种时，年老人尚以为怪，朕坚意为之。遂全此千万人之生者，岂偶然耶？"

由此可见，我国在16世纪下半叶发明种痘术后，到17世纪已推广到全国，而且技术也相当完善了。康熙时期，由于积极推行天花防治，北方及中原一带的痘事得到了根本的遏制。据当时的来华传教士统计，实施种痘以后，天花的死亡率下降到了百分之一。

四、人痘接种术的西传

人痘接种术的发明，开创了人类预防天花的新纪元。人痘接种使千千万万的人免除了天花的威胁和侵害。它的发明，同四大发明一样，是中国人民对人类的伟大贡献。

中国的种痘法很快远传海外。1688年，俄国遣人来中国学痘医，它是文献记载的最先派学生到中国学习种痘的国家。1744年，医生李仁山到达日本长崎，将中国的人痘接种术首次带到日本。日本在1840年牛痘法传入前一直采用中国的种痘法。1763年，朝鲜人李慕庵的信札中记载了中国的人痘接种术。1790年，朝鲜派使者著名实学家朴齐家、朴凌洋到中国京城，回国时带走大型医学丛书《御纂医宗金鉴》，书中的《幼科种痘心法要旨》介绍了人痘接种的方法和注意事项。后来，朴齐家指派一名乡吏按照书中的方法试种人痘，获得成功。

人痘接种术传到英国更具有特殊意义，并成为牛痘产生的基础。英国皇家学会的档案资料显示，1700年英国的医学家就对中国的人痘接种术有了了解。

当时英国驻奥斯曼帝国的大使夫人蒙塔古（M. W. Montague）在君士坦丁堡看到当地人为孩子种痘以预防天花，效果很好，颇为感动。她的兄弟曾死于天花，她自己也曾感染此病，留下一脸麻子，破坏了她的美貌。她在给一位朋友的信中描述了当地农妇定期接种人痘的情况：

> 我要告诉你一件事，知道后，你肯定希望自己也在这个地方。在我们那里，天花带来死伤无数，而在这里，因为一种被他们叫作种痘术的发明，它已经变得完全无害了，还会有一群老妇人为此举办派对……一位老妇人会带来一盒最好的天花浆液，问大家要切开哪根血管。她会用一根大针划开你选定的血管（疼痛程度和划破皮差不多），然后将针头上的所有毒液挤入血管中。①

1717年，蒙塔古夫人让她6岁的儿子接种了人痘。事后，她把成功种痘的消息写信告诉了她英国国内的朋友。

1718年6月，蒙塔古夫人返回英国后，让医生给她3岁的女儿种痘。她试图劝说好友威尔士王妃效仿她的做法，给皇室的孩子们接种。王室先找了7个罪犯和6名孤儿接种，然后让他们暴露在普通天花感染的环境中。他们都显示出具备了免疫力。最终，在1722年，年轻的公主、王子们都被接种了。

从此，人痘接种术在英国流传起来，到处都建立了人痘接种中心，人们将这种做法称为"人痘接种"。

明末来华的传教士中，有一些人对中医药文化非常感兴趣，他们也注意到中国的种痘术。比如在法国传教士殷宏绪（Pere Francois Zavier D. Entrecolles）对中国医药学的介绍中，最引人瞩目的是他关于"种痘术"的介绍。

---

① 引自［英］玛丽·道布森：《疾病图文史——影响世界历史的7000年》，苏静静译，金城出版社2016年版，第218页。

1726年5月，殷宏绪在北京给杜赫德（Jean Baptiste Du Halde）神父写了一封长信，此时正是种痘法刚刚传入欧洲不久。他在信中提到自己注意到了欧洲流行的种痘法与中国的联系，他说，从君士坦丁堡传到英国的种痘法在中国已经流行一个世纪了。他在信中详细介绍了种痘法的3种处方，以及每种处方的实施方法和注意事项。他特别指出：

> 我们可以看到中国人给孩子接种疫苗的方法比英国式的接种疫苗更温和，危险性更小些。英国人是把肌肤切开接种疫苗的。英国人的方式是立即让痘苗进入血液中，而在中国人的实践中体现出一种细腻的、温和的、调动其他因素的精神，通过嗅觉神经，或者通过消化系统的各种渠道。痘苗肯定也有毒性：不管它是冷还是热，稀的或稠的，把它切入血肉中总比通过呼吸或消化系统进入体内危险性大一些。
>
> ……　……
>
> 我们这里有许多有关这方面的论著，包括了许多各种各样的药，也许除了中国人不用的类似的放血方法以外，我们看到欧洲人的做法和中国人的做法之间是有很大联系的。[①]

殷宏绪介绍的中国种痘法在欧洲引起关注。

除了殷宏绪，传教士钱德明、韩国英、巴多明等人都接触过中国的天花人痘接种技术。另外，中国青年教徒杨德望和高类思在给法国大臣贝尔丹寄的材料中，也有关于这方面的内容。1772年10月30日，贝尔丹在给他们的信中提到，"使我惊奇的是，10世纪时天花接种在中国就出现了。这种病在中国造成的危害比在欧洲还严重"。

殷宏绪等人对中国种痘术的介绍，在欧洲引起了高度重视。因为天花的流行曾夺去了千千万万人的生命，防治天花是当时医学上的一大难题。

随后，这种方法从英国传到了欧洲大陆，欧洲各国和印度也试行接种人痘。俄罗斯的凯瑟琳大帝让一位英国医生给自己的全家进行了接种。1749年，

---

① ［法］杜赫德编：《耶稣会士中国书简集——中国回忆录》（第3卷），朱静译，大象出版社2001年版，第218页。

日内瓦的一位医生特龙首先进行了尝试接种。1775年，普鲁士的腓特烈二世引进接种技术，并要求传授给各地的医生。

种痘术在欧洲的传播，是18世纪欧洲人的一个热点话题。伏尔泰就曾对中国的种痘法倍加赞扬，尽全力对它进行宣传。他在《哲学通信》中专门有一封《谈种痘》的信，他写道：

> 我听说一百年来中国人一直就有这种习惯，这是被认为全世界最聪明最讲礼貌的一个民族的伟大先例和榜样。中国人种痘的方法的确是不大相同的；他们并不割破皮肤；他们从鼻孔把痘苗吸进去，就好像闻鼻烟一样；这种方式比较好受，但是结果一样。这一点也可以证实：倘若我们在法国曾经实行种痘，或许会挽救千千万万人的生命。[①]

18世纪初叶，非洲北部的突尼斯也开始推行此法。18世纪中期人痘接种术还传到了美洲大陆。波士顿的一位医生获知了这种方法，给自己的儿子做了接种。1721年波士顿暴发严重的天花，美国医师波尔斯在美国首次为自己的儿子和两名奴隶接种了人痘。接着有将近280位感染的人接种了人痘，作为预防措施。在疫情严重的时候，波士顿自然感染天花病毒的人群死亡率约为14%，而在接种的这些人中，只有6个人死亡，而且这6个人中可能有人在接种前就已经感染了天花。

美国政治家富兰克林在了解了种痘的积极作用后，出版了一本介绍种痘的小册子，并通过精确统计计算，认为接种可以使天花的死亡率从11%下降到1%以下。当时正值美国独立战争时期，天花是美国军队中发病率最高、死亡人数最多的一种疾病。1776年，亚当斯感叹道："天花呀天花，我们能对你做些什么呢？我只祈求在新英格兰的每个城市里都开办种痘医院（指种人痘的医院）。"同年，沙利文将军在给华盛顿的一份报告中说："我们无法执行任务，因为某些军团内，士兵全部患天花病倒了。"华盛顿为此下令全军接种人痘，并为此建立了专门的医院。杰斐逊则在获得痘苗后，毫不犹豫地公开地为

[①] ［法］伏尔泰：《哲学通信》，高达观等译，上海人民出版社1961年版，第43页。

全家成员进行了接种，这种举动在全美国产生了积极的影响。人痘接种术成为美国人夺取独立战争胜利的有利保证。

英国科学史家李约瑟在1979年发表的一篇讲演中全面阐述了中国发明人痘及其外传的历史和减毒原理，他说："……在这段时间里，如我们所知的情况那样，人痘接种刚好传给了土耳其人，又经他们之手传给了欧洲人。古老的丝绸之路是可以设想的向西方传播的必经之路。"李约瑟还引用了麦克尼尔的论述："人们可以很容易地设想：大篷车商人们听到了这个方法，试验了它，然后作为一种民间活动传播开来，传到了欧亚大陆和非洲那些以长途贸易为主要方式的大篷车交通线。"[①]

五、爱德华·琴纳发明牛痘

英国乡村医生爱德华·琴纳（Edward Jenner，1749—1823）可能从古代中国的做法中得到启发，从而成为牛痘的发明者。

爱德华·琴纳出生于英国格洛斯特郡伯克利牧区的一个牧师家庭，他在小学时曾接种过人痘。琴纳从13岁起跟随外科医生卢德洛学了7年医术。1773年，他24岁时，开始在自己的故乡定居，担任全科医生。除了医疗工作，他还对博物学非常感兴趣。

在他家乡附近及其他的地方，奶牛偶尔会患上一种病，这种病的脓疱出现在牛的乳房和乳头上，与天花的脓疱非常相似。琴纳把这种病称为"牛痘"。这种疾病会传染给人类。牧牛人和挤奶女工不时地会感染上类似的脓疱，出现在他们的手和胳膊上。但这病只在当地发生，身上有轻微的症状，没有出现全身性的大面积脓疱。当地人认为，得过这种牛痘的人会对天花具有免疫力。

琴纳在医疗实践中注意到了这种情况。他在一些牧牛人和挤奶女工身上接种人痘，却没有发生反应。他了解到，这些人以前都得过牛痘，有的人甚至是在5年前或更长的时间之前就出过了。

据此，他确认牛痘可以预防天花。他家附近的一个牧场暴发了牛痘，一位

---

① ［英］李约瑟：《中国和免疫学的起源》（续），马伯英、林群译，《中医药学报》1983年第5期。

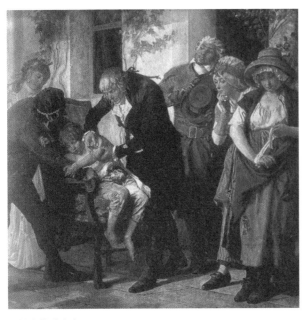

琴纳在接种牛痘

挤奶女工被感染了。1796年5月14日，琴纳采集取自这位挤奶女工身上的脓疱物质，用清洁的柳叶刀在一个叫杰米的8岁孩子的两条胳膊上划破几道，为他接种。这位小男孩患上了典型的牛痘，并迅速恢复了。然后，在7月1日，他用真正的天花病毒给小男孩接种，但是没有任何反应。几个月后再次接种天花也依旧如此。

事实证明，这是一个预防生天花的正确而有效的方法。

患过牛痘的病人会对真正的天花产生免疫力。牛痘苗是理想的接种病毒。

琴纳把他的观察记录寄给了英国皇家学会。但是皇家学会拒绝了琴纳的成果，退回了他的原稿。他们认为，单单这一次实验，无论多么令人感兴趣，都无法令他们信服。他们难以想象一种感染低等动物的疾病传给人类后，能够保护人们免受一种人类流行病的感染。

当时还有谣言称，那些种了牛痘的人最终都长了角，面相也变得像牛，还丧失了语言能力，只能像小牛那样叫。人们甚至还展出了漫画，让人们找到"牛面孩"，来证明接种会导致人类向动物退化。

爱德华·琴纳没有灰心。他继续多次重复他的观察和实验。1798年，他发表了名为《关于牛痘接种的原因及效能的研究》的论文，宣布牛痘疫苗从此产生。他写道：

> 人类对其原始自然定位的偏离，似乎已经被证实是多疾多病多根源。出于对华丽的热爱、对奢侈的沉迷以及对娱乐的爱好，他已经熟悉了大量的动物，这些动物可能原本并非用来陪伴他的。

野性的狼被驯服，现在枕在女士的腿上。而猫，我们岛上的小老虎，它们原木生活在森林的自然家园中，现在同样被驯化和爱抚。牛、猪、羊，还有马，因为各种各样的目的，全部被归于他的照顾之下。

他在文章中对牛痘做了简洁的描述并介绍了23个病例，他宣布：

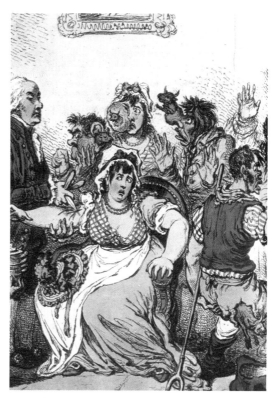

讽刺画家詹姆士·吉尔雷的作品，讽刺接种牛痘

虽然我没有十足的信心，但请容许我祝贺国家和大众……一种解方将能使一个每小时都夺走人命的疾病、一个被视为人类最严重灾祸的疾病，从地球上永远销声匿迹。

1799年和1800年，琴纳又出版了两本小册子，对牛痘的作用做了进一步的论述。

此后，越来越多的人选择接种牛痘预防天花。到1800年年底，已经有10万英国人接种了牛痘。1801年，接种牛痘的技术已经在许多国家推广开来。

琴纳的发现具有极其重大的意义。人们称他为伟大的科学发明家、人类生命拯救者。英国议会于1802年和1807年两次奖励给他共3万镑奖金，表达了国家的谢意。

医学史家们评论说：爱德华·琴纳的"这一辉煌成果的重要意义不仅在于它本身的价值，而且还在于它使科学预防疾病跨出了第一步"。所有现代接种法实际上都来源于琴纳的第一次伟大发现。

六、牛痘接种在全世界的传播

拿破仑在牛痘接种这件事上也显现出了远大的眼光。他称琴纳为伟人，在全国各地张贴执行种痘的指示，下令所有未出过天花的法国士兵都要参加接种。他还专门下令铸造了一枚牛痘纪念章，以纪念种痘的重大意义。这枚纪念章一面是拿破仑的肖像，另一面是健壮的希腊医神和戴了防护武器的维纳斯，左边有一条小牛，右边是一根接种的针和标有"疫苗"字样的小玻璃瓶。他甚至在1800年提出，要为琴纳立一座雕像。1866年，这座雕像在波罗那立了起来。

牛痘接种的成功，使严重危害人类的恶疫之一——天花的危害开始迅速减弱，天花的流行也变得比从前少见了。20世纪50年代初，每年估计仍有5000万

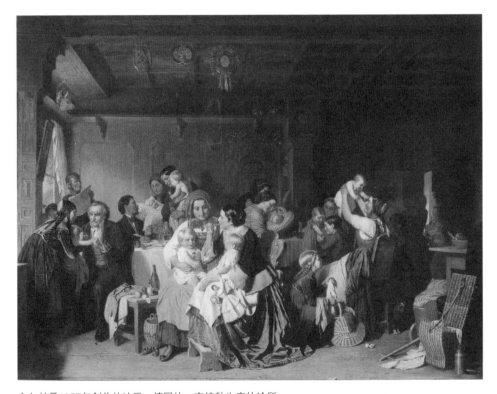

齐尔赫曼1857年创作的油画，德国的一家接种牛痘的诊所

个病例，到1967年，患天花的人数已经降低到1000多万，同年世界卫生组织发起了推广接种牛痘、消灭天花的运动。

世界卫生组织曾经宣布：如果连续两年没有发现天花病人，就叫以宣告人类天花的绝迹。1977年10月26日，在非洲的索马里发现还有1名天花病人。从那以后，各国的卫生组织都在调查，看还有没有新的天花患者。1978年，美国"查获"一名女摄影师患了天花，但经过周密的考察，她是以前在美国一所大学的医学部工作时，被医学部病毒实验室保存的天花病毒感染的。这次天花的发生，并不是自然存在的天花所致。

实际上，从1977年10月26日以后的两年中，世界上再没有发现一个新的天花病人。后来，1979年10月25日被定为了"人类天花绝迹日"。

第三编

　　18世纪中叶，工业革命首先在英国开始，手工制作转向机器生产，蒸汽机代替了人力和畜力，从而极大地提高了劳动生产率，开辟了人类征服自然的更大的可能性，使社会生产方式发生了重大变化。新的生产方式和新的生产力，带来了巨大的改造世界的能量和力量，工业生产成倍增长，农业经济空前繁荣，交通运输发生巨大改观。马克思和恩格斯在《共产党宣言》中指出："资产阶级在它的不到一百年的阶级统治中所创造的生产力，比过去一切世代创造的全部生产力还要多，还要大。自然力的征服，机器的采用，化学在工业和农业中的应用，轮船的行驶，铁路的通行，电报的使用，整个整个大陆的开垦，河川的通航，仿佛用法术从地下呼唤出来的大量人口——过去哪一个世纪料想到在社会劳动里蕴藏有这样的生产力呢？"①

　　工业文明不仅创造了新的生产技术和新的社会生产力，改变了社会生产方式，而且极大地改变了社会生活面貌，创造了一种崭新的文明形态。同时，工业革命也在很大程度上改变了人与自然的关系，使人类生态环境发生了重大变化。农业、畜牧业、商业、居住、旅行、交通的发展，以及注射、输血、组织器官移植等医疗技术的使用，都给传染病的传播带来了新的机会。这样，人与疫病的关系就发生了改变。一些疫病被克服了、被抑制了，却又产生了一些新的疫病。像霍乱、肺结核这样的疫病以极大的规模出现，就是与大工业的城市生活方式有关；鼠疫的再次大暴发、流感的全球流行，体现了新的交通条件下瘟疫的全球化特征。

　　人类与瘟疫的抗争并没有结束，但是瘟疫的性质改变了，它对人类文明的影响也改变了，人类与瘟疫斗争的形式也改变了。

---

①《马克思恩格斯选集》（第1卷），人民出版社2012年版，第405页。

第12章

寻找"霍乱地图"

一、霍乱骑着骆驼旅行

进入19世纪以后，人类与瘟疫的较量进入一个新的阶段。在此之前，人们还不知道是什么原因让人得传染病而死亡，还不知道为什么瘟疫会像火山喷发一样突然暴发，吞噬成千上万人脆弱的生命，还不知道如何去面对这个最凶残的敌人。这种情况在19世纪有了转变。人类通过科学实验找到真正的致命杀手，也找到了战胜这些杀手的战斗武器。

在19世纪里，人类与瘟疫生死较量的第一场战役，是从霍乱开始的。

"霍乱"一词源自希腊语Khol和Rhein，意思分别是"胆汁"和"流动"。霍乱是一种猝然发作的急性细菌性肠病，症状为无痛性大量水泻，双腿抽筋、大量和持续的呕吐及快速脱水、酸中毒和循环衰竭。严重未治疗的患者可在数小时内死亡，致死率能超过50%。在中国古代医学中，霍乱又叫"扁螺痧"，这是因患者在极度脱水的情况下十指螺纹皆扁而命名的。在中国古代医学文献中，如《伤寒论》《肘后备急方》《千金要方》等，都有关于霍乱的症状及治疗的记载。

在历史上，南亚恒河三角洲是霍乱的地方性流行区，有"人类霍乱的故乡"之称。在古代，由于交通的限制，医学史家形容霍乱"骑着骆驼旅行"，所以，直到19世纪初期，霍乱还只局限在一定区域内。然而，进入19世纪以后，由于通商、航海等人员流动规模的扩大，以及随着资本主义的发展和殖民主义的扩张，国际交通日益发达，霍乱开始由印度向外传播，成为世界性的大瘟疫。

1817年，一种特别严重和致命的霍乱病在印度加尔各答地区突然暴发。在此后的15年中，霍乱传到世界其他大多数地方，造成大量的死亡，成为19世纪初最恐怖的流行疾病。

当时，印度处在英国的殖民统治之下。霍乱在印度的流行造成了殖民者与当地民众之间的紧张关系，并成为一个政治问题。印度人把霍乱的发生归咎于英国人食用牛肉之类的"渎神"行为，因为印度人一直把牛奉为"神"。而印度人驱逐霍乱的宗教仪式，又常使英国人怀疑他们是否在聚会密谋叛变。另一方面，英国的医师们发现印度教徒到恒河朝圣并饮用河水（"圣水"）的宗教习俗，是霍乱传播的原因之一，因而对此大加鞭挞。但这种批评并不仅仅是基于医学上的理由，还夹杂着对印度人与印度文化的鄙视与偏见。批评朝圣习俗最卖力的是基督教传教士，他们的宣传对英国人关于印度与印度教的偏见有着非常深远的影响，给世人造成了将印度人等同于疫病威胁的恶劣印象。

虽然殖民政府早已知道朝圣与霍乱散播的关系，但一直没有禁止或管制这种行为，也没有对朝圣客进行强制检疫。因为他们担心干预印度人的宗教习俗，会激发他们的反抗与叛变。重商的英国政府也不支持会影响航运与商业活动的隔离检疫政策。

此外，也可能是最重要的，当时在印度的英国医师们并没有取得一致意见，他们并不能确定霍乱的传染方式。大多数医师并不相信霍乱是借由病人污染饮水而传播的，而认为它是由瘴气造成的，引发流行的因素与气候、环境有关。

二、霍乱的全世界大扩散

由于英国殖民当局对于霍乱的流行控制不利，在印度发生的瘟疫开始向外传播。

霍乱是在事先没有任何预兆的情况下迅速流行起来的。1817年，正当印度霍乱流行之际，疫病循陆路蔓延，直侵中国南部。1820年，因英国用兵缅甸，导致霍乱流行，又经海道侵入广州，并波及宁波、温州，次年在中国境内大流行。1826年在中国又有一次大的暴发。印度的霍乱同时向中亚和欧洲传播。当时有报道说，霍乱已经开始从印度北部、阿富汗和波斯传到欧洲，欧洲人立刻陷入极大的恐慌之中，有些国家开始实行限制旅行者入境的措施。

19世纪30年代的霍乱大流行，使霍乱成为真正的全球性疫病。1826年，一场新的霍乱出现在孟加拉地区，1830年传到俄罗斯和东欧地区，每20个俄罗斯人中就有1人死于霍乱，每30个波兰人中也有1人死于该病。

1831年，霍乱袭击巴黎，有18000多人死于这场瘟疫。在巴黎，霍乱有时候会用一种戏剧性的、可以说是浪漫主义的方式进行袭击——在歌剧院举行的舞会上，有人会突然一声大叫，继而瘫倒在地，瞬时毙命。在德国著名诗人海涅（Heinrich Heine，1797—1856）的诗篇中，有一段戏剧性地描述了1831年霍乱突然闯入巴黎狂欢节的情景：3月29日，正在举行一场蒙面舞会，突然，在令人眼花缭乱的演出中，一个舞蹈者倒在地上，四肢冰凉，面具下的脸色绿中带紫。笑声消失，跳舞停止，这个人被匆匆忙忙地用马车送到医院时已经死了。为了防止在医院里的病人中引起恐慌，还披着化妆斗篷的死者被连忙塞进一个箱子里。

很快，公用大厅里堆满了因缺乏裹尸布或棺材而缝在布袋里的尸体。排着长队的灵车停在拉雪兹公墓外面。富人们收拾好家产逃离城市，穷人怀疑有人

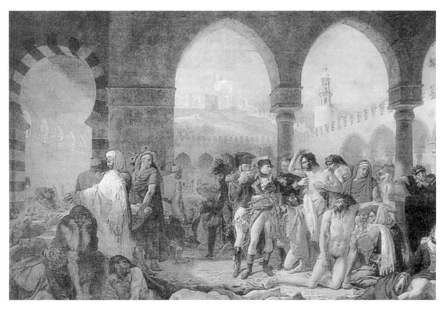

霍乱袭击巴黎

秘密投毒······

　　在巴黎，尽管各种偏方数不胜数，广受人民爱戴的总理卡西米尔·佩里耶（Casimir Perier，1777—1832）仍然死于此病。

　　1831年夏天，霍乱开始在德国流行，大批大批的居民痛苦挣扎直至惨死，在柏林、维也纳、汉堡分别夺走1426、2188和910人的生命。伟大的德国哲学家黑格尔就是在这场瘟疫中被夺去生命的。

　　在英吉利海峡，英国军舰拦截从疫病流行地区驶来的货船，但是霍乱仍在蔓延。1931年8月，森德兰港口附近的一个画师，突然上吐下泻、高烧不退，人们马上意识到霍乱终于来了。《森德兰先驱报》这样报道霍乱的早期症状："胃部极为不适······呕吐或排泄米汤样粪便······脸部瘦削，眼球深陷，像是野人一般，嘴唇、脸部······整个身体表面都变成铅色、蓝色、紫色或黑色。"这篇文章还说："医生们表现出最大的信心······他们肯定会找到一种治疗方法的。"

　　在之后的两个月之内，仅森德兰一个地方就死了202人。另外还有几个小镇被波及。在霍乱进入伦敦之后，数万人被感染，其中一半以上死亡。

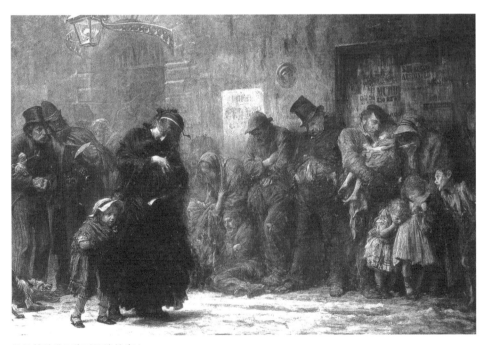

伦敦等待进入临时医院的病人

霍乱在英国致使7.8万人丧生，一些小村庄几乎全村覆灭。当患者从肠痉挛到腹泻，再到呕吐、发烧，在几天甚至几小时后面临死亡时，人们能够感受到的，除了恐惧，还是恐惧。每天，在英国的城市和乡村，都有灵车不断地往墓地运死人。工厂和商店里没有人的活动，人们到处寻找药物，做最后无力的挣扎。宗教领袖们把病魔的蔓延看作上天对"人类的傲慢"所作的惩罚，许多人为自己的"罪孽深重"而祈求宽恕。

然后，船舶又载着霍乱病越过大西洋，传到北美。

势不可挡的霍乱首先在北美的魁北克和蒙特利尔登陆，并且以极快的速度南下。1832年6月26日，一个刚刚到达纽约的爱尔兰移民因感染霍乱而死去，7天之内他的妻子和孩子也相继死去，纽约几乎在瞬间变成一座恐怖之城。

人们纷纷离开城市，准备往其他城市或者乡下逃去，可是却发现哪里也去不了，因为其他地方为了防止霍乱感染，竟然用枪炮建成阻击防线，以阻止来自纽约的人口。但是被逼疯的人们怎么可能阻止得了，他们坐船或马车，甚至步行，携带着已经感染的霍乱从没有警戒的地方偷渡出去。美国的疫情以纽约为中心向四周扩散。这些人每到达一个地方，立刻就有人死去。只有几十人的逃亡队伍，就从新奥尔良夺走了5000人的生命。以至于密歇根州的伊普西兰蒂，组织起了民兵队伍，只要是来自霍乱疫区的人，不管你是官员还是平民，甚至是邮车，一律开枪。

短短两年时间，美国就有上千万人被霍乱杀死。

在南美洲，情况更加惨烈。马尔克斯的名著《霍乱时期的爱情》中说，也许更能让你体会，"所有的霍乱病例都是发生在贫民区"，"设备齐全的殖民地时期的房屋有带粪坑的厕所，但拥挤在湖边简易窝棚里的人，却有2/3是在露天便溺。粪便被太阳晒干，化作尘土，随着十二月凉爽宜人的微风，被大家兴冲冲地吸进体内……"

三、"斯诺霍乱地图"

1849年，霍乱在英国再次暴发。这次流行比1831年那次要严重得多。在英格兰和威尔士至少死了5万人，也可能有近7万人死亡，伦敦至少有3万人染上霍乱，其中约有1.4万人死亡。在随后的几十年里，霍乱反复出现。1854年是全球霍乱病史上最糟糕的一年。

当时的《泰晤士报》刊登了一篇请愿书，其中写道：

> 肯定的……我们没有预防措施，没有垃圾桶、没有下水道、没有自来水……苏豪广场希腊街Suer公司的老板们，一个个肥头大耳，丝毫不理会我们的抱怨。整条街臭气冲天。我们忍受着这些苦难，很多人病倒了；一旦得了霍乱，只能靠上帝帮我们了。①

当时，医生们对霍乱的发生有两种推测。第一种看法是霍乱病毒在空气中繁殖着，像一股危险的气体到处漂浮，直到找到病毒的受害者为止。第二种看法是人们在吃饭的时候把这种病毒引入体内，病从胃里发作然后迅速殃及全身，患者就会很快地死去。

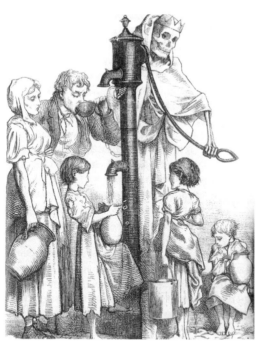

1860年《插图伦敦新闻》的漫画《死亡诊疗所》

英国医生斯诺（John Snow，1813—1858）认为，在找到病源之前，霍乱疫情是无法控制的。他认为上述第二种推测是正确的。他通过调查证明，霍乱由被粪便污染的水传播，霍乱是由一种能繁殖的由水传播的活细胞所致。斯诺通过研究霍乱死者的日常生活情况，找到他们的共同行为模式，发现了霍乱与饮用不洁水的关系。

斯诺通过调查发现，伦敦霍乱的大量病例都是发生在缺乏卫

---

① 引自［英］玛丽·道布森：《疾病图文史——影响世界历史的7000年》，苏静静译，金城出版社2016年版，第67页。

生设施的穷人区，而在慈善协会赞助下建立的工人样板家里，装备了必要的卫生设备，即使受到瘟疫袭击最厉害的地区，也没有死人。

他发现在两条街道上霍乱流行得很严重，1854年夏天，在10天之内就死了500多人。他到伦敦死亡登记中心，要来了所有因病去世的人的详细住址，并在地图上用黑杠标注死亡案例。许多死者住在布劳德大街的水泵附近（特别是这条街上的16、37、38、40号）。他还发现有些住宅（如布劳德大街20号和21号，以及剑桥大街8号和9号）却无人死亡。他通过调查发现，这些地方的人都在剑桥街7号的酒馆里打工，而酒馆为他们免费提供啤酒喝，因此他们没有喝从布劳德大街水泵抽上来的水。

最终地图"开口说话"，追查到伦敦霍乱暴发的根源，是布劳德大街上已经被脏水污染的一台水泵。因为在地图上显而易见，霍乱死亡的人数和分布围绕着水泵扩散开来。这就是著名的"斯诺霍乱地图"。

在伦敦的另一个地区，他从两个与布劳德大街暴发的霍乱有关联的死亡病例中发现了有力的证据。有一位妇女是从布劳德大街搬过来的，她特别喜欢那里的水，每天都要派人从水泵打水运到家里来。她和她的女儿喝了这种水后，都得了霍乱而死去。有了这个额外的证据，约翰·斯诺就能够肯定地宣布，这种被污染了的水携带着病菌。接下来，约翰·斯诺调查了这两条街的水源情况。他发现，水是从河里来的，而河水被伦敦排出的脏水污染了。这个公共水泵距离受污染的水道仅有1米之远。

亨利·怀特海（Henry Whitehead）牧师也对这里的疫情进行了详细的研究。他除了证实斯诺医生的假设，还对受到疫情影响的人们进行采访，最终发现了水泵是如何受到污染的：在当地霍乱流行前，住在布劳德大街40号的路易斯先生家的女婴生病了，她呕吐并排泄绿色水样便，这些粪便带着"刺激性气味"。李维斯夫人将清洗孩子尿布的脏水倒入离水泵不远的排水沟里，而这个排水沟与水泵并未完全隔离。随后的几天中，他们家楼上的邻居先后生病，几天后整个区域的居民都开始患病。这个女婴和路易斯先生也先后去世了。

这项惊人的发现让斯诺再一次坚信自己之前的研究成果，即霍乱是通过受污染的饮用水来传播的。

他建议伦敦政府封闭这个公共水泵，阻止居民继续饮用这里的水。1854年9月，伦敦政府最终采纳了斯诺的意见，取下了布劳德大街水泵的摇手把。

这样，水泵就用不成了。第二天，得病人数迅速减少，该区域的疫情被有效地控制住了。

为了防止这种情况再度发生，约翰·斯诺建议所有水源都要经过检测。自来水公司也接到指令，不能再让人们接触被污染的水了。最终，霍乱被击败了。

约翰·斯诺使用空间统计学找到传染源，使绘制地图这种方法成为医学地理学及传染病学中的一项基本研究方法。这副地图在2014年被评为人类历史上最有影响力的五个数据可视化信息图之一，从很大程度上改变了人类思考世界的方式。

"斯诺霍乱地图"成为一个经典案例。当医学家们遇到棘手的传染病问题时，常常会问："我们的布劳德大街水泵在哪儿？"

斯诺对于自己的调查发现充满信心。他曾对朋友说："有可能你和我都活不到那一天。那一天到来的时候，也许没有人还记得我的名字。但是到了那时，大规模暴发霍乱就已成了往事。人们掌握了霍乱传播的方式，霍乱因此而终结。"

在一份对英国民众的调查中，斯诺被选为英国历史上最伟大的内科医生。

如今，伦敦布劳德大街有一个纪念斯诺博士的水泵，旁边是以他的名字命名的酒吧。

虽然约翰·斯诺并不知道霍乱的传染源，但他据此推断出霍乱传染与供水有关，是通过受污染的饮用水来传播的。他的研究表明，向各户人家供给纯净的饮用水多么重要。

一年之后，伦敦一份叫《建设者》的杂志刊登了斯诺的发现，同期还刊登了一份对伦敦地下水系统的调查。调查表明：许多年来，伦敦的地下水系统没有任何改善，排水沟露天敞着，许多家庭的水槽都设在地窖里，非常接近没有经过任何净化的排水沟。这份杂志发出呼吁，要求政府立即清洁所有的排水沟——不是把它们掩饰起来，而是彻底清除。

后来，政府及时关闭了不洁水源，有效制止了霍乱的流行。他还推荐了几种实用的预防措施，如清洗肮脏的衣被，洗手和将水烧开饮用等，效果良好。

约翰·斯诺的发现最终推动伦敦修建公共供水设施，建立起了大规模的伦敦供水网，并全部配备压力和过滤装置。随着净水系统在欧洲各大城市的安装，霍乱在20世纪30年代基本上被欧洲多数国家所驱逐。

第13章

鼠疫第三次大泛滥

一、鼠疫泛滥从云南开始

14世纪黑死病大暴发之后，16—17世纪鼠疫又在欧洲泛滥。此后，每隔一段时间，鼠疫就出来肆虐一番，不断地给人类社会造成灾难性损失。由于人类一直没有找到鼠疫发生的病因以及有效的防治方法，到19世纪末，鼠疫在世界范围内再次发生了大暴发。

这次鼠疫最初的源头是中国云南。早在18世纪后半期，云南就有鼠疫暴发。清咸丰六年（1856），云南爆发农民起义，起义迅速地波及云南全省。西南边陲由此陷入一场长达16年的战乱当中。咸丰、同治年间的战争使得云南原有的生态环境遭受强烈干扰，鼠疫传播的速度加快，造成的危害扩大。战争中，军队的活动，一方面传染鼠疫，另一方面引起了人口的大量流动。战乱平息后，当流亡他乡的难民返乡并试图恢复原来的社会秩序时，或同时将外地的鼠疫带回，引发鼠疫大流行，或在回乡后感染军队留下的鼠疫，引起人口大量死亡。

咸丰、同治年间，仅云南地区的七府、厅，死于鼠疫的人口就达150万。云南鼠疫几乎蔓延全省，鼠疫流行的中心区域包括澂江、武定、楚雄、蒙化、大理、景东、镇沅和普洱诸府等。文献记载，同治二年（1863）昆明"大疫"，四年"仍疫"，以后频年皆疫。安宁"自咸丰丙辰军兴，兵燹叠至，继以瘟疫流行，死亡枕藉，计通州户口不过十存二三，田地半多荒芜，耕种无人"。据记载，昆明曾有三次大的鼠疫流行，即同治五年（1866）、同治十年至同治十二年（1871—1873）和光绪十四年至十五年（1888—1889），其间有不间断的小流行。在这50年左右的流行时期中，尤其以三次大流行的死亡是最惨重的，当时数万人的昆明有半数死亡，尤以昆明城内死亡最多。流行俚语说："城中死一千，城外死八百，不够就到大小板桥拿。"

另据记载，在滇东弥勒县的弥勒寺中留有这样的诗句："十户之中丧九家，黄昏人静寂无哗。从前犬吠鸡鸣地，门前蓬蒿啼暮鸦。"当地老人还记得弥勒有个地方过去叫"万人坑"，埋的全是患了"疡子病"而死的尸体。那时，云南曾有这样的民谣："东死鼠，西死鼠，人见死鼠如见虎……三人行未十步多，忽死两人横截路……"

1899年刊印的《药园随笔》，对云南、贵州的鼠疫有详细记载："滇、黔、两粤前一段时间有一种疫病叫痒子症，得这种病的人十个当中痊愈的不会超过二三个，甚至有一个家庭全部因染疫而死亡。这种病民间通俗的叫法是耗子病，主要是老鼠先感染了疫病死去，人如果看到了死鼠，闻了死鼠的臭气就会得病，有时在房间里并没有死鼠也会得病，很快就流传了开来。这种疾病的症状，不论男女壮弱，一经发热，就生出痒子，有时在腋下，有时在两胯、两腮，有时只觉得疼痛而看不到它的形状。感染疫病后，快的一昼夜，慢的三五天就会死去。"

当时的人们不清楚瘟疫是如何暴发的，先是成批的野鼠、家鼠死在人们面前，然后是大批的看着老鼠死的人像老鼠一样倒下，瘟疫迅速地蔓延。在贵州，据《贵州通志·前事志》记载，同治四年（1865）入夏后，"各属城乡士民，患疫之家十居七八，所患之疫，不过吐泻等症，而毙命即在须臾。甚至栽插之处，秋成极为丰稔，均因死亡之急症，或谷熟而无人收割，或已割而无人挑运。米粒狼藉，委弃田野，惨不可言。病疫之后，户口愈就凋零"。

二、鼠疫从香港暴发

19世纪的香港，欧洲人因不适应湿热的气候，多选择在山顶聚居。而华人的住宅区则拥挤地兴建在中环商业街边缘少数的平地上。未经规划的华人住宅区，狭小拥挤，生活环境恶劣。1882年，英国卫生工程师瞿域（Osbert Chadwick）考察香港后曾批评华人区的街道系统和排水系统混乱。他说香港的公共污水管都没有排气孔，以致污水管内的浊气只有从住宅排水沟渠的排水口溢出。他警告说，如果这种情况得不到改变，将可能发生大的灾难。

但是，他的这个警告并没有引起港英政府的重视，香港的公共卫生状况没有得到应有的改善。结果，瞿域的预言得到了应验。1894年，香港果然暴发了大规模鼠疫，并且传播到中国内地以及印度，还有非洲、美洲、欧洲及大洋洲各地，总共波及60多个国家或地区，至20世纪30年代达到最高峰，死亡达千万人以上。

这是继"查士丁尼瘟疫"和14世纪黑死病之后第三次鼠疫的世界大流行。此次传播速度之快、波及地区之广远远超过前两次。这次流行的特点是疫区多分布在沿海城市以及其附近人口稠密的居民区，在家栖及半家栖动物中也有猛烈流行。

对世界第三次鼠疫流行的路线，比较传统的说法是：鼠疫在云南经过长时间的反复流行后经思茅、蒙自沿广西百色、龙洲传入北海、钦州等雷州半岛沿海城镇，相继传入广州和香港。1894年再由香港传到世界其他地区。

1894年5月15日的上海《申报》报道说：

> 香港华人，近得一病，时时身上发肿，不一日即毙。其病起于粤省及北海，近始蔓延而至，每日病者约三十人，死至十七八人，说者谓天时亢旱，以致二竖为灾。[①]

两天以后，《申报》头版又报道说：

> 昨日香港发来电信云，此间疫症益多，死亡枕藉。天时亢旱，物燥风干。港督登告示于官报云：本港为有疫之处，所有受病之华人须立时移至医病船中，日下每日死者多至三十人左右。[②]

---

① 引自曹树基、李玉尚：《鼠疫：战争与和平——中国的环境与社会变迁（1230—1960年）》，山东画报出版社2006年版，第336页。

② 引自曹树基、李玉尚：《鼠疫：战争与和平——中国的环境与社会变迁（1230—1960年）》，山东画报出版社2006年版，第336页。

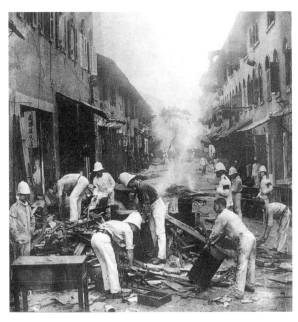

1890年英国士兵在香港清扫瘟疫过后的街区

有文献记载：鼠疫传至香港，华人染疫而死者超过2000人，离港避难者多达8万人。在鼠疫暴发的1894年，香港的死亡人数为2547人；其后两到三年间，每年有1000—1500人死亡。据有关统计，1894年香港人口大约为20万，1894年至1907年鼠疫流行期间死亡人数为12000多人。

疾病暴发后，卫生工程师瞿域再度被请回香港。他在新的报告中指出，因为代表土地利益的议员的阻挠，过去20年多个关于建筑物条例的提案都被封杀。根据他的建议，1903年，港英政府制定了新的公共健康及建筑条例，规定每个成年人的室内空间不得少于4.65平方米；每个房间隔成的小室不得超过两个，新建建筑物必须提供相当于其覆盖面积1/3的开放空间，建筑物的高度不能超过街道的宽度，等等。

在鼠疫蔓延期间，大量贫民窟被焚烧。面对拥挤脏乱、瘟疫侵蚀的华人社区，港英政府的歼灭行动毫不手软。但是，新的建筑条例虽然标示着新的秩序，却也让移民劳工在香港居住更为不易。结果竟造成数万华人返乡的大迁移。鼠疫夺人性命，新建筑法则让他们彻底无家可归。

三、鼠疫向中国内地蔓延

在鼠疫出现在香港的10年里，世界上的许多海港都遭受了这一可怕疫病的袭击。19世纪70年代出现的汽船航线网络是将鼠疫扩散到全球的便利通道。

鼠疫跟随数万华人返乡的大迁移进入中国内地，传遍中国南方各省。由南到北，许多地区出现"十人九难生，漏人不漏户"的严重疫情，成批成批的人被鼠疫夺去了生命。

1892年5月，"鼠疫由广西、粤南地区传至广州"。广州是这次鼠疫的重灾区。据记载，1894年3月，"广州鼠疫大作，初发于城南南胜里（玉带濠旁），不十日，蔓延全城，死者数万人。全城恐慌景象，历时半年始息"。由于缺乏对鼠疫的认识，又无专门的防疫部门，没有明确的目标和有组织的防治措施，估计广州死亡人数达10万之众。1894年4月15日，上海《申报》发表了一篇来自广州的报道：

> 近日粤东疫症流行。自城厢以及乡落，无有蔑有，死亡之多，实从来所罕见。棺木店日夜作工，仍觉应接不暇。有某乡户口寥落，不满百家，旬日之间，竟毙百余人，其中幼孩居多，往来行人，恐致传染，咸有戒心，不敢向此乡涉足。亦可见疫症之盛矣。[①]

这篇报道讲的是广州郊外乡下的情况。4月24日，《申报》的另一篇报道则说到了广州市里的情况：

> 广东自本月初一日起，大雨滂沱，雷电交作，气候稍寒，方谓疾疫可以消除矣。讵料近日传染更多，死亡尤甚。城西洗基地方医生某中于初五日早尚能出门诊视，迨午后即觉神志昏迷，不省人事，延至翌日，溘然长逝。其弟业已分居，是日闻兄作古，来办丧事，入门未久，亦染病暴亡。吁，惨哉。[②]

福建的泉州是鼠疫流行严重的区域。泉州的鼠疫小流行年年有，大流行主要有1901年、1912年等，此后仍有多次大暴发。时一人染疫，全家老少自相传染，立即扩散到一街一巷，以至朝病暮死，几乎户户有死人。如到病家去

---

① 引自曹树基、李玉尚：《鼠疫：战争与和平——中国的环境与社会变迁（1230—1960年）》，山东画报出版社2006年版，第331页。
② 引自曹树基、李玉尚：《鼠疫：战争与和平——中国的环境与社会变迁（1230—1960年）》，山东画报出版社2006年版，第331—332页。

探视，马上会发生交叉感染，如烈火燎原，传播四方。东岳山公墓每天入葬一二百具棺木，连医生也不能幸免，全城陷入死亡的恐怖之中。当时的相公巷、南俊巷、庄府巷等街道都是严重的疫区。

香港出现鼠疫时，上海随即对所有进港船只上的旅客进行体格检查，凭"免疫通行证"入境，并建立一些临时性医院和熏蒸消毒站。但这些措施并没有阻止鼠疫在上海登陆。

1910年10月底，上海闸北甘肃路源昌里口袁森茂柴房店内，因染鼠疫连死两人，引起租界当局惊恐，工部局派员前往查验，发现阿拉白斯脱路（今曲阜路）、北山西路等处也有染疫，即出动巡捕强令邻近居民、店铺搬迁，进行消毒。由于所派医务人员（洋人）擅入民宅，不分男女一一检查，招致妇女恐慌，又对华人居住环境杂乱污秽横加指责和蔑视，并且越入华界虹口一带，遭到民众的反对，遂加派巡捕，强捉小孩去种牛痘，更引起民间的恐慌。

工部局越界检疫涉及侵犯主权，社会各界团体随之进行交涉，引发数千人阻挠检疫，工部局消毒药水车被砸毁。工部局出动大批巡捕弹压，愤怒的民众将巡捕蜂殴致伤，巡捕逮捕了12名闹事者，酿成"检疫大风潮"。以上海商务总会沈敦和（又名沈仲礼）为代表的华人团体与工部局频频交涉，倡议华人自设医院，由精通中西医的华人医士按华人习俗检疫，另外，为消除妇女顾虑，随派一名女医生同行。几经交涉，工部局接受了此意见，双方议定了查疫区域范围。10天后，上海第一所中国人的医院——中国公立医院正式宣告成立。由于华医工作认真，不辞辛劳，民众满意，热诚配合，工作顺利，至12月4日，10天内共查验了8000余户，未发现一人感染鼠疫，就此查疫工作渐停，检疫风潮平静，市面恢复。

不料时隔半年后又传疆耗，1911年8月初，闸北热河路连日内死人甚多。中国公立医院闻讯即派数名医士前往检验，发现5日内已死10人，患者8人即送公立医院医治。此后，逐日进行挨户严查，发现海宁路、甘肃路、北公益路（今蒙古路），以及南川虹路（今新疆路）一带均有患者，速以马车送往公立医院救治。8月12日，设立中国巡警卫生处，发出防疫告示，开始动员染疫地段居民迁入消毒所暂住，10天内不得外出，所换衣服、饮食起居一律由消毒所供给，不取分文。店铺、住家的物件均由巡警卫生处和闸北防疫所派人搬运至棚屋分列暂存，物主跟同编列号记，由巡警看守。又专门配备50名清道夫成立清洁队，50名捕鼠工成立捕鼠队，每人预先注种防疫药浆，分别发给蓝布号衣，由巡警率领带队上岗工作。又将染疫地段以白铁皮围墙隔离，进行熏洗消毒。这些措施使得鼠疫没有在上海大面积蔓延。

四、鼠疫的全球大传播

在这次鼠疫流行中，印度的灾情尤为惨重，自1898年至1918年20年间，鼠疫共造成1000多万人死亡。当鼠疫在1896年传入印度时，英国政府采取了非常强硬的防治措施。这与殖民当局过去不愿过度干涉印度习俗的立场形成强烈对比。这主要是因为世界各国对英国施加强大压力，要求英国必须采取有效的防治措施，否则就要禁运英国货物。另一个原因是当时印度地方政府已经交由印度人自治管理，因为丧失权力而不满的英国官僚，欲借此机会攻击地方政府无能，要求实施中央集权的鼠疫防治政策，以求夺回权力。

殖民当局在印度施行严格的检疫措施，对朝圣客与火车乘客强制执行身体检查，强迫疑似病患入院隔离，死者尸体也得在勘验后才能下葬，甚至动用军队来执行这些政策，在孟买还烧毁数百户疑似感染源的贫民住宅。由于当时医学界还不太了解老鼠在鼠疫传染过程中扮演的角色，因此殖民政府把防治措施的重点都放在印度人身上，而印度人则视此为对他们身体的攻击。印度人对强制身体检查非常排斥，认为这是不洁的身体接触。伊斯兰教徒与印度教徒都无法容忍他们的妇女被强迫送进医院，视此为对妇女的侵犯侮辱。此外，等待医生验尸则常常耽误宗教习俗所规定的安葬时间。结果印度人普遍逃避检查，偷偷安葬死者，进行各种消极抵制。更有甚者，不少城市还有人散发发动起义的匿名传单，激起多起聚众抗议事件，乃至发生暴动与攻击烧毁医院的事件。冲突最严重的是普恩市，该市的鼠疫防治委员会主席郎德（W. C. Rand）遭到暗杀。这些强烈的抗争终于迫使殖民当局作出妥协，放松与修订防疫政策。

1900年，"日本丸"号轮船抵达旧金山。一名移民成了第一个患病者。他死在一个肮脏、拥挤的廉价旅馆中，脸上被泡沫状的血色液体覆盖，皮肤灰暗，腹股沟和腋窝淋巴结肿大。他的死亡使当地政府很快采取了严格的隔离、免疫措施，以及有针对性的清洁措施。

1906年旧金山大地震之后，鼠疫再次来袭。这时大家已经认识到老鼠和跳蚤在鼠疫传播中的作用。当地政府号召"对老鼠宣战"，四处张贴海报，鼓励人们捕捉、毒杀老鼠，警告人们不要捡拾死老鼠，不要用手指掐死跳蚤或是把跳蚤放在嘴里咬死。疫情第一次暴发时，共发生121例鼠疫病例，其中113人死亡（几乎全部是中国移民）。第二次暴发时，共发生160例鼠疫病例，其中78例死亡（这次大部分是美国人）。

不过，这次鼠疫大流行促使人类开始正确地认识鼠疫的病源和传播途径，为有效地防治鼠疫提供了契机。1894年，法国细菌学家A. 耶尔森（A. E. J. Yersin）和日本学者北里柴三郎分别在香港进行鼠疫流行调查，都发现其病原体是一种细菌，这种细菌后来就被命名为耶尔森氏杆菌，也即通常所称的鼠疫杆菌。耶尔森还研发了一种抗血清，成为第一种治疗鼠疫的武器。

1898年，法国科学家西蒙德（Symond）通过在云南和台湾的流行病学调查，揭示了鼠疫的传播途径：通过跳蚤把病菌从老鼠传播给人，进而导致人与人之间的传播。

五、旱獭与东北大鼠疫

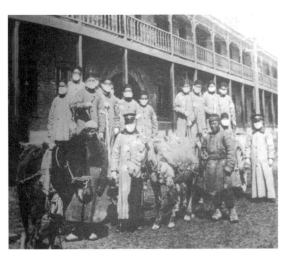

士兵们戴着口罩维持社会治安。值得注意的是，照片中的两位赶车人都没戴口罩

1910年秋天，我国东三省暴发了大鼠疫危机。

20世纪10年代的前后几年，旱獭毛皮是出口到欧洲的大宗商品。当时，有大批人到蒙古高原北部中俄边境捕猎旱獭。1910年夏天，在满洲里捕猎旱獭的猎户有一万多人。由满洲里出口的毛皮，1907年为70万条，1910年为250万条。

旱獭亦称土拨鼠，是鼠疫

杆菌的重要宿主。在旱獭出没的大草原上，游牧部落有一套应对感染鼠疫危险的习俗。根据这套习俗，旱獭只能射杀，设陷阱则是禁忌；活动懒散的旱獭要避免接触。如果看出哪个旱獭群落显出生病的迹象，人们就要折掉帐篷远走他乡以躲避厄运。很可能就是靠了这些习俗，草原上的人们才降低了感染鼠疫的概率。而从关内来的捕猎者对当地的习俗一无所知，对旱獭一律设陷阱捕杀，结果，鼠疫就是在这些捕猎者中间暴发了。

1910年秋天，在俄国境内的达乌里亚站，有一个叫张万寿的人，在他经营的工棚里，居住着相当多关内来的捕猎者。农历九月初，天气已经相当寒冷。这一日，工棚里有7人突然死亡。俄国人得知疫情的发生，便烧毁了工棚，驱逐了所有的工人，并将他们的衣服、行李全部焚毁。

农历九月十七日（10月25日），被驱逐的劳工中有两人到满洲里二道街的一个木工铺内借住。二十二日和二十三日，两人相继死亡。他们的尸体呈紫黑色，死状可怖。同院的两名住客也在同日染病死亡。

12天之后，又有两名劳工死在哈尔滨的旅店中，并将令人胸疼、咯血、呼吸困难的奇怪症状传给了同旅店的4位房客。

很快，瘟疫在劳工聚集的哈尔滨道外傅家甸地区大规模暴发。很多人全家死去，尸体随处可见，街道犹如鬼城，连前来处理的警察也纷纷倒下。据记

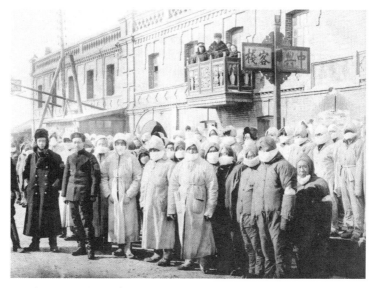

1911年，关闭的学校和客栈被用于消毒站或病房

载："满洲里首见鼠疫，病死人口，旋由铁路线，传至哈尔滨、长春、奉天等地，又入侵直隶、山东。"时值年关，大批回乡过年的劳工由北向南，形成庞大的人流，鼠疫沿着铁路迅速向东和南蔓延。铁路在疫情的传播中起到了重要作用，使得鼠疫传播得更广、速度更快。在鼠疫流行的数月里，东三省的人们惨遭蹂躏，据不完全统计，这次鼠疫流行夺走了5万到6万人的性命。

六、伍连德：抗击鼠疫的斗士

清政府接到疫情报告后，立即下令由外务部、民政部、邮传部随时会商切实严防，避免传染。于是，民政部就传谕内外城巡警总厅，下令捕鼠；告知居民注意卫生；加雇清洁工人；督促内外城官办医院添置防疫药品器具，以资应用；凡疫病发生的地方禁止出入，附近一带一律严格消毒。

同时，经外务部右丞施肇基力荐，31岁的伍连德被任命为东三省防疫全权总医官。伍连德随即深入疫区开展防治工作。

伍连德是中国近代医学史上很有影响的医学家。伍连德1903年获得剑桥大学医学博士学位，先后在英国利物浦热带病学院、德国哈勒大学卫生学院及法国巴斯德研究所进修与研究。1907年，他接受了清政府直隶总督袁世凯的邀聘，回国任天津陆军军医学堂副监督（副校长职）。伍连德还是中华医学会的创建人之一和第二、第三任会长，还曾获诺贝尔生理学或医学奖候选人提名。

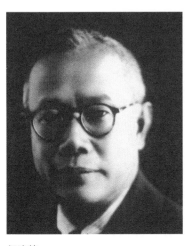

伍连德

1910年12月24日，伍连德抵达瘟疫中心哈尔滨，首先建立哈尔滨鼠疫研究所。这个研究所实际上就是防控鼠疫的总指挥部，正如他后来所形容的那样，他"扮演了一个庞大组织总司令的角色"，"给医生、警察、军队甚至地方官吏下命令"。

伍连德的第一个任务，是要锁定瘟疫的病原。最直接的办法，是解剖尸体做病理分析。但在当时的中国，进行尸体解剖是非常不可能的。最后，伍连德选择了一位死于瘟

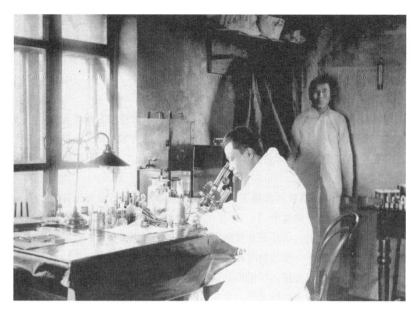

1911年，伍连德在哈尔滨鼠疫研究所内

疫的日籍女子，在一处简陋的民居秘密进行。这是中国第一例有记载的病理解剖。

伍连德冒着极大的危险，深入疫区中心傅家甸。他发现很多家庭都是室内一人染病，很快感染全家，而室内捕获的家鼠身上并无鼠疫杆菌。当时的医学理论认为，鼠疫主要通过动物媒介，只要做好鼠类和跳蚤的灭杀，就可以解决大部分问题。而滴水成冰的东北严冬，动物活动困难，本应不利于鼠疫扩散，可鼠疫偏偏还在快速扩散。伍连德认为，这一次鼠疫存在人传人的情况，而且从呼吸道感染症状严重的情况判断，极有可能是通过飞沫在人与人之间进行呼吸传播的。这就是日后医学界熟知的"肺鼠疫"。但是，当时也在东北的法国医生梅斯尼并不相信伍连德的理论，他直接走到患者中间去诊治。结果，6天之后梅斯尼就染病去世。

伍连德根据在第一线的调查，提出了一整套防治方案。这套方案有三个原则：

第一是管理传染源。他派士兵挨家挨户搜寻感染者，一旦发现马上送到医院，按重症、轻症、疑似进行分级处理，避免交叉管理。病人房屋用生硫黄和石炭酸消毒。在尸体处理上，伍连德提出焚尸动议，受到各界强烈反对，几乎无法推进。东三省总督锡良力排众议，上书陈情，最终获得摄政王载沣支持，求得一道"奉旨焚尸"的圣旨。1911年1月31日，辛亥年大年初二，在伍连德的亲眼见证之下，傅家甸2200具病人尸体被浇上煤油，付之一炬。这可能也是中国历史上第一次集中火葬。

第二是切断传播路径。采取断然措施，对人员流动进行必要管制。政府从长春调集1160名士兵，对哈尔滨疫区进行严格的封锁和交通管制。疫区被分成红、黄、蓝、白四个区域，每个区的居民佩戴同色证章，只能在本区活动。伍连德提出"疑似"的概念，对疑似患者每天测量体温、检查症状，连续7日正常方可解除隔离。这一处置原则一直沿用至今。可能成为传播载体的疑似者，被安置在由120节火车车厢改建的隔离营中，营中设置医护人员和巡警，严防交叉感染。由此，中国开始建立起最初的现代防疫管理体系。

同时，为了避免疫情持续扩散，从1911年1月开始，东北境内的铁路陆续停驶。1月13日，政府在山海关设立检验所，凡经过的旅客，均需停留5天配合观察。1月15日，加派军队阻止入关客货。1月21日，又下令断绝京津交通。这些措施得到坚决执行。

第三是保护易感人群。伍连德认为，易感人群包括疫区附近居民，特别是其中抵抗力低下的老幼居民，也包括在一线与病患频繁接触的医护人员和警察。他要求医护人员与警察严格佩戴口罩。他发明了一种纱布口罩，双层棉纱夹一块吸水药棉，被称为"伍氏口罩"。

伍连德的这些措施得到了东三省地方政府和清廷高层的全力支持，特别是得到了时任东三省总督锡良的充分信任和支持。锡良作为东北地区的最高长官，反复向朝廷上书，奏报疫情，并积极筹集经费，调集物资。他发电中东铁路各州县，要求把每天鼠疫在各地的流行情况及时用电报进行汇报，并规定关于防疫的电报一律免费。他给予了伍连德充分信任，伍连德所有的专业建议，都变成了切实有效的措施。在伍连德的倡导下，锡良在吉林等地组建防疫总局，形成了中国最早的卫生防疫行政体制。对于在瘟疫中冲在前方的防疫人员，锡良上奏朝廷，为防疫人员"照军营异常劳绩褒奖。其病故者，依阵亡例优恤"，当时定下的标准是，医生殉职可以得到抚恤银1万两。另一方面，锡良对防疫中庸碌无为、推诿拖延的官员，也是毫不留情。

经过一系列高效有力的防疫措施，肺鼠疫的大流行很快得到有效控制。在后来的奉天国际鼠疫会议上，有人总结说："在新的防疫机制建立之前的那个月，死亡人口总数为3413人，在新的防疫机制建立的时候，几乎每天死亡200人，但在30天后，死亡记录为零。"1911年3月，鼠疫在各地陆续消退。

哈尔滨鼠疫之后，伍连德又转战长春、沈阳等地，经过各方努力，到4月底，东三省各地的鼠疫被全部消灭。这是人类历史上第一次依靠科学手段，在人口密集的大城市成功控制传染病的行动。这一年，众多媒体连篇累牍地报道着满洲鼠疫。《远东报》评价："其能以如此有效者，皆赖伍医士连德之力。"梁启超也对伍连德称赞说："科学输入垂50年，国中能以学者资格与世界相见者，伍星联（伍连德字星联）博士一人而已！"

伍连德以其丰富的学识、严格按科学办事的精神与卓越的组织才能，受到政府的信赖和国际医学界的赞赏。在当时疫情严重的局势下，不到4个月就扑灭了这场震惊中外的鼠疫大流行。清政府为表彰其功绩，授予其陆军蓝翎军衔及医科进士。伍连德一时被国内外誉为防疫科学的权威。

伍连德不仅作为鼠疫防治专家留名史册，而且还是中国鼠疫研究的拓荒者。通过抗疫实践和对鼠疫的研究，伍连德提出和确立了"肺鼠疫"学说。在他的带领和组织下，依据科学的流行病田野考查，确认了野生啮齿类动物如蒙古旱獭为疫菌宿主。通过临床实践及病理解剖和微生物学实验，发现和确认了肺鼠疫"呼吸"和"飞沫"的传播方式，并通过对肺鼠疫自然疫源地的追踪调查，提出见解。他在肺鼠疫方面的实践和研究，创造性地丰富和发展了人类流行病科学理论，为公共卫生学、检疫学、防疫学、疾病社会学等诸多相关学科提供了理论基础。

1912年，南京临时政府在哈尔滨设立东三省防疫事务总管理处，该处隶属于外交部，伍连德任处长兼总医官。他奔走海关、游说当局，筹集资金充实设备，敦聘专家，锐意经营，使东三省防疫事务总管理处成为当时颇具规模与实力的研究机构。该处主要技术人员多为早年留学国外的学者，并聘有德国、奥地利、俄国医学专家参与工作。伍连德在哈尔滨、满洲里、齐齐哈尔、拉哈苏苏（今同江市）设立了四所直辖医院，平时应诊，疫时防治。1918年，北洋政府在北京设中央防疫处，伍连德任处长。一向被忽略的防疫工作，至此被作为国家的一项事业而重视起来。

1919年，哈尔滨流行霍乱，当时哈尔滨有13.5万人口，死亡4808人。伍连德利用直辖医院收治了近2000名霍乱病人。1920年，东北再次鼠疫大流行，死亡上万人。伍连德采取了一系列防疫措施，使疫情得到控制。1926年，全国霍乱大流行时，伍连德领导东北的防疫机构人员再次投入到各地的防治工作中。

七、奉天国际鼠疫会议

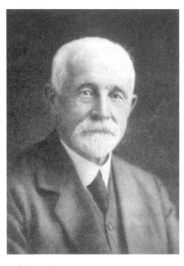

司督阁医生

19世纪末20世纪初的鼠疫大流行，被国际医生团队有效遏制，这被称为现代医学史上最富戏剧性的胜利。

1911年，清政府外务部委派伍连德在奉天省设"奉天万国鼠疫研究会"，即"国际鼠疫大会"（International Plague Conference），邀请英、美、俄、德、法、奥、意、荷、日、印度各国医生参加。这是世界历史上第一次国际鼠疫会议，也是中国历史上第一次国际科学会议，在世界医学史和中国医学史上都占有重要的地位。

东北大鼠疫消退之后，筹办奉天国际鼠疫会议成为锡良的一件大事，他邀请了奉天盛京施医院院长、传教士医生司督阁参与会议的筹备工作。经过协商，会议地点定在司督阁筹办的奉天医科大学隔壁的奉天公立工业学校，化学房则设在盛京施医院院内。

1911年4月3日，奉天国际鼠疫会议正式开幕，来自11个国家的几十位医生出席会议。清政府派施肇基为特使莅临，任命伍连德医生为会议主席。

在开幕式上，东三省总督锡良宣读了摄政王载沣的贺电并致欢迎辞。摄政王电文说："可以断言，由各方面专家出席的本次会议，不但会在纯科学研究方面，而且在最大限度地减少未来鼠疫所带来灾难的预防和治疗手段方面，都将取得骄人的成就。我们真诚地相信，你们的劳动成果将促进博爱事业，给人类带来无限的福祉。"东三省总督锡良向与会代表致欢迎辞："大清国政府和人民将不会忘记，诸位由接受我们邀请所表现出来的对人类事业的极度关切。我真诚地希望诸位在以后的几个星期的研究成果，在一旦这种可怕的瘟疫不幸在其他地区暴发的时候，将能拯救不仅包括中国人民而且也包括其他国家人民的生命。"

施肇基是朝廷委派参加本次会议的特使。施肇基是美国康奈尔大学的第一位中国留学生，也是第一位在美国获得硕士学位的中国学生。曾经担任过中国第一任驻美国大使，回国后在外务部任职。前文提到，伍连德到东北主持抗击鼠疫工作，就是他推荐的。施肇基在致辞中提议会议要多多讨论如下问题：

（1）这次鼠疫的疫源和流行方式以及控制手段如何？

（2）这次鼠疫和满洲疫源地有什么样的联系？如果这次鼠疫与满洲疫源地有联系，那么，控制起源地的最好办法是什么？

（3）与导致腺鼠疫的细菌相比，引起肺鼠疫的细菌有更大的毒性吗？换句话说，就我们所知，为什么同样一种细菌，具有同样的显微表示、同样的细菌检验结果，在这里会引起肺炎和败血型鼠疫，而在印度和其他地区则只导致腹股沟腺炎型鼠疫，肺炎型的病例只是偶尔出现？

（4）根据我们所掌握的医学证据，这次鼠疫只在人类中流行，而没有发现老鼠传染的病例，这是怎么回事？

（5）肺鼠疫和腺鼠疫所依赖的环境各有什么不同？

（6）鼠疫可以通过空气传染，接触是唯一的传染途径吗？

（7）这种细菌能够在人体外存活数月之久吗？如果那样的话，需要什么条件？对我们来说，这是一个重要的问题，因为那也许意味着肺鼠疫可能于明年冬天再次暴发。

（8）如果可能的话，我们应该采取什么样的措施去预防鼠疫再次暴发？

（9）在鼠疫流行的特殊环境下，贸易可以在多大范围内进行？如价值不菲的大豆贸易和数量巨大的皮毛出口贸易等。

（10）您认为按照系统计划建立对城乡居民进行大规模接种的制度合适吗？

（11）焚毁鼠疫感染者房屋的办法是明智的吗？或者，根据您的经验，能找到其他对房屋进行彻底消毒的办法吗？

（12）在类似的鼠疫流行时，作为保护和治疗手段的疫苗和免疫血清生产出来还需要多长时间？

施肇基还说："从今以后，我们决心用所能获得的最先进的科学知识武装起来，去战胜所面临的鼠疫。我们将通盘考虑诸位的意见，并尽最大的可能把其付诸实践。如今，政府任凭瘟疫在人民中间肆虐而不加以控制的时代已经过去了，这不仅仅是由于经济方面的原因，而且也是出于人道主义方面的考虑。"

会议主席伍连德医生在致辞时说："本次会议是在中国召开的第一次国际医学会议，其影响之广泛是难以估量的。除了诸位对鼠疫问题的研究所作出的贡献之外，更为重要的是，由于本次会议召开所产生的推动作用，不仅影响到国家的政治生活，而且将促进未来中国的医学进步。"

这次会议一共开了26天，总共举行了24次全体会议。与会各国专家从流行病学、临床数据、细菌学和病理学、抗击鼠疫所采取的措施、鼠疫对贸易的影响5个方面做了报告和讨论。在会上，伍连德系统地介绍了中国这次防治鼠疫的经验，与会的各国专家交流了各国的研究成果。各国专家对东北的抗鼠疫行动给予了极高的评价。

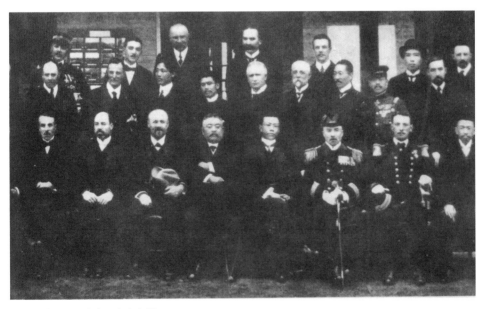

1911年奉天万国鼠疫研究会合影

　　这次会议取得五个方面的成果：第一，明确了疫源地和疫源物；第二，确定了染疫房屋的消毒及焚毁原则；第三，解决了疫区大豆、粮食及皮货的出口问题；第四，认定了国际通行防疫方法的有效性和权威性；第五，加速了现代医学在中国的引进和普及。

　　这次会议也使清政府形成了四点认识：第一，成立中央卫生会，组建各级防疫组织；第二，制定、颁布各种防疫法规，形成制度保障；第三，采用现代防疫措施，冲破世俗传统；第四，建立重要奖惩制度，加强国际合作。

　　奉天国际鼠疫会议最终形成《奉天国际鼠疫会议报告》。这个会议报告是世界医学史和中国科技史上的重要文件，极大地推动了中国现代医学的发展与进步。会议结束之后，这个报告于当年10月在马尼拉编辑出版了英文版。

　　4月28日下午4时，奉天国际鼠疫会议闭幕。在闭幕式上，锡良总督问候代表并致辞，他说："我衷心希望诸位在进一步阐明这次会议所遗留的问题时，不断取得成功，并且相信这些成果不久将为人类的健康和幸福作出更大的贡献。"荷兰赫休尔斯医生代表会议呈交临时报告，他表示："在大约四个星期的时间里，我们在奉天研究鼠疫的传染方式和抗击这种鼠疫的措施。鼠疫的危害实际上似乎消失，但是警觉的中国和世界随时为此担心。……我们……相信，如果中国再次遭遇到……鼠疫袭击，她将能够在这次会议决议的启示下，即使没有完全预防其暴发，至少在开始时就会控制它，像在其他国家已经做的那样。"

第14章

世纪大流感

一、来自"恒星的冲击"

　　20世纪影响最大的一场瘟疫是发生在1918年的"西班牙流感"。流感不是普通的感冒，它是一种非常特别的病，具有一系列独特的症状和流行病学行为。在人体中，病毒直接侵袭的是呼吸系统，当它逐渐渗透到肺的深部时就越来越危险。它会间接影响身体的很多部位，甚至连轻度的感染都能引起肌肉和关节疼痛，还有剧烈疼痛和虚脱，而且会引起更多严重的并发症。即使在当前医疗条件很好的美国，每年死于流感的人数竟也在25000至69000之间。

　　人类对流感并不陌生，只不过在现代人的心目中很少把流感和瘟疫联系在一起。历史上，一个世纪中总会有几次流感大暴发。一种新的流感病毒出现时就会暴发流感。

　　公元前412年，希腊医学家希波克拉底就已经记述了类似流感的疾病。这种疾病每年暴发一次，"许多人持续不断地发烧"，病人发冷，经常出汗，并伴有咳嗽。古罗马历史学家李维也记录了一次类似的流感大暴发。到了19世纪，德国医学地理学家赫利兹（Hirsch）详细列表记述了自公元1173年以来历次类似流感的瘟疫暴发情况。明显由流感引起的第一次瘟疫于1510年发生在英国，1556年在欧洲暴发，断断续续延续到1560年，在大西洋两岸都产生了严重后果。有人估计，死于这场流感的英国人不少于总人口的20%。相似的损失也出现在欧洲其他地方。1562年，在一位英国贵族的书信中，描述了苏格兰玛丽女王正在经受的一种疾病，他描述的症状就是我们今天所知的流感。他写道：

女王驾临伊始，就不幸感染了此地普遍流行的被称作"初来者"的新疾病，宫内诸人亦被传染，无论王公贵妇，还是英人法人，无一幸免。这种疫症让患者头疼、肚痛、剧烈咳嗽，有人病期长久，有人短期痊愈，好似该病在寻找合适的身体来传播。陛下卧床六日方见好转。但除了当地一些长者，无人因病过世。[①]

后来在1580年、1675年和1733年也曾出现过流感引起大规模流行病的情况。对流感大暴发最早的详尽描述是1580年，自此以后，文献中共记载了31次流感大暴发。

1658年4月，在刚刚经历过极其寒冷的冬天之后，世界上许多地方出现了一种"热病"。英国医生托马斯·威利斯（Thomas Willis，1621—1675）说：

……这是来自恒星的冲击，许多人都受到侵袭；在某些城镇，一个星期的时间内就会有1000余人同时生病。其特异性的症状包括顽固性的咳嗽，多痰，上颚、咽喉部、鼻腔严重的卡他症状；同时伴有发热温病，血管跳动和口渴、食欲缺乏、自发性疲劳、后背和肢体剧痛等症状……主要出现在体弱多病的患者或是衰老的男性患者中，他们都被这种疾病侵袭，不少人还因此而死去，但是身体较为强壮健康的大多都痊愈了。[②]

这种疾病传播的范围很广泛，据说在一个月的时间内，几乎1/3的人会被感染。在这次流感暴发中，威尼斯城有6万人死亡。惊慌的人们认为这是上帝的惩罚，是恒星带来的厄运所致，或者认为某些行星和恒星的排列组合形状可能是导致这种神秘疾病暴发的原因。所以将这种病命名为"Influenza"，意即"魔鬼光临"或"恒星的冲击"，可见这次流感的厉害和人们的恐惧程度。这也就是今天"流感"这个名词的来历。

---

① 引自［英］凯瑟琳·阿诺德：《1918年之疫：被流感改变的世界》，田奥译，上海教育出版社2020年版，第5页。

② 引自［英］玛丽·道布森：《疾病图文史——影响世界历史的7000年》，苏静静译，金城出版社2016年版，第282页。

1732—1733年，流感再次大流行，被称为"有史以来传播最为广泛的疾病"，传播到欧洲各地，还扩散到美洲和加勒比海地区。1743年意大利暴发了一次极为凶险的流感，并传遍了整个欧洲。正是在这时，"流感"一词出现在当年5月的伦敦《绅士杂志》上。1743年3月25日，英国著名作家沃尔波尔（Horace Walpole）在一封信中描述了疫情的影响，他说："伦敦没有哪个家庭能逃脱五到六个人感染的命运，一些人不得不雇用新的劳力。药商葛薇妮雇了两个新学徒，但即便这样也无法给所有病人喂药。"

19世纪最严重的流感大暴发是1889年至1894年席卷西欧的"俄罗斯流感"。俄罗斯流感造成极为严重的影响，发病广泛，死亡率很高，整个欧洲都饱受病痛的折磨。在英国，大约有10万人死于这场流感。之后，流感传到美国，1889年12月，在纽约有了首起病例，次年1月，波士顿、圣路易斯和新奥尔良都有人染病死亡。在波士顿，40%的人患病，超过1/4的工人因为病情过重而无法工作。在这次流感中美国约有25万人死亡。随后，流感传播到拉丁美洲和亚洲其他地方。俄罗斯流感是现代第一次流感大流行，也是第一次有详细记录的流感大流行。

二、"西班牙女郎"来了

进入20世纪，一次世界性暴发的大瘟疫却有一个美丽的名字："西班牙女郎"（Spanish Lady）。实际上，它是一个真正凶残的超级杀手。它的一次猛烈的暴发，竟然吞噬了2000多万人的生命。无数人因此家破人亡，妻离子散。一些有幸逃过此劫的人将其视为禁忌，不愿回首往事。另有一些人则视其为另一个战时梦魇，将其归于战争机器和芥子气之类的恐怖之物。它在世界疲于征战之际到来，在几个月内横扫全球，并与第一次世界大战同时退出历史舞台，来去匆匆，神秘莫测。所以，有的新闻媒体称这次大流感是"被世界遗忘的全球大灾难"。

"西班牙女郎"的正式名称是"西班牙流感"。但是，这个名字也名不符实，因为它似乎并不是从西班牙起源的。然而，这场极其恐怖的大流感到底源自哪里，至今科学家们也说不清楚。

为什么这次流感被称为"西班牙流感"呢？流感传到西班牙的时候，有800万人得病，包括国王阿方索三世在内。马德里1/3的市民感染流感，使得一些政府部门不得不关门，连电车都停运了。受到瘟疫的袭击，在西班牙出现了可怕的景象：

> 目击者十分诧异，他们看到一支沿着中央大道行进的丧葬队伍，灵车马夫从驾座上倒了下来，一落地便死了，就好像被闪电击中了一样，哀悼者中的一个突然倒地不起，不一会儿也死了；队伍中的其他人惊魂未定，四散逃走，留下灵柩不管了。一辆救护车过来收拾尸体，市警卫队用一根粗绳套在马头上，走了大概12米，终于把灵柩送进了墓园。①

在此后的几个月，相似的景象蔓延全球。

当时，第一次世界大战还在继续，因流感死亡的士兵已很多，前线消息被封锁。参战各国的媒体都对此事缄口不言，因为媒体报道可能传播恐惧和丧气情绪。西班牙则在战争中保持中立国的地位，所以西班牙的报刊开始报道流感大暴发的消息，并对流感进行讨论，从此引起了人们对这次流感的高度重视和警觉，它也就因此而得名"西班牙流感"。1918年6月，"西班牙流感"这个概念首次被使用。

关于"西班牙女郎"的名称，1918年6月，当流感的首波传染潮席卷欧洲的时候，人们绘制了一些卡通形象和漫画，将之描绘成一个"西班牙女郎"。西班牙流感被定性成一个穿着黑色舞裙、披着头纱、拿着扇子、骨瘦如柴的骷髅头女士。这样一个如同恐怖生物的形象，其潜台词——"西班牙女郎"宛如一个妓女，从不挑剔，可以一次性感染每一个人。"西班牙女郎"成了流感疫症的一个标志性符号（另一个标志则是口罩），她通常出现在政治讽喻画里。随着疫情的传播，"西班牙女郎"被印在全球无数出版物中。

西班牙流感的症状十分恐怖。染病的患者通常是发病后48小时内死亡，某

---

① 引自〔英〕凯瑟琳·阿诺德：《1918年之疫：被流感改变的世界》，田奥译，上海教育出版社2020年版，第53页。

些患者就像是被自己的痰堵住窒息而死一般，肺内充满了液体。血沫不断地从鼻腔、耳朵和肺部涌出。某些人甚至在路上行走时死去，在驾驶电车或公交车时倒地，或是一头从马上或马车上摔下来，肺部和鼻腔大出血而死。他们的皮肤呈现一种深蓝色，这是由于他们肺部化脓导致缺氧进而出现"淡紫色发绀"所致。在拥挤的兵营或运兵船上，士兵们发热、陷入昏迷状态，身体迅速垮掉。医生和护士们也很快被感染，需要大量志愿者以应对该疾病和死亡带来的沉重负担。

为了防止疾病扩散，人们做了很多努力和尝试，包括防止公共场合人员密集，对街道、家庭住宅进行消毒，对饮水设备进行消毒，禁止随地吐痰和握手，隔离船只，强调戴口罩等。有些地方还出现了一些民间疗法，如携带大蒜、硫黄、黄瓜、土豆等，以预防感染。实际上这些民间疗法并没有什么效果。

发生在20世纪的这场"西班牙流感"给人类造成的灾难之大，使之前的大瘟疫都黯然失色。它从1918年后期迅速暴发，流行全世界，并在第二年冬天再次暴发，直到1920年春季消失。1918年12月18日的伦敦《泰晤士报》写道："自从黑死病之后，再没有哪种疾病这样横扫过地球表面，可能也从来没有哪种疾病流行后被如此接受。"

三、大流感在美国军营暴发

"西班牙流感"最早出现在美国堪萨斯州的芬斯顿军营。1918年3月11日午餐前，这个军营的一位士兵感到发热，伴有嗓子疼和头疼，就去部队的医院看病，医生认为他患了普通的感冒。然而，接下来的情况出人意料：到了中午，100多名士兵都出现了相似的症状。几天之后，这个军营里已经有了500名以上的"感冒"病人。随着士兵在军营内外的自由活动，病毒呈波浪形向外扩散。在随后的几个月里，美国全国各地都出现了这种"感冒"的踪影。

不过，这一阶段美国的疫情似乎不那么严重，与往年相比，这次流感的死亡率并没有高多少。而且，当时第一次世界大战尚未结束，军方的主要注意力还是在战场上，很少有人注意到这次流感的暴发，尽管它几乎传遍了整个美国军营。大流感于5月降临正前往欧洲的美国第15骑兵团。

1918年9月，流感出现在波士顿，这是"西班牙流感"的第二次浪潮，也是最严重的一个阶段，是它在全球大流行的开始。这时美国政府才不得不面对流感蔓延的事实真相。"西班牙流感"病毒在经过变异后十分猖獗，主要症状表现为咳嗽、气喘，最后人因呼吸困难窒息而死，一般人感染患病后3天便会死亡。军队将其

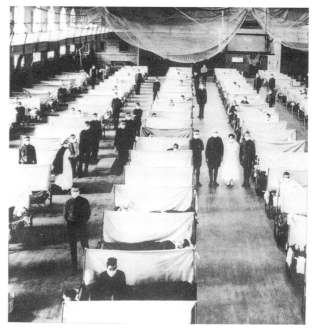

1918年大流感期间，设在美国一大学体育馆内的医务室

称为"三日热"，这是由一些病人的症状而来的。其中一位病人，美国远征军第32区107弹药辎重队的约翰·阿克（John C. Acker）中士说道："他们开始时称之为'三日热'，但当其持续一个星期乃至更久时，就不能这样讲了。病人突然得病，体温骤升，随着体温计中水银柱的上升而不断升高，脸色发红，体内每块骨头都隐隐作痛，头像裂开来一般。这种情况持续3到4天后，伴随的是大量的出汗和体温降低，但'残余现象'将继续一到两个星期。"

当流感出现在波士顿西部约56公里处的马萨诸塞州的德文斯堡（Camp Devens）时，这里顷刻间变成了人间地狱。

德文斯堡军营和波士顿地区是美国最先遭遇第二波流感袭击的地方。9月7日，1名士兵被诊断出患有脑膜炎后被送往医院，他显得有点儿精神错乱，尖叫不已。第二天，他的连队里又有十几个人被诊断出脑膜炎。但随着越来越多的士兵患病，医生将诊断改为流感。突然，一份陆军报告指出："流感暴发了。"

在疫情暴发高峰期，有1543名士兵在1天之内报告感染流感。9月22日，军营中19.6%的人都上了患者名单，其中75%的人入院。医院的救治设施不堪重

负，甚至就连医生和护士都倒下了，食堂的工作人员太少，无法给病人和工作人员提供足够的食物，医院也停止接收病人，不管病人有多严重。营房里留下数以千计的病人和濒临死亡的士兵。

一名被指派到该营地工作的医生罗伊（Roy Grist）曾给友人写过一封信，绝望地描述了流感不可收拾的惨状。罗伊写道："德文斯堡营地在波士顿附近，有约5万名士兵，或者说在流感暴发之前有这么多人。"流感"传播速度极其迅速，导致志气下挫，同时几乎所有的日常工作都不得不停止，直到流感结束为止。所有感染的士兵都被隔离了"。他写道：疾病在暴发之初与某种普通流感极其相似，但当士兵到基地医院就诊时，他们很快转为有记录以来最黏稠的一种肺炎。两个小时后，颧骨上出现红褐色斑，再过几个小时，从耳朵开始发绀，逐渐蔓延到脸上，到最后覆盖全身的肌肤，这种境况只会持续几个小时，因为死亡马上就降临了，病人无用地努力喘息，最后窒息而亡。"我们算了一下大概一天有100人病死……所有病人只要发展成肺炎就必死无疑……甚至连护士和医生们也倒下了。死者的遗体须通过专门的火车运送出去，好几天我们都缺少棺材，尸体堆在一起的情形非常可怕……"①

医学专家在看到德文斯堡营地的惨状时也大惊失色。就在罗伊写此信6天之前的9月23日，美国军医处处长派遣了一名全美医学界权威到营地查看情况。那名医生叫威廉·亨利·韦尔希（William Henry Welch），曾担任过全美最有名望的科学和医学协会的主席。有人说，在他的时代，人们对韦尔希的推崇就如同以前他们对待本杰明·富兰克林一样。眼前的景象使韦尔希等医生大为震撼。本来容纳3.5万名士兵的营地如今挤进了4.5万人，就在韦尔希到来前的24小时里，有66人死亡。而在韦尔希到达的当天，死亡63人。容量为2000人的医院现在收纳了8000名病人。疫情开始不到一个月，德文斯堡军营的流感已经导致1.4万人患病，750人死亡。

美国作家凯瑟琳·安·波特（Katherine Anne Porter，1890—1980）的作品《灰色马和灰色骑手》，以小说的形式记录了流感的大流行。她的未婚夫

---

① 引自［英］凯瑟琳·阿诺德：《1918年之疫：被流感改变的世界》，田奥译，上海教育出版社2020年版，第85页。

死于流感，她本人也差点因此丧命。她将这场瘟疫看作改变自己人生方向的一段启示。

当时，许多志愿者   大部分是妇女——勇敢地走向患者并照顾他们。在得克萨斯州的埃尔帕索，穷困的墨西哥人死于此病的比率高得吓人。奥伊学校，一所拥有28个教室的学校，被改作医院，收容那些流感患者，其中大部分是墨西哥人。来自城市各地的人们志愿到奥伊学校服务，提供食物和衣物，用自己的车子送病人到医院。女人们帮忙提供食物，做驾驶和护理工作。有人写道："我没有上过护理课程，也没有受过训练，可能我没有任何护理资格，但我渴望能帮助那些受苦的人。"

为了预防流感，口罩成为那一年最独特的景象。在亚利桑那州的图森，卫生委员会发布一条规定："在图森城的范围内，任何出现在街上、公园中、有任何商业交易的地方以及其他任何公共场所的人，必须佩戴有至少四层干酪包布或七层普通纱布的口罩，口罩必须遮掩住口鼻。"在许多城镇，不戴口罩出门被认为是一种冒犯。在西雅图，一个没有戴口罩的人被电车司机赶下车。交警们戴着口罩指挥交通，一大群人拍家族照时也都戴着口罩，甚至连猫狗也被套上了口罩。公共卫生部门为公众分发口罩，用于在公共场所佩戴。向法国进发的美军第39团列队走过华盛顿西雅图大街时，每个士兵都戴着由美国红十字会提供的口罩。1918年，在一场小职业球队联盟棒球赛的比赛中，队员无法看清对方队员的脸，因为每个队员都带着防流感口罩，每个观众也都戴着一个口罩。

四、美国政府的隐瞒疫情政策

最初，1918年的流感疫情并未引发人们太多警惕，主要是因为在大多数地方，它很少导致人死亡，尽管有大量的人被感染。有一项研究报告说："在世界上的许多地方，第一波流感疫情暴发都是微弱的，几乎无法察觉，或者完全缺乏关注。它们暴发的形式十分温和。"1918年4月，流感袭击了在法国交战双方的军队，但军方轻描淡写地称其为"三日热"。英国大舰队的医生们在1918年5月和6月承认，共有10313名船员患病，但只有4人死亡。到7月，一份来自法国的美国陆军医学公报说："疫情即将结束，而且它始终都是良性的。"一份英国医学杂志直截了当地说，流感"完全消失了"。

但流感已经进一步酝酿并大面积暴发了。

由于正处于战争状态，美国政府采取了隐瞒真相的政策。当美国参战时，总统托马斯·伍德罗·威尔逊（Thomas Woodrow Wilson）要求保持"残忍无情的精神"，所以他建立了公共信息委员会。他说："真理和谬误可以随心所欲地变换，某个想法的力量在于它的灵感价值。至于是真或假，那就无关紧要了。"在威尔逊的敦促下，国会通过了《反煽动叛乱法案》。

在这种背景下，尽管流感已经蔓延到美国全国，公共信息委员会的官员决心保持士气，并开始撒谎，而媒体也不敢报道有关疫情的消息。

9月3日，一艘从波士顿出发的海军舰艇将流感带到了费城，这种疾病随即在海军基地里暴发了。该市公共卫生部部长威尔默·克鲁恩（Wilmer Krusen）宣布，他努力"将这种疾病限制在目前的范围内，在这方面我们肯定会成功。目前还没有人员伤亡的记录，不要关心有什么感觉"。

第二天，两名水手死于流感。克鲁恩说，他们死于"老式流感"，而不是西班牙流感。另一位卫生官员也称："从现在起，这种疾病将会减少。"可是第三天，又有14名水手和首批平民死亡。患病的人数每天都在加速增长。每天报纸都向读者保证，流感不会带来任何危险。克鲁恩向人们保证，他将"把流行病扼杀在萌芽状态"。9月5日，已经有医生发出警告，称"除非马上采取防疫措施，不然整个城市的居民都会染上流感"。但官方并未采取任何预防措施。一天后，即9月6日，数千名水手和平民还在一个大厅举行庆祝活动。

1918年的费城人口已经超过170万。这年9月，流感已经在费城开始流行，费城的卫生官员们开始与在公共场所咳嗽、随地吐痰和擤鼻涕作战。费城原定于9月28日星期六举行大型自由债券销售游行，因为政府需要依靠发行公债来维持战争。医生们再三敦促克鲁恩取消这一计划，担心成千上万的人相互挤压，从而导致流感的进一步扩散。他们还试图说服记者写出关于流感危险的报道。但编辑拒绝接受，并拒绝打印来自医生的信件。限于政府管制，没有媒体敢向公众说明集会的危险。再三劝阻无效后，费城历史上规模最大的游行活动如期举行，估计有10万人聚集在大街上。美国历史学家克罗斯比说，这次游行无助于打胜仗，倒是帮助了流感传播。

辉煌的游行刚刚过去两天，每天就有100多人死于流感。10月1日是游行后的第三天，仅这一天死于流感的人数就达到117人。在短期内，这些数字增长了6倍。后来，每日死于流感的人数就超过了费城平均每周其他所有原因死亡人数之和。10月5日恰值周末，一周内整整2600人在费城死于流感或其并发症。第二个星期，流感报告死亡人数达4500人，几十万人得病。10月10日一天，费城有759人成为流感的牺牲品。在流感到达费城后的一个月之间，有近1.1万人死于此病。

大游行的3天之后，费城市市长无奈地宣布，费城已经暴发了一次严重的流感。全城31家医院的病床全部爆满，开始有患者死亡。克鲁恩承认："现在已经扩散到平民中的流行病可能是在军营中发现的那种类型。"不过，他警告说，不要"对夸大的报告感到恐慌"。当时的主要媒体都站在政府这一边。《问询者报》的头条写道："科学护理阻止了流行病。"

10月3日，克鲁恩最终下令关闭所有学校、教堂、剧院、游泳池以及其他娱乐场所，并禁止所有公共集会。报纸上宣传说，该命令不属于"公共卫生措施"，"没有理由恐慌"。

然而，人们仍然陷入了极大的恐慌。流感本身就已足以令人恐慌，而流言则让人心生恐惧乃至崩溃。人们不知道这场疾病究竟真实的情况如何。他们从政府官员和媒体得到的消息与周围人的死去并不符合，这让他们感到畏惧、无所适从。在事实之外，流言也开始滋生。人们为了推卸责任，宁愿相信这个恐怖的病毒来自德国的细菌战。一名销售员因被怀疑是德国的间谍而遭到残忍的杀害。一份美国红十字会的内部报告总结道："流感带来的恐惧和恐慌类似于中世纪人们对黑死

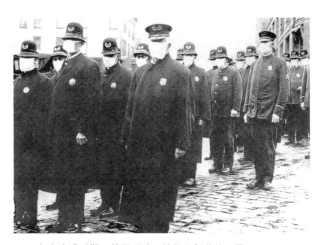

1918年大流感时期，美国西雅图的警员都戴着口罩

病的恐惧，它已经在这个国家的许多地方暴发。"北卡罗来纳州的丹·唐克尔（Dan Tonkel）回忆道："我们实际上几乎害怕呼吸，你甚至害怕出去，恐惧是如此强烈，以至于人们害怕离开他们的家，害怕互相交谈。"

殡仪人员也根本忙不过来。在费城的太平间，尸体三五成群地堆积在"走廊上和几乎每个房间里"。克罗斯比说："（他们）身上盖着肮脏、血迹斑斑的被单。大部分尸体没有涂过防腐剂，也没有被冷藏。有些尸体开始腐烂。太平间的大门敞开着，大概是为了空气流通吧，类似大型恐怖剧的混乱场面展现在每个想一窥其究竟者，包括孩子们的眼前。"

和费城一样，美国全国各地的政府官员也都在撒谎。美国外科医生鲁伯特·布鲁（Rupert Blue）说："如果采取预防措施，就没有理由感到惊慌。"纽约市公共卫生部部长宣布："其他支气管疾病，而不是所谓的西班牙流感导致大多数人报告患上流感。"洛杉矶公共卫生主管说："如果观察到普通的预防措施，就没有理由惊慌。"

在10月的4天时间里，派克军营（Camp Pike）的医院接纳了8000名士兵。弗朗西斯·布莱克（Francis Blake）是美国陆军特种肺炎部门的一员，他描述了这样的场景："每条走廊里都有大量临时搭建的床铺，它们排成2排、绵延数公里长，上面躺满了流感患者，这里只剩下死亡和毁灭。"然而，十几千米外的小石城（Little Rock），报纸的头条上却写着："西班牙流感只是普通感冒，只有发烧和寒战等症状。"

人们无法相信政府和媒体说的一切。由于真相被掩盖，人们的士气崩溃了，社会本身也开始瓦解。没有领导人站出来，没有人说出真相，信任也随之消失。人们只管照顾自己。华盛顿特区的威廉·萨尔多（William Sardo）说："流感将人们疏远开，你不再有学校生活、教堂生活，什么都没有。它彻底摧毁了所有家庭和社区生活。更可怕的一面是，当每天黎明来临的时候，你却不知道太阳落山的时候自己是否依然活着。"

1918年10月，美国国内流感的死亡率达到了创纪录的5%。美国的许多城市，包括费城、波士顿、纽约等地，都出现了相似的悲惨景象。在旧金山，流感在10月也达到顶峰，当月有1000多人死亡。在芝加哥，10月17日很快成了"黑色星期三"，这一天死亡了381人，有1200人病倒。整座城市的灵车都不够用，人们将无轨电车涂成黑色，用来收尸，甚至连葬礼都禁止举办了。民政部门宣布："无论市民死于何种疾病，或者任何其他死因，都不允许为死者举办公共葬礼。禁止为死者举办守灵、公共凭吊或任何类似活动。参与私人悼念仪式的亲戚朋友绝不可超过10人……"[①]

在那一年，近1/4的美国人得了流感，导致50多万人死亡，几乎一半的死者是健康的年轻人。这是此次流感的一个相当奇怪的特征。以往的流感总是容易杀死年老体衰的人和儿童，这次的死亡曲线却呈现"W"形，20岁到40岁的青壮年人成了死神追逐的对象。据估计，在这场流感之后，美国人的平均寿命减少了10年。1917年美国人均寿命大约51岁，而经过了这场流感大灾难，到了1919年，人均寿命仅有39岁。

美国总统威尔逊虽然发布了《反煽动叛乱法案》，压制有关流感疫情真相的报道，但他本人也难逃瘟疫的魔咒。1919年3月和4月，威尔逊在参加凡尔赛和平会议时患了流感。在会议期间，他有时看起来很困惑，他告诉他的医生卡里·格雷森上将，"我感觉非常不好"。一天晚上，威尔逊发现呼吸十分困难，高烧不退，且伴有剧烈的咳嗽、腹泻和其他严重症状。好在他得到了及时的治疗，在瘟疫的磨难中幸存下来。

五、大流感传遍了全球

费城的噩梦拉开了瘟疫横行世界的序幕，军队的大规模调动加剧了流感的传播。

时值第一次世界大战期间，威尔逊总统下达了对全国上下的统一动员战争令，数以百万计的青壮年进入军营。在密集的营房里，来自各个地方的青年人相互感染着彼此的细菌。这也意味着大范围流行疾病的产生变得可能，并且确实发生了。

战争优先的动员令使得军队的工作人员忽视了对流行疾病的防控，他们认

---

① 引自［英］凯瑟琳·阿诺德：《1918年之疫：被流感改变的世界》，田奥译，上海教育出版社2020年版，第117页。

为打造一支部队才是最重要的，而非关注部队中的疾病。

全球范围内史无前例的大规模军队行动大大促进了流感的传播。在流感暴发时，成百上千支美国军队拥挤在局促的军营里，而后被塞进火车，运往港口，再装进军舰直达战场。在战争的最后6个月中，有150万美国士兵被运抵欧洲，他们中每15个人就有1人死于流感。美国士兵死于这场流感的人数达6.2万人，远多于在战斗中牺牲的人数，大约3万人甚至在抵达法国之前就已经死亡。根据美国国防部的记录，在1918年9月至11月期间，大约20%至40%的美国陆军和海军人员患有流感或肺炎。

"西班牙流感"从美国传遍世界，疾病毫不留情地肆虐南亚、东南亚、东亚、加勒比海的大部分地区以及中南美洲的部分地区。不论是欧洲血腥的战场，还是南太平洋上孤零零的小岛，从北极圈到大洋洲，从热带地区到苔原地带，东南西北各个方向都有流感的踪迹。全球都笼罩在流感的阴影之下，全世界有1/5的人口感染。1918年10月15日有报道说1500个柏林人死于流感，而在10月伦敦死于此病的有2225人。

英国在这次流感中总共有150万平民和军人死亡。科林·库尔上尉亲眼看见一个村庄的居民全都死了。英国知名的空军英雄之一利弗·鲁滨逊于1916年在伦敦北部击落一只德国飞艇，飞艇烧毁的场面为几百人所目睹，激起全国作战热情的高潮。后来，鲁滨逊在战斗中被俘。停战后，他和其他战俘一起于1818年12月中旬获释回国。但是，在他回到英国仅仅17天，就因染上流感而去世。英国国王乔治五世也在流感中感染患病。

法国在不到1年的时间里有40万人死于这一场流感。巴黎拉雪兹公墓的一位掘墓人说，人们埋葬死人时根本不知道死者的姓氏，因为很多是一大家人或整村人一起死去，没有人知道他们姓甚名谁。很多名人也被"西班牙流感"病毒夺去生命，如法国著名剧作家、《大鼻子情圣》的作者爱德蒙·罗斯丹（Edmond Rostand）就是死于这次的传染病，法国著名诗人纪尧姆·阿波利奈尔（Guillaume Apollinaire）也在11月9日染病身亡。在维也纳，印象派画家埃贡·席勒（Egon Schiele）也未能幸免于难。仅有3.8万人的太平洋小岛东萨摩亚，却有7542人死于"西班牙流感"。3000名生活于拉布拉多海岸的因纽特人，地处偏远地带，但在这次流感中却有2000人死于这种疾病。瑞士有1800名前线士兵死于"西班牙流感"，全国在一年内有24000人死于此病。

在加拿大渥太华，地方报纸报道"有轨电车停在班克街上，窗户大开，几乎没有乘客。学校、歌舞剧院、电影院没有任何灯火，游泳池和保龄球馆空无一人"。加拿大的魁北克也曾有50万人患病，其中4万人死亡。加拿大的王牌飞行员，曾经在战斗中击落34架德国飞机的奎格利上尉，也是这次流感的死难者。

关押在意大利战俘营的30万奥地利战俘中，有3万人死于流感。在孟买，有报道说，1个月内就死了1000个印度人，而且整个南亚次大陆疫情都在加剧。从欧洲归来的澳新军团把流感带到澳大利亚和新西兰。尽管两国都采取了预防的办法，比如戴面罩和关闭影剧院，但仍然有1.2万人死亡。在日本，在流感疫情的高峰期，约有3000万日本人患病，其中超过17万人死亡。在南非，有一位读者写信给《泰晤士报》，说"这种疾病在全国迅速蔓延，如同干草燃烧一样，一下子越过数百里。在一些地方，医生、药剂师、护士、屠夫、面包师和铁路员工都病倒了，作为突然一击的结果，交通完全瘫痪"。这其实是在世界上许多地方都出现的情况。

到了第二年的2月，"西班牙流感"迎来了它相对温和的第三阶段。数月后，"西班牙流感"在地球上销声匿迹了。

"西班牙流感"给人类带来难以估量的损失。在它流行期间，全世界相当多的人口感染了"西班牙流感"病毒，有2000多万人在流感灾难中丧生，而当时全球人口的总数还不及今天的1/3。流行病学家认为，1918—1919年的流感流行是人类历史上单一的致死的感染性疾病大流行之一，是历史上非常严重的医疗大浩劫。一个美国军医写道："如果这场流行病继续以这种加速度蔓延，那么在短短的几个星期内文明将轻易在地球上湮灭。"

美国历史学家克罗斯比说，无论1918年大流感的确切死亡数字是多少，有一点是毋庸置疑的：病毒在这么短的时间里杀死的人数超过了人类历史上任何一种疾病。

更为严重的是这场瘟疫对于人们心理和信心的沉重打击。当时，第一次世界大战刚刚结束，战争造成了近千万人的死亡，更多的人流离失所。在经历了4年之久的战争后，人们盼望着和平宁静的生活。然而，战争的瘟神刚刚离去，流感的瘟神却立即粉墨登场，它造成的这一场更大规模的灾难使得世界大战的死亡幽灵相形见绌。因为，4年战争的惨烈厮杀，造成的人口死亡还不及这次流感的一半。

"西班牙流感"使刚刚获得和平的人类再次陷入痛苦的灾难之中，成为人们心头挥之不去的噩梦。

六、追踪大流感杀手

那么，为什么"西班牙流感"会造成如此巨大的灾难呢？当时受科学技术条件所限，无法分离出病原。"西班牙流感"的病原是一个谜。人们一直在努力寻找它的谜底，试图揭开"西班牙女郎"的神秘面纱。但是，直到现在，科学家们还不知道1918年的流感病毒是怎么让人致死的。有一位科学家说："我们有权利怀疑，但我们不知道杀手怎么作案。"

1993年，加拿大科学家基尔斯提·丹坎偶尔读到有关"西班牙流感"的书，他被这一流感的恐怖和神秘所震撼，于是他决心去揭开"西班牙流感"病毒的奥秘。由于过去的科学手段有限，人们没有能力保存病毒，如果想了解那时的病毒，只有一个办法，就是提取死人身上的病毒。起初，丹坎选择了气候寒冷的美国阿拉斯加。据记载，阿拉斯加当时有的是整村人被"西班牙流感"夺去生命。但由于当时人们匆匆将死者入土，尸体埋得不深，因此那里的尸体无法使用。最后，丹坎决定去挪威挖掘坟墓，并得到当局允许，可以开棺验尸。1998年，丹坎开始了挖掘工作，在取到尸体样本后，科研人员用严密的保护措施将病毒样本运到美国、加拿大、挪威和英国等国的实验室。他们希望能找到"西班牙流感"病毒的变异。事实上，流感病毒每年都会有所变异，正是这些变异使人身上的免疫系统难以识别和抗拒。一般来说这些变异是轻微的，但每二三十年就会有一次大的变异，这种大的变异使流感在全球流行并严重危及人类的生命。科学家们认为，1918年的"西班牙流感"就是病毒大变异的结果。

1997年，美国科学家杰弗里·陶贝格尔（J. Taubenberger）在《科学》周刊上发表了他与同事利用遗传学技术得出的研究成果，认为1918年的流感病毒与猪流感病毒十分相似，是一种与甲型流感病毒密切相关的病毒。至今，仍然可以在某些国家的猪体内发现这种病毒。

有一篇讨论这个流感的报告指出，鸟也许是将这种病毒传染给人类的罪魁祸首。美国科学家瑞德博士和她的研究小组，是华盛顿军方病理研究机构的成员，她的解释是："流感病毒在1918年之所以会大规模地流行，是因为这种病毒本身特有的发生根源，因此对于人类的免疫系统会造成严重的影响，也就是说这种病毒有特殊的传播途径。"科学家发现，1918年的流感病毒是以一种特别的方式传播到人类身上的。之所以会严重地影响人类，可能是由于在1918年的春天之前，这种病毒并没有在人类的身上出现过，因此一旦流行传播开来，就造成大规模的死亡。瑞德博士和她的研究小组利用基因的分析方法，研究1918年这种病毒特殊的蛋白质，结果他们发现，这种病毒是由鸟类传播给哺乳类动物和人类的。这种病毒有一种特殊的蛋白质，可以制造唾液酸酶，这是一种使病毒得以复制的重要物质，并且也可以使受感染的人产生免疫反应。这种病毒所扮演的角色，就像是人类和鸟类之间的桥梁。

根据英国政府的指示，英国政府的流感咨询专家、玛丽王后医学院教授约翰·奥克斯福德领导的研究小组，在伦敦找到了10名死于"西班牙流感"者的遗体，这些遗体当时被葬在铅制的棺材里。科学家们希望这些遗体能较好地保存到今天，即使其中已经没有完整的流感病毒，也可能在肺部留下一些可供研究的流感病毒碎片或痕迹。他们从2001年12月开始对这10具尸体进行检查，分析病毒样本或碎片的基因组特征，研究它何以具有如此强的传染性和杀伤力。

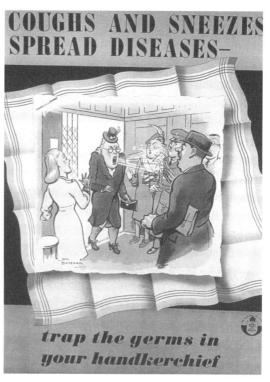

20世纪40年代，英国卫生部发布的海报，提醒人们注意病菌的传播

七、流感还在继续

科学家们还在继续他们的研究，各有所见，而流感的噩梦并没有到此结束。西班牙流感之后，20世纪还出现了两场流感的大流行。第一次是1957—1958年暴发的"亚洲流感"，全世界有1/3的人口被感染，整体死亡率为0.25%，但死亡人口的总数很大。第二次是1968—1969年的香港流感，传播的范围也很广，仅在美国就有3000万人患病。

20世纪30年代，科学家们最终发现流感是由病毒所致，具有高感染性的病毒性疾病。1933年，病毒学家们分离和培养出了人流感病毒。流感病毒与其他病毒的不同之处在于，它会经常发生变异，而且变异的节奏很快，差不多每年都在变异，无法事先制成疫苗并加以预防。许多科学家说流感是"持续性的大瘟疫"。在普通年份，世界范围内的流感病毒感染人数约为3000万人至1.2亿人。流感及其并发症每年造成约100万人死亡。

世界卫生组织从20世纪50年代开始，先后在80个国家建立了流感流行监测站，形成了一个全球性的监测网。通过这个监测网，各国每年流行的流感病毒毒株的情况都被汇总到世界卫生组织。世界卫生组织则每年3月在瑞士日内瓦召开专门会议，分析当年可能流行的病毒类型，结论向世界公布并推荐给疫苗生产者生产疫苗。因此，对流感的防治直到今天仍显得很被动，还没有一种方法可以百分之百地预防这种流行病。

1997年，香港暴发了禽流感。禽流感是由禽流感病毒引起的人类疾病。禽流感病毒，属于甲型流感病毒。由于禽流感病毒的血凝素结构等特点，一般感染禽类，当病毒在复制过程中发生基因重配，致使结构发生改变，获得感染人的能力时，才可能造成人感染禽流感疾病的发生。1997年在香港首次发现H5N1亚型能直接感染人类，有18个人感染了病毒，其中6人死亡。这次流感没有造成太多的人死亡，因为有150万只被感染的鸡全部被及时宰杀。大多数人感染H5N1禽流感的病例为年轻人和儿童。截止到2013年3月，全球共报告了人感染高致病性H5N1禽流感622例，其中371例死亡。病例分布于15个国家，其中，我国发现了45例，死亡30例。

2009年暴发的流感被称为猪流感。世界卫生组织2009年4月30日将此前被称为猪流感的新型致命病毒更名为H1N1甲型流感。猪流感是由猪流感病毒引起的急性呼吸道传染病，其特点为发病急骤，突然发烧及出现其他伤风的症状，复原亦和发生一样快。猪流感由流行性感冒病毒引起，与感染人类的流感病毒同属，此病毒具备人畜共同感染的特性。1918年的大流感被认为与猪流感有关，当时猪和人同时发病。此后，1976年、1988年都出现了猪流感对人类的感染。2009年猪流感暴发，世卫组织宣布其为"国际性公众健康威胁的紧急警讯"。在这次流感中，最终估计数据为：从2009年4月12日至2010年4月10日，美国估计发生大约6080万例感染、27.4万例住院治疗和12469例死亡。

2016年，俄罗斯圣彼得堡市出现猪流感，有15人因流感后的并发症死亡。

流感并没有远去，它就在我们身边，随时可能再次暴发。

第15章

艾滋病：20世纪的人类之痛

一、艾滋病是"世纪之痛"

20世纪对人类生命安全危害最大、对人类社会文明冲击最大的瘟疫是艾滋病。艾滋病被称为20世纪人类的"世纪之痛"。

艾滋病的全称为"获得性免疫缺陷综合征"（AIDS），它通过性、血液和母婴三种接触方式传播，是一种严重危害人类健康的传染性疾病。当人体处于正常状态时，体内免疫系统可以有效抵抗各种病毒的袭击。一旦艾滋病病毒侵入人体，这种良好的防御体系便会土崩瓦解，各种病毒乘机通过血液、破损伤口长驱直入。艾滋病病毒通过破坏人的免疫系统和机体抵抗能力，从而给人以致命的打击。

艾滋病毒感染后，最开始的数年至10余年可无任何临床表现。一旦发展为艾滋病，病人便会出现各种临床表现。一般初期的症状如同普通感冒、流感一样，可伴有全身疲劳无力、食欲减退、发热等。随着病情的加重，症状逐渐增多，如皮肤、黏膜出现白念珠菌感染，出现单纯疱疹、带状疱疹、紫斑、血疱、淤血斑等；以后渐渐侵犯内脏器官，出现原因不明的持续性发热，可长达3—4个月；还可出现咳嗽、气促、呼吸困难、持续性腹泻、便血、肝脾肿大、并发恶性肿瘤等。侵犯肺部时常出现呼吸困难、胸痛、咳嗽等，侵犯胃肠可引起持续性腹泻、腹痛、消瘦无力等，还可侵犯神经系统和心血管系统。

1981年6月5日，美国亚特兰大疾病控制中心在《发病率与死亡率周刊》上简要介绍了5例艾滋病病人的病史，这是世界上第一次有关艾滋病的正式记载。1982年，这种疾病被命名为"艾滋病"。1983年，在巴黎巴斯德研究所专门研究逆转录病毒与癌症关系的法国病毒学家 L. 蒙塔尼埃（Luc Montagnier），首次从一位罹患晚期卡波西氏肉瘤的年轻病人的血液及淋巴结样品中，分离到一种新的逆转录病毒，将之命名为"免疫缺陷相关病毒"（Immune Deficiency-Associated Virus，IDAV）。同年，美国国家癌症研究所的生物医学科学家罗伯特·加罗（Robert Gallo）及其团队也从一些细胞株系中分离到新病毒，并将之命名为"IIIB/H9型人类T4淋巴细胞白血病病毒"（Human T cell Leukemia Virus-IIIB/H9，HTLV-IIIB/H9）。1984年，加罗小组在《科学》期刊上发表论文，论证了这种新病毒与艾滋病的病原关系。1986年7月25日，世界卫生组织发布公报，国际病毒分类委员会会议决定，将艾滋病病毒改称为"人类免疫缺陷病毒"（Human Immunodeficiency Virus，HIV），以更好地反映病毒导致免疫缺陷而不是导致癌症的性质。

2015年3月，多国科学家研究发现，艾滋病病毒已知的4种病株，均来自喀麦隆的黑猩猩及大猩猩，这是人类首次完全确定艾滋病病毒毒株的所有源。

根据目前的研究显示，艾滋病病毒大约是在20世纪70年代中末期，开始在撒哈拉沙漠以南的非洲地区、北美洲以及加勒比海等地区蔓延开来的，西欧地区在20世纪80年代早期开始蔓延，而东南亚国家则是在20世纪80年代末期才开始大规模流行。

有人把艾滋病全球大流行的历史大体上分为4个时期：寂静期、发现及初始反应期、全球动员期和十字路口期。从20世纪70年代中开始，HIV已在全世界传播而不为人知，这一时期被称为"寂静期"。1981年，艾滋病的发现结束了寂静期，1981—1985年为"初始反应期"。1983年初在病原体尚未发现以前，由于流行病学家的努力，很快推断出艾滋病的性传播途径，为艾滋病的预防奠定了科学的基础。第三个时期是从1985年4月第一次国际艾滋病大会开始到1989年，这一时期形成了对艾滋病防治的全球战略，并付诸实施，为"全球动员期"。大多数国家制订了自己的防治计划。世界卫生组织积极加强了对艾滋病斗争的全球性指导和实际支持。1987年10月，联合国第40届大会第一次对一个疾病即艾滋病进行了讨论，并号召各成员国互相合作，共同抗击艾滋病。1988年初在伦敦召开了由148个国家参加的世界卫生部长会议，通过了预防艾滋病的伦敦宣言。第四个时期是20世纪90年代以来，艾滋病在全球范围蔓延、

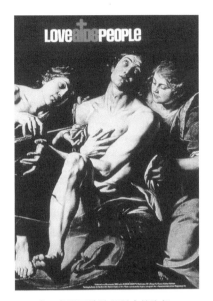

1989年一幅关于防治艾滋病的海报

扩散并波及社会的各阶层，艾滋病对人类的威胁在不断增强，但社会公众对艾滋病人的态度变得僵硬而麻木，歧视情况严重存在。人类对艾滋病的斗争正处于"十字路口"。

从1981年美国发现世界首例艾滋病患者到现在，没有一个国家和地区能够阻挡艾滋病的侵入。全球艾滋病疫情日益严重。

根据世界卫生组织公布的数字，艾滋病已经在世界范围内导致了近2000多万人死亡。仅在2018年，估计全球艾滋病病毒感染者有3790万（3270万—4400万）人，正在接受抗反转录病毒治疗的有2330万（2050万—2430万）人，新感染艾滋病病毒的有170万（140万—230万）人，因艾滋病相关疾病死亡的有77万（57万—110万）人。艾滋病已成为"世纪杀手"。

这些数字还在不断增长中，其中东亚、东欧、中亚等地区涨幅最快。感染最严重的地区仍然是撒哈拉以南的非洲，其次是南亚与东南亚。

二、恐怖的"世纪杀手"

20世纪90年代，有一个预言说："十年后，或许不用十年，将会是一场比战争更可怕的灾难。"

据联合国2000年4月的一份报告，1999年全世界感染艾滋病病毒的人数是1990年的近5倍，但控制艾滋病传播的经费只增长了一倍多。美国《新英格兰医学杂志》的一篇社论指出："非洲撒哈拉以南地区每个艾滋病病毒感染者每年只能花不到5美元的医疗费，但3610万艾滋病患者和病毒携带者的多数却生活在那里。"如果这种情况还不得到改善，"艾滋病的危害很快就会超过14世纪使2500万人丧生的黑死病"。在博茨瓦纳和津巴布韦，每4个成人中就有1个是HIV阳性。

美国最著名的病毒学家约瑟夫·麦克科密克和苏珊·费希尔-霍克，是一对一生致力于病毒研究的夫妇。他们以疫病调查员的身份几乎踏遍了非洲、欧洲、南美洲和亚洲，撰写了纪实文学作品《第四级病毒》。在这本书里，不仅有关于诸如艾滋病毒之类的"第四级病毒"的科学论述，也有他们振聋发聩的呐喊。他们说："在世界上的某一个城市，艾滋病毒携带者的比率已经达到10%，而那里的'自由女子'则有30%—40%是艾滋病毒携带者。""社会的动荡与变迁，人口的激增过剩与城市膨胀，社会秩序的混乱与道德沦丧，经济贫穷

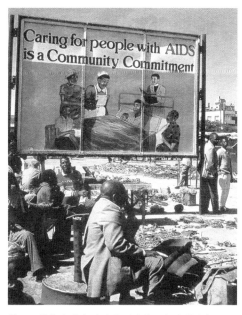

赞比亚首都卢萨卡防治艾滋病的巨幅宣传海报

与文化落后，都是艾滋病得以生存和蔓延的温床。""在过去的10年里，艾滋病毒正犹如决堤的祸水，在世界上由南向北、由西向东顺流而下。""科学的进步可以把人类送上太空，但是如果不解决人口过剩与落后贫穷，那么，所有的人类科学成就都将在病毒的横流中变得毫无意义！"

尽管人类对艾滋病的了解日益增多，全世界众多医学研究人员付出了巨大的努力，但全世界范围内仍缺乏根治其感染的有效药物，也没有可用于预防的有效疫苗。现阶段的治疗目标是：最大限度和持久地降低病毒载量，获得免疫功能重建和维持免疫功能，提高生活质量，降低艾滋病相关的发病率和死亡率。

作为20世纪的一大绝症，艾滋病目前仍是人类社会一道挥之不去的阴影。联合国艾滋病规划署原执行主任彼得·皮奥博士说：

新的配伍疗法仍然对90%的艾滋病患者没有用处；各种药物不管效果多大，显然都无法治愈这种世界上最致命的流行病，这种最可怕最高级的癌症；不论哪一种药，低收入的国家都承担不起；由于HIV感染和艾滋病例无情地增加，仅是遏制住全球的流行也是力不从心的；艾滋病夺去的是

最有生产能力的中、青年的健康和生命，它主要打击的是有技能的和有管理能力的工作者，而在发展中国家，最不能失去的，恰恰正是这样的人。

2019年7月16日，联合国艾滋病规划署在南非夸祖鲁纳塔尔省埃绍韦发布《全球艾滋病最新情况——以社区为中心》报告。报告指出，减少艾滋病病毒新发感染、提升治疗可及性和终结艾滋病相关死亡进展的速度正在放缓。当前的防治现状喜忧参半：有些国家的防治成果令人瞩目，另一些国家的新发感染和艾滋病相关死亡人数攀升。报告显示，关键人群及其性伴侣占全球新增艾滋病病毒感染人数的一半以上（54%）。2018年，东欧、中亚、中东及北非地区的新发感染者中，关键人群（包括注射吸毒者、男同性恋和其他男男性行为者、变性人、性工作者和囚犯等）占比高达95%，报告数据中半数以上的国家关键人群得到综合预防服务的覆盖比例不足50%。

三、艾滋病与社会危机

艾滋病的全球性流行反映了人类社会的多种矛盾。艾滋病不仅严重地危害人们的生命安全，也对人类社会造成严重后果和巨大冲击。其中突出的问题之一就是对艾滋病人的道德歧视问题。疾病本身和道德没有关系，然而当它和不道德的行为发生关联的时候，"不道德的疾病"这样的修饰就难以避免。艾滋病正是如此。因为患这种疾病的高危人群是妓女、嫖客、吸毒者、同性恋者，而这些人的行为在很多人眼中是不道德的。在许多人看来，艾滋病不仅仅是一种病，还是一种和道德有莫大关联的东西。有人甚至认为，与其说它是一种疾病，倒不如说是一种惩罚、一种天谴。因此，艾滋病获得了一种象征，成为现代人的恐惧图腾。对待艾滋病人，人们的态度是歧视加非理性的恐惧。

经过多年的努力，许多国家在消除艾滋病污名和歧视方面已取得一定的进步，但歧视仍然非常严重。造成预防和治疗不平等和障碍的潜在结构性成因迫切需要得到解决，特别是不利于控制传播的社会规范和法律、污名和歧视以及与性别相关的暴力等。刑罚、强力执法、骚扰和暴力行为将关键人群推向社会的边缘，剥夺了其获得基本卫生和社会服务的机会。许多国家对感染者的歧视仍然很严重。26个接受调研的国家中有超过一半的受访者表达了对感染者的歧视。

确实，绝大多数的艾滋病人或带原者是经由不正当的性行为，或注射毒品时用了被艾滋病毒污染的注射器而感染的。但也有无辜的新生儿，因为母体已感染而有之；有不幸因输血而得的，也有血友病患者因接受污染的血液制剂而感染；有的人洁身自爱，却被配偶传染；也有医护人员因为被艾滋病人的注射针头扎到而感染。他们凭什么受到歧视和谴责呢？即便是那些"不道德"的感染者，是否就应该受到歧视呢？美国历史学家理查德·W. 布利特指出，很多艾滋病患者都感受到了社会责骂和家庭指责的力量。

在艾滋病所造成的严重社会后果中，另一个突出的问题是全球孤儿危机。联合国艾滋病规划署、儿童基金会以及美国国际开发署发表的一份关于艾滋病导致全球孤儿问题的报告指出，随着死于艾滋病的人数持续上升，已经处于危机中的全球孤儿问题将更加恶化。根据这份报告，非洲的孤儿人数占其人口的比例最高。儿童总数中的6%是因为艾滋病而成为孤儿的。2002年在4个非洲国家里，每5个儿童中就有1个是孤儿。

联合国艾滋病规划署原执行主任皮奥说，让他特别关注的是，社会上对艾滋病毒感染者的歧视，也在转移到因为艾滋病而失去了父母的孩子身上。他们因为父母死于艾滋病而成为孤儿，他们的父母因为艾滋病而受到的歧视也跟着一起传给了他们。父亲死于战场，儿子是英雄；但死于艾滋病，全家都要蒙羞。所以，不仅艾滋病毒会传染，被歧视的耻辱也会跟着转移。

四、相互关爱，共享生命

艾滋病严重地威胁着人类的生存，已引起世界卫生组织及各国政府的高度重视。为了战胜艾滋病，国际社会做出了巨大努力。从1985年起，国际艾滋病学会组织每年举行一次"国际艾滋病大会"，近几届会议每次参会代表的人数都达万余人。1996年1月1日，在日内瓦正式成立了联合国艾滋病规划署（UNAIDS）。它作为全球 HIV/AIDS 防治行动的主要倡导者和领导者，集中了从医疗卫生到经济发展方面的专家，其主要任务是领导并广泛地支持开展各项旨在预防HIV传播的活动，更有效地利用联合国系统的资源，降低个人和社区（及特殊人群）对艾滋病的易感性，减轻艾滋病流行所造成的影响。

在与艾滋病作斗争的行列中，有一个著名的儿童，被称为"艾滋病小斗士"，他就是南非的尼科西。

小尼科西受其生母遗传而患有艾滋病。在他被富有爱心的养母基尔·约翰逊收养时，还不到两岁。当时医生说他最多能再活6个星期。但凭借着惊人的毅力和顽强的斗志，尼科西一直活到12岁，成为世界上患艾滋病生存最长的儿童。他是2001年6月1日早晨5时40分去世的，当时体重仅有约10公斤。

通常携带艾滋病病毒的婴儿有1/4活不到自己的第二个生日。小尼科西的生命力也许是南非所有患艾滋病的孩子中最强的，而且，他也没有吃过抗艾滋病的药物或者其他人能够负担得起的药物。直到小尼科西的病情开始出现恶化的时候，他才得到一位好心人捐助的药物。但是这些药物对于减轻他的病情没有起到很大的作用，因为他已经被艾滋病逼到了生命的尽头。

小尼科西第一次引起全南非人的注意，是因为他到学校上学的遭遇。小尼科西到约翰内斯堡的一家小学注册上学时，在当地掀起了一场轩然大波。3个月后，小尼科西经过一番抗争终于走进了学校，成为南非第一个艾滋病患者学生。小尼科西的斗争在南非引发了一场关于患了艾滋病到底意味着什么的大讨论。这场大讨论达成的一个共识是应该减少对艾滋病患者的负面看法，因为许多人是因为偶然或者其他原因而感染的。这场讨论的另一个成果就是，公众发起了一场为尼科西的养母约翰逊捐款的运动，让她成立"尼科西避难所"。这个避难所，后来成了携带艾滋病病毒的母亲和她们染上或没有染上艾滋病病毒的孩子的乐园。

在2000年7月举行的世界艾滋病大会上，身穿一身小西服的尼科西站在主席台上，用自己稚气的声音，向数千名与会代表讲述了自己母亲被艾滋病夺去生命，而自己也感染病毒的悲惨遭遇。他在发言中对南非政府进行了批评，称政府没能够向携带艾滋病病毒的孕妇提供药品。他呼吁人们不要歧视艾滋病患者，呼吁政府采取有力措施遏制艾滋病的蔓延。他的童声引起了与会者的共鸣。

尼科西回到南非后，最后一次回到曾经拒绝自己的学校上课。他特地回到学校，是为了感谢对他十分友好的老师们。善良、无辜而又坚强的小尼科西感动着每一个南非人。自从2000年12月卧床不起后，他的病情始终引起南非人的共同牵挂。许多人自发来到医院附近，点燃烛光，为他祈祷。

小尼科西的乐观感染着每一个人。即使是在与病魔抗争的最后关头，小尼科西仍想对前来看望他的人展现笑脸，尽管他笑得是那么的不自然，身体还不停地抽搐。他的养母基尔·约翰逊说：

> 他已经尽了力，他向大家表明了艾滋病的另一面，告诉大家艾滋病不会对任何人区别对待，不管你是什么种族、年龄多大，都有可能被它缠上。同时，他还给了许多人以希望，因为直到最近，他才开始用上昂贵的药物。对于许多人来说，他是一位小英雄，因为他竟然能挺了这么长时间。

与艾滋病勇敢搏斗的小尼科西成为南非遏制艾滋病蔓延的代表，成为南非反对歧视艾滋病患者的一个有力的象征，也是同艾滋病进行抗争的一个小英雄。南非前总统曼德拉曾称赞他是"与艾滋病作斗争的偶像，为生命而战的偶像"。曼德拉说："一个人究竟该如何面对天灾，尼科西就是榜样。"联合国时任秘书长安南2001年6月1日在纽约联合国总部说，尼科西已经成为艾滋病患者权益的捍卫者。

在与艾滋病进行抗争的著名人物中，还有一位篮球明星，他的名字是埃文·约翰逊。他是5次美国职业篮球联赛（National Basketball Association，NBA）总冠军的得主，NBA历史上伟大的球星之一。他将更多的理念、智慧和技巧带到了篮球场，使得篮球运动的观赏性和竞争性在20世纪80年代上升到一个新的高度，因而被戏称为"魔术师"，并获得篮球界的最高荣誉——进入美国"篮球名人堂"。1991年，"魔术师"被查出染上了艾滋病毒。当他得知这一结果后，没有屈服，而是以真诚换来了人们的理解和尊重，并且寻求积极的治疗。在之后的10多年里，约翰逊无数次在机场、街道、餐厅，甚至健身室里被HIV病毒携带者拦下，约翰逊总是尽量解答那些与他同命相连的人提出的疑问，为他们签名。约翰逊以一个染上了HIV病毒的NBA前明星的身份和HIV病毒进行着不屈不挠的斗争。他还成立了"魔术师约翰逊基金会"。基金会的主要任务就是帮助那些感染上了HIV的黑人孩子们，为他们提供受教育的机会。在宣布自己感染上HIV后，约翰逊一直在孜孜不倦地推广"安全性行为"。随后他把精力放到了"与魔术师聊天"的电视节目中，他希望以此来帮助青少年认识艾滋病和艾滋病病毒。

约翰逊在积极治疗的前提下，继续从事篮球运动的训练和比赛，并在1992年参加了NBA全明星赛和奥运会。1997年3月，经过检查后，约翰逊身上出现了不可思议的奇迹：在他体内几乎找不到艾滋病病毒了。

第四编

　　瘟疫是人类的大灾难，是文明的大敌。从古代有瘟疫出现开始，人类就勇敢地与瘟疫抗争，艰难地探索，寻找治愈疫病和防疫的办法，由此推动了医学的进步。虽然在古典医学阶段，还没有发现各种疫病的本质原因，没有战胜瘟疫的办法，但当时的人们总结出许多有益的经验，体现了人类的智慧和文明的力量。到19世纪中期以后，随着现代医学科学的发展，对疫病的防治取得了巨大的进步。与此同时，人们的生活方式和卫生习惯也有了很大改变，公共卫生事业也有了很大的发展。

　　瘟疫这样的大灾大难，对人类文明提出了严峻的挑战，也促进了人类对自身和文明本身的反思。所以，文学家、艺术家等对瘟疫进行了深入的研究，身处瘟疫暴发现场的人们则记录下那些恐怖的场景、悲惨的命运以及在那种极端环境下人性的光芒。这些记录、研究，都是重要的文明遗产，都对现代人了解和思考如何应对瘟疫以及深入认识文明具有非常重要的历史价值。

第16章

抗击瘟疫的中国智慧

一、秦朝防治传染病的立法

中国很早就有了关于瘟疫的记载。中国古代神话中就有关于瘟疫的内容。在中国古代的文献中，传染病或瘟疫的流行被称为"大疫"或"大疾"。许慎的《说文解字》将"疫"释为"民皆疾也"，即好多人都得病的意思。如果是大规模暴发，则称为"大疫"。

殷墟甲骨文中已有"虫""蛊""疟疾"及灭虫的记载。在甲骨文中有多处提到瘟疫流行的情况。例如，"贞有疾年，其死"。这里说的"疾年"，当如《周礼·天官·疾医》中所说的"四时皆有疠疾"，即一年四季随时可能发生流行性疠疾。甲骨文中的"疾年，其死"，也是指年内因疠疾流行而死亡的人很多。甲骨文中还有"疾人惟父甲害""疾人惟父乙害"的记载，可能是指疠疫乃是已故先王降灾所致。

早期人类也积累了一些预防疫病的生活经验。人类在原始社会初期还不会建造房屋，只是选择干燥、向阳和背风的天然洞穴为栖息处所，就是我们所说的"穴居"。后来，人们逐渐走出洞穴，在地面上建造栖身之所，于是"巢居"及"穴居"并存。《墨子·辞过》说："圣王作，为宫室。为宫室之法，曰：室高足以辟润湿，边足以圉风寒，上足以待雪霜雨露，宫墙之高足以别男女之礼，谨此则止。"长江流域及其以南地区的"杆栏式住屋"，下层空间可使上层居室保持干燥、通风，可免瘴疠之气的熏蒸，又可避毒虫毒草之害。《旧唐书》中说："土气多瘴疠，山有毒草及沙虱、蝮蛇。人并楼居，登梯而上，号为'干栏'。"《太平寰宇记》说："俗……多构木为巢，以避瘴气。"以上都是说这种建筑方式具有防病（瘴疠、瘴气）的目的。人畜隔离也很早被中国人所采用，生活垃圾的处理也受到人们的重视。夏商都邑遗址还有排污水的地下管道或明暗沟设施。西周已设有专门管理清洁卫牛的官职，负责宫廷内外的除草、除虫以及清洁水源的工作。《诗经》还记有灭鼠的活动，强调打扫庭院堵鼠洞，堵好鼠洞熏杀老鼠。这些对预防传染病流行、保护环境具有积极意义。

上古时期巫医不分，巫也是最早的医生。早先人们通常把导致疾病的原因直接归结为自然界神祇的降灾或人鬼作祟，人的疾病即因鬼魂作用而起。商代人把疾病直接视为先王先妣先臣在作祟危害于生者，如甲骨文说："贞王疾惟大示"，"疾身惟有害。惟多父"，"贞惟多妣肇王疾"，"贞有疾趾惟黄尹害"。大示、多父、多妣、黄尹等已故先人，都可成为致疾于人的死神。人们为消病除疫，通常采取各种手段安抚鬼魂，或以祭祀讨好之，或以忏悔来消除鬼魂的不满，或表示屈服以取悦之，或用某种仪式来驱赶疫鬼。但这一切必须借助于能够沟通人鬼间的媒介即巫来完成。巫主要是以祈祷、诅咒的形式进行"驱鬼""逐疫"，也辅之以医药进行治疗。所以巫在防治疫疾方面所起的作用很大。《逸周书》说："乡立巫医，具百药，以备疾灾。"

至少到商代晚期，人们对于流疫已经有了比较多的认识，并且出于保健的需要，采取了隔离防疫的积极措施。甲骨文说，"疾，亡入"，"亡入，疾"。前一句的意思是不得进入疾疫流行之地，后一句的意思是患者不得前来。

春秋战国时期，疫病流行已经比较多见，赵国和秦国等地都多次发生大疫。《墨子·兼爱下》说："今岁有疠疫，万民多有勤苦冻馁，转死沟壑中者，既已众矣。"它说的是某一年发生流疫，万民逃亡，路边沟壑中死者甚众。人们已经能够辨别伤寒、疟疾、蛊、痒疥疾、麻风病等传染病。

秦代开始出现关于传染病防治的立法，这是已知的我国最早的关于防治传染病的立法。秦朝关于防治传染病的法律，主要保存在1975年湖北云梦出土的《睡虎地秦墓竹简》中，其内容大致有以下几个方面：

（1）主动预防，及时报告。《睡虎地秦墓竹简·封诊式》记录了这样一个案例，某人丙因为外祖母同里者曾有"毒言"，他也被怀疑患有"毒言"。"毒言"是一种热带地区流行的传染病，似乎是一种通过唾液飞沫传播的皮肤性

疾病。因此，知情者采取了主动断绝与丙接触的行
为。在各种活动中，大家尽量避免与丙接触，如果
没有办法不接触，也要避免与丙共同饮食，或者不
用同一器具。

（2）确立标准，谨慎诊断。如丙被怀疑为麻风
病送到官府后，官府首先向丙讯问症状，然后令医
丁诊之。经专业医生仔细检查后，才确定该人确实
是麻风病患者。

（3）设立机构，强制隔离。秦朝把对传染病患
者的隔离纳入法制轨道。《睡虎地秦墓竹简·法律答
问》中的几条律文证实了这一点。"城旦、鬼薪疠，
可（何）论？当迁疠迁所。""疠迁所"也称"疠
所"，是专门隔离麻风病患者的地方。法律规定政
府应设置专门机构对传染病患者加以隔离，这在中
国历史上当属最早的记载，在世界传染病防治史上
也具有重要意义。

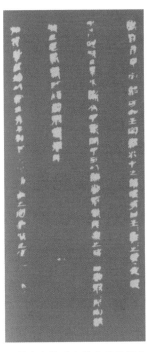

云梦出土的睡虎地秦墓竹简中
有关疠律的图影

据云梦秦简记载，秦朝还规定，凡外来宾客入城时，对其车上的衡轭要用
火熏燎，以防马身上未被消灭的寄生虫等附着在衡轭和驾马的皮带上。用火熏
燎的方法是历史上延续比较久的风俗之一。

二、抗击瘟疫的民间经验

与此同时，中华民族的民间文化中，也积累了许多防疫抗疫的生活经验，
这同样是对人类文明的重大贡献，是宝贵的文化遗产。

古代瘟疫流行之时，人口大量死亡，人们面对这种莫名其妙的威胁，自然
迷信法术，因此巫医的权威迅速提高。于是产生了暗示疗法，例如把符咒、死
人的骨和骨灰以及动物的爪牙等悬挂颈前，以起到"避邪"的作用。所有此类
习俗都表示，在古人的思想中存在着疾病与人、与动物相互联系的观念。在这
种观念中，疾病是超自然的洗礼，或为恶魔所把持，或为某种未知力量所为。

疾病不再是疾病本身，而是惩罚。"受害者"的意象潜入病人后，渐渐地人们会认为是因天地不仁或罪有应得而生病。所以，人们为了消病除疫，通常采取各种手段安抚鬼魂，或以祭祀讨好，或以忏悔来消除对鬼魂的不满，或表示屈服以取悦鬼魂，或用某种仪式驱赶疫鬼。这就形成了各民族不同的仪式，这些仪式成为民族文化中有特色的一部分。近代以后，由于科学的发展，人们对于瘟疫的本质有了比较科学的认识和科学的控制手段，不再依靠这些巫术或仪式来抗灾。这些仪式失去了它们原始的意义，却作为一种民俗现象、一种民间文化或民间习俗而保存下来。

实际上，在许多民族的习俗和信仰中，都有与瘟疫有关的内容。不同文化对于侵袭他们的疾病或瘟疫的性质都有一些相似的基本假定，例如许多民族都把瘟疫理解为神对于他们个人或社会犯罪的一种谴责或报复方式。只不过在对付这种灾难的时候，各民族采取了不同的文化形式。不同的文化形式是不同民族在面对瘟疫这一共同危害时所表现出来的不同文化模式。文化模式反映了各民族文化之间不同的文化心理和行为方式。

中国古代有一种驱除疫病鬼魅的舞蹈形式——傩。这是原始社会形成的一种巫舞。《昭明文选》说："傩，逐疫鬼。"《后汉书》说："先腊一日，大傩，谓之逐疫。"民间一年有三次定期的驱鬼活动，日期在春、秋、冬三个季节。春天的傩称为国傩，在春夏之交进行，要杀牲，然后在各交通道口的入口处祭祀，以禳祸患。因为春气将完结之时，厉鬼会出行四方。疫病流行，就会发生死丧之事，因而要驱鬼行傩。第二次是在秋季，国君实

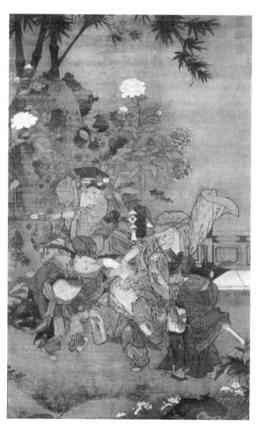

《昭明文选》说："傩，逐疫鬼。"该图为大傩图

行傩祭，因为秋天是刑杀的季节，天子实行傩祭名为"除过时之阳"，实为防止厉鬼报复。第三次在冬末腊月，在四方交通道口杀牲驱鬼。因为四方司鬼之长都在此时出现，所以要大傩祭。在历代史书中，大傩驱疫都是作为一种正式的礼仪来记载的。

《后汉书》中记载，当时皇宫里举行大傩时一般要选拔120名中黄门子弟作为侲子，在宫廷中禁驱赶疫疾。礼官方相氏蒙熊皮，执戈扬盾，威风凛凛。有人扮成十二兽专吃疫鬼。仪式开始，黄门令先上奏说"请逐疫"，于是众侲子齐声恐吓疫鬼道："甲作食殓，肺胃食虎，雄伯食魅，腾简食不祥，揽诸食咎，伯奇食梦，强梁、祖明共食磔死寄生，委随食观，错断食巨，穷奇、腾根共食蛊。凡使十二神，追恶凶，赫女躯，拉女干，节解女肉，抽女肺肠。女不急去，后者为粮。"方相氏率领众人在宫内欢呼转圈三次，就手持火炬将疫病送出端门。守在外面的骑兵接过火炬后，快马扔到洛水中，于是仪式正式完成。

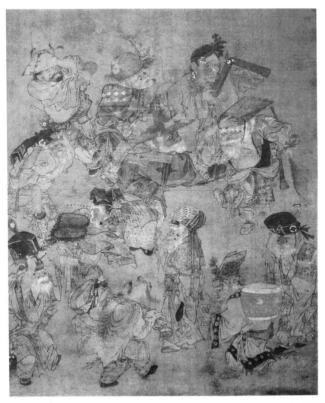

宋代画家苏汉臣的《五瑞图》，画的是在春天庭院里，几个孩童带着各式的面具，模仿大人们跳起"大傩舞"

民间也有驱疫大傩仪式。《荆楚岁时记》说仪式中一大群人敲击细腰鼓，头戴假面具，作金刚力士状，蜂拥而前，手舞足蹈，驱赶疾疫。在这种场面下，瘟神只有抱头逃窜的份儿，逐疫的人们胜利了。汉代张衡的《东京赋》里写驱逐疫鬼的大傩、方相等，有极其生动、绘声绘色的描写。

周代时人们已经认识到气候反常或季节变换，往往会引发病毒流行。《周礼·天官·疾医》说："四时皆有疠疾：春时有痟首疾，夏时有痒疥疾，秋时有疟寒疾，冬时有嗽上气疾。"《礼记·月令》说："孟春……行秋令，则其民大疫"，"季春……行夏令，则民多疾疫"，"仲夏……行秋令，则……民殃于疫"，"仲冬之月……地气沮泄……民必疾疫"。所以，在中国古代节令习俗中有不少都与驱除瘟疫有关。

将春节称为"年"，在中国有悠久的历史，据《史记》《神异经》《荆楚岁时记》记载，春节爆竹、燃草具有辟除病魔的含意。全家饮椒柏酒，是为了预防百病，增进人体健康，并给节日增添欢乐的气氛。有的喝桃汤，也是为了防病，后被屠苏酒所代替。在春节前，按风俗要举行一系列有关驱疫的活动。

正月饮屠苏酒的风习一直延续下来，比如王安石诗句中的"爆竹声中一岁除，春风送暖入屠苏"，说的就是这种习俗。

中国民间舞狮是一种很普遍的活动。关于舞狮的来源，有很多说法，其中有一种与瘟疫有关。相传中国古代常有瘟疫为祸，其后有一独角兽出现，瘟疫便消失，于是人称那头独角兽为"年兽"。而年兽行动时，发出如雷响声。由于此年兽对人有很大的帮助，以后民间每逢秋收或节庆，便以竹枝仿制成年兽，并涂上鲜艳的色彩，配以大锣大鼓到各家门前舞动，以作"辟邪"。

正月十五元宵节起源于汉武帝时。汉武帝患病不愈，上郡有一巫师能治病，被召入宫行巫术。巫师说，天子无须忧虑，病会好转，我们将相会于甘泉宫。汉武帝对神灵非常虔诚，一高兴病情明显减轻，到了甘泉宫竟然痊愈，于是大祭，灯火通宵达旦，随后形成了元宵节张灯结彩的习俗。

每年春季，正是瘟病与流行感冒易发的季节。因此中国古代民间有祓禊仪式。这就是上巳节（后来固定为三月三日）的来历。祓禊即祓除，也就是拂除病气，除去凶疾，使之纯洁。这个习俗形成很早。早在《周礼·春官·女巫》中就有记载："女巫掌岁时祓除、衅浴。"《墨子·天志》说："天子有疾病祸祟，必斋戒沐浴，洁为酒醴粢盛，以祭祀天鬼，则天能除去之。"民俗中通常在岁首于宗庙内或社中举行，尤以三月三日在水边祓除最为流行。或举火，或熏香沐浴，或沐于水边，或用牲血涂身，同时举行禊饮或禊宴。到后来，这一习俗演变成了赏玩春色的踏青活动。《韩诗》中说："郑国之俗，三月上巳之日，溱、洧二水之上，招魂续魄，秉兰草，祓除不祥。"《后汉书·礼仪志》

记载："是月上巳，官民皆洁于东流水上，曰洗濯被除去宿垢疢为大洁。"这里说的是这一天无论官长还是百姓，都要到水滨去洗濯，不仅洗掉身上的泥垢，也去除疾病和不祥。《晋书》说："汉仪，季春上巳，官及百姓皆禊于东流水上，洗涤被除去宿垢。"杜甫的诗说："三月三日天气新，长安水边多丽人。"杜牧诗说："清明时节雨纷纷，路上行人欲断魂。"以上说的都是这个民俗的变化。但是，在民俗中仍然保留着上古以被禊为卫生逐疫的部分目的。被禊讲究盥洁，这同南方傣族的泼水节有类似之处。近代山西、陕西一带还有"曲水流觞"的活动，应是古老的上巳遗风。

五月五日端午节是我国夏季最重要的传统节日。五月正是炎热夏季酷暑将临之时，也是流行病、瘟瘴疫疬将发之际。古人认为这是一个"恶月"。五月是阴气与阳气、死气与生气激烈争斗的时节，人们在这一时段，要保持身心的安定，要禁绝各种情欲，尤其是色欲，行政事务要采取"无为"的治理方式。在五月这个"恶"月里，民俗中有许多禁忌，比如不宜盖屋，"五月盖屋，令人头秃"；不宜赴官，"五月到官，至免不迁"；不宜套被子，"五月套被无人睡"；忌给小儿剃头，否则小儿生癞、多病；忌多雨，否则歉收。"有钱难买五月旱，六月连阴吃饱饭。""五月连阴下大雨，玉皇大帝卖儿女。"这些民间谚语反映的都是对于五月这个"恶"月的禁忌。

与此相关，在五月五日就有许多习俗事项，仲夏端午阳气旺盛，万物至此皆盛，是草药一年里药性最强的一天，端午这天采的草药祛病防疫最为灵验、最为有效。《大戴礼记》中说："五月五日蓄兰为沐浴。"兰即佩兰，又叫零陵香，散发香味，驱除细菌，清洁身体，有利于健康。比如《荆楚岁时记》说：荆楚人以五月五日"并蹋百草，采艾以为人，悬门户上，以禳毒气。"或端午节，"以艾为虎形，至有如黑豆大者，或剪彩为小虎，粘艾叶以戴之"。《夏小正》记载端阳时"蓄药，以蠲除毒气"。《后汉书·礼仪志》说端阳节时人们"以朱索五色为门户饰，以除恶气"。《风俗通义》说"五月五日续命缕，俗说以益人命"。"五月五日以五彩丝系臂者……令人不病瘟。"又载端阳节前用菰芦叶裹黏米，以淳浓汁煮熟，节日食用，有一定的食疗作用。

由于人们认为端午日天地纯阳正气汇聚最利辟阴邪，并且这一天草药具有神奇特性，因此自古传承下来的很多端午习俗都有辟阴邪与祛病防疫方面的内容，如挂艾草、打午时水、浸龙舟水、拴五色丝线辟邪以及洗草药水、薰苍术祛病防疫等。人们把插艾草和菖蒲作为端午节的重要内容之一。由于艾草有特殊的香味，人们用它来驱病、防蚊、辟邪。菖蒲的叶片也含有挥发性芳香油，是提神通窍、健骨消滞、杀虫灭菌的药物。

九月九日重阳节，远游登高，以避疫疠，意思也是一样的。据《西京杂记》所载：汉初，宫中有"佩茱萸、食蓬饵、饮菊华酒"的习俗，据说是为了长寿。重阳所用的菊花、茱萸和酒，都有严格的制作要求。《风土记》认为，俗尚九月九日谓之上九，茱萸到此日成熟，气烈色赤，争折其房以插头，云辟恶气，而御初寒，又说：九月九日采菊花……久服令人不老。

每年的腊月初八，又称"事八日"，被认为是瘟神、鬼怪等来访的日子。所以在这一天人们尽量不出门。作为预防瘟神、鬼怪来访的措施，人们在门口插入或焚烧柊、辣椒、蒜等东西。

还有一种"驱离巫术"，就是用麦草扎成一个体型巨大的瘟神，然后把它抬起来，通过巡游的方式，运送到村镇外的河边，把它放在纸船上，让其顺流漂走，或者就地放火烧掉，这种仪式叫作"送瘟神"。

这些民间习俗和信仰，也常有重要的流行病学上的积极意义。在很多情况下，这类习俗的信念和行为准则，有助于把人类社会与疫病的传染链相隔离。这些习俗是我们的祖先积累下来的宝贵生活经验，体现了中华民族的生存智慧。

古代人已经有了一些卫生方面的知识与生活习惯。甲骨卜辞中已有个人洗面、洗澡、洗手和洗脚的记录。安阳殷墟出土了壶、盂、勺、盘、铜洗等全套盥洗工具。注重个人卫生是预防疫病的重要措施。秦汉时期的法律条令规定，官员每五天一休沐，即五天要洗一次澡。王充《论衡》说："鼠涉饭中，捐而不食。"《金匮要略》也说："果子落地经宿，虫蚁食之者，人大忌食之。"《周礼》中讲到周秦时代已经建立路厕。汉代都市中普遍设立了公共厕所，称之为"都厕"。唐代时政府有专门管理厕所的卫生官员。

三、张仲景与《伤寒杂病论》

中国人在与瘟疫的斗争中，也总结出许多宝贵的经验，丰富和发展了中国医药学的宝库。中医药学承载着中国古代人民同疾病作斗争的经验和理论知识，通过长期医疗实践，逐步发展成一脉相承的医药学理论体系。中国的医药学最初萌芽于人类的早期生活，至今，中医中药在中国古老的大地上已经被运用了几千年。几千年的临床实践，证实了中国的中医中药无论是在治病、防病上，还是在养生上，都是行之有效的。中医药学中关于防疫和抗疫的理论与实践，包括世代积累的防疫药方和防治经验，都是对人类文明的重大贡献。

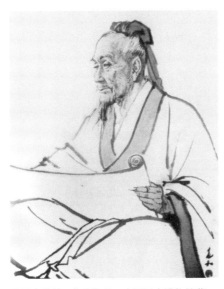

医圣张仲景，蒋兆和绘，中国医史博物馆藏

张仲景是最早提出防治瘟疫系统理论的中医学家。张仲景生活的时代，正是东汉晚期我国瘟疫流行的一个高峰期，疫疠猖獗，死亡甚重。张仲景说其宗族原有人丁200余口，自东汉建安以后不到10年间，死亡者有2/3，而死于伤寒的竟占7/10。本书第五章介绍的东汉建安大疫，就是指这一时期。张仲景有感于宗族的衰落和人口的死亡，为了解决伤寒病的防治问题，决心研究医学，献身医药事业。

张仲景的同族叔叔张伯祖是当时南阳一带的名医。张仲景拜张伯祖为师，下功夫钻研医药，精究方术，决心做一个能"上以疗君亲之疾，下以救贫贱之厄，中以保身长全"的好医生。他"感往昔之沦丧，伤横夭之莫救"，当时的医生大多"不念思求经旨，以演其所知，各承家技，终始顺旧，省疾问病，各在口给。相对斯须，便处汤药，按寸不及尺，握手不及足……夫欲视死别生，实为难矣"。这样下去，不知还要有多少性命将会丧失在病魔手中。他集中精力总结前人的医学理论，根据自己丰富的临床实践，参考一生收集的大量民间方剂，埋头刻苦著书。经过十几年的

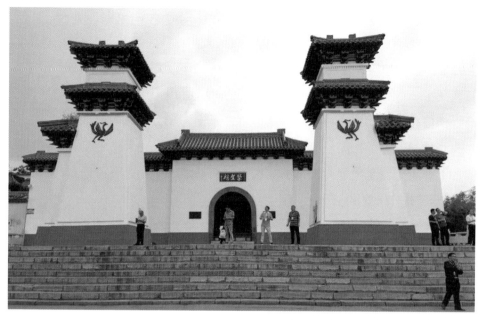

南阳医圣张仲景祠

努力，"（终于）撰用《素问》九卷、八十一难、阴阳大论、胎胪药录，并平脉辨证，为《伤寒杂病论》，合十六卷"。他因此成为中医临床医学的奠基人，对后世医学的发展产生了巨大的影响，被尊为"医圣"。《伤寒杂病论》成书后，因时局混乱，颇有散佚，经后世王叔和等人整理，成为如今可以读到的《伤寒论》和《金匮要略》两部书。张仲景的著作除《伤寒杂病论》外，见于文献记录的还有《张仲景五脏论》《张仲景脉经》《张仲景疗妇人方》《五脏营卫论》《疗黄经》《口齿论》等。

汉献帝初，张仲景被举孝廉，建安年间官居长沙太守。此时正值瘟疫流行之时。当时的官箴规定，太守不得擅进民屋，张仲景便以自己的名字冠以"坐堂医生"四字，择定每月初一和十五两日，打开衙门，为病人诊脉处方。"坐堂医生"之名由此而来。他的药方医术得以在长沙及附近地区广泛施行与传播，拯救了无以数计百姓的性命，从而赢得了人们普遍的尊敬。

张仲景的高超医术，在各种文献中多有记载。其中有张仲景望诊建安诗人王粲的故事。据说张仲景曾至京师，遇到侍中王粲，他对仲宣说："您有病，40岁时眉毛会脱落，眉落半年后就会死去，服用五石汤可免除病灾。"当时王粲仅20余岁，嫌其言逆耳，接受了药，但未服用。三天后，张仲景再次见到王粲，就问他："服药了吗？"王粲说："已经吃了。"仲景说："看你的色候，并没有服药，您何必轻视性命呢？"王粲还是不信，20年后果然眉落，过了半年就死了。葛洪在《抱朴子·至理》里把张仲景和历代名医扁鹊、文挚、淳于意、华佗并举，而以"穿胸以纳赤饼"来赞誉仲景的高超医术。

张仲景的弟子杜度、卫汛等人，俱为当时名医。后人为了纪念张仲景，曾为其修祠、修墓。河南南阳的"医圣祠"始建于明代，有清代石刻"医圣祠""医圣张仲景故里"等。

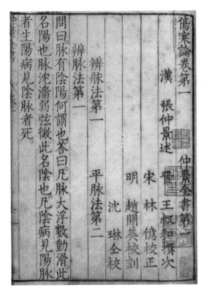

《伤寒论》书影

张仲景在《伤寒论》中所论伤寒是中医所称的外感热病，非现代医学由伤寒杆菌所致的伤寒病。秦汉及以前的"伤寒"概念几乎是温热病的同义语。伤寒，从字面上讲就是寒冷的刺激达到一定程度的结果。我们可以设想东汉末年人们的居住条件和饮食条件，那时的人们基本是生活在一个营养没有保证、居住环境的卫生条件恶劣、无法保持恒定室温的环境中。在这种环境下生活的人在发病与病理变化上当然就有他们的特点。伤寒热病的猖獗流行，使当时的医家必须重视该病的研究。

淳于意、华佗等均有关于热病治疗的论述。甘肃武威出土的汉代医简也记载有伤寒的病名及症状。当时的医家大都从外感风寒立论，治疗多行温法。如《史记·扁鹊仓公列传》中"诊籍"就明确提出"为之液汤火齐逐热，一饮汗尽，再饮热去，三饮病已。"可见此时中医临床确已使用汤药来治疗伤寒热病了。当时医家的探索与经验积累为张仲景的研究提供了良好的条件。

《伤寒论》是当时疫病流行、张仲景亲自治疗经验的总结。《伤寒论》从伤寒的病因病机、发展转化规律、证候诊断、治法方药各方面进行了系统的论述，主体内容包括辨太阳病、辨阳明病、辨少阳病、辨太阴病、辨少阴病、辨厥阴病脉证。此外，尚有"平脉法""辨脉法""伤寒例"（多数学者认为此三篇系由王叔和编撰增入）、辨痉湿暍、辨霍乱病、辨阴阳易差后劳复病脉证并治等内容。

《伤寒论》的突出成就之一是确立了六经辨证体系。六经辨证与经络、脏腑、八纲紧密联系在一起，用以代表伤寒的六种疾病类型。"三阴三阳"的每一类型，都有其典型的征候，转变过程及相应的治法。"三阳"病多为表、实、热证，反映的是机体内部邪正相争较为亢奋的病理变化，治以祛邪为主；"三阴"病多为里、虚、寒证，反映的是机体正气已受损伤的病理变化，治以扶正为主。这样，"三阴三阳"在伤寒诊治中起到了提纲挈领的作用。在六经辨证的原则下，对每一病部提出了具体的理法方药。他运用四诊八纲，对伤寒各阶段的辨脉、审证、论治、立方、用药规律等，以条文的形式作了较全面的阐述。此书中六经辨证的意义在于较完整地阐述了被后世称为"辨证论治"的诊疗思想，历代医学把它作为诊疗各科疾病必须遵循的一种方法。

四、葛洪对瘟疫的研究

汉末三国之后，晋代也有大疫流行。《晋书·食货志》这样记载晋代的瘟疫流行情况：

> 及惠帝之后，政教陵夷，至于永嘉，丧乱弥甚。雍州以东，人多饥乏，更相鬻卖，奔迸流移，不可胜数。幽、并、司、冀、秦、雍六州大蝗，草木及牛马毛皆尽。又大疾疫，兼以饥馑，百姓又为寇贼所杀，流尸满河，白骨蔽野。刘曜之逼，朝廷议欲迁都仓垣，人多相食，疾疫总至，百官流亡者十八九。

针对大疫流行，在张仲景之后，晋代科学家和医学家葛洪也对瘟疫有过比较深入的研究和记载。

葛洪（284—364）是东晋道教学者、著名炼丹家、医药学家，自号抱朴子，世称"小仙翁"。葛洪精晓医学和药物学，在医学方面有很多成就。他早年周游各地，搜集了许多奇方、异方、遗方、逸方。他把这些医方分门别类，根据轻重缓急重新进行了编次，还参阅了张仲景、华佗等所著医书和百家杂方近千卷，"收拾奇异，捃拾遗逸，选而集之"，整理为100卷，起名为《玉函方》。

他的主要医学专著是《肘后备急方》。所谓"肘后"，意思是说可以把它藏于"肘后"衣袖之内而随身携带，以便医生在进行紧急诊疗时，能够随时取出参考应用；"备急"的意思是这本书主要是用于急救病人。因此，《肘后备急方》是中国古代医学史上中最早的"急救手册"。后世说它是"古代的中医诊疗手册"，将葛洪的医疗技术概括为"简便验廉"四个字。

葛洪是医学史上首屈一指的传染病学专家。《肘后备急方》中的突出特点是对某些传染病的认识达到了很高的水平，记载了许多急性、慢性传染病，其中有不少在我国医学文献中是首次记录，有的记载还是世界医学史上的最早记录，对后世温病学的产生与发展具有深远的影响。

葛洪的《肘后备急方》对一些传染病的认识有了新的发现，他第一次明确地将疠气作为温病的病因提出来，并指出瘟疫患者死亡之后仍具有传染性。《肘后备急方》中提出了防治的具体方药，还指明该

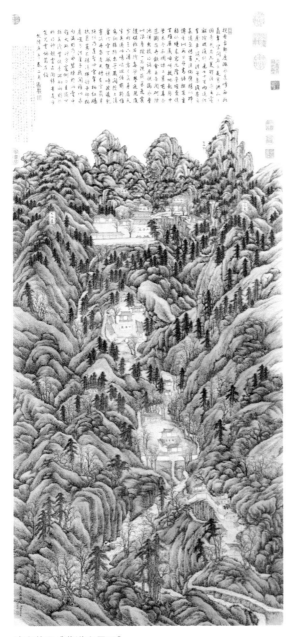

清张若澄《葛洪山居图》

方除用于治疗之外，"家人视病者，亦可先服取利，则不相染易也"。在"治瘴气疫疠温毒方"篇中，载有各种预防方药，用药途径有内服、鼻吸、外敷、佩带、烧熏、悬挂等，说明当时对于预防瘟疫的发生经过了多种尝试。

《肘后备急方》中对若干传染病的卓越认识是葛洪的突出成就。其中的不少见解和发现，至今仍具有重要科学价值。《肘后备急方》中记载的传染病主要有：

（1）天花。这是国内最早的天花记录。葛洪说，某一年有一种流行性传染病，发病的时候，包括头部和面部在内的

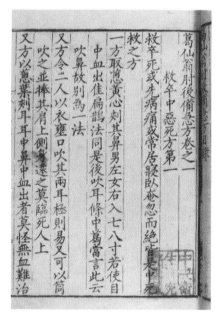

《肘后备急方》刻本

全身都长疮，全身发红，就像火一样，随后疮里就会灌脓变白。如果不好好地进行治疗，大多数病人就会死去，就是侥幸活下来的人，病好了以后，也会留下黑色的疮疤。这正是天花发病的全过程。

（2）流行性钩端螺旋体病，也叫"出血热"。葛洪指出，有一种浑身发黄的病，起病时只觉得四肢沉重，精神不振，没过多久，黄色就会由双眼遍及全身，并且有全身出血的现象，也可以致人死亡。

（3）黄疸性传染性肝炎。周身发黄，胸部胀满，四肢觉得肿胀，有时出汗也是黄色的。

（4）沙虱病。这是东亚所特有的地方性传染病，欧洲医学没有该病的记载，日本叫作"恙虫病"。这种急性传染病的传染源是一种现代医学叫作"立克次体"的微生物。沙虱病多沿着有大溪的丘陵地带流行，在夏季发洪水后，是最具散发性流行的时期，所以又叫作"洪水热"。这种病是因沙虱的螫刺将寄生于沙虱的微生物传入人体而生的一种疾病。葛洪说：山水里有种沙虱小虫，小到人们很难看见。水浴时，这虫便附着在人体上，或者阴雨天气在水草里行走。它也会蜇人皮肤，当被螫刺时，皮肤上出现一颗小红点子，有疼痛感。几天后便发烧，周身疼痛，螫刺皮疹处渐次发肿。在国外，这种病最早由

日本的桥本伯寿于1810年报道，他把这种病称作"都都瓦"，他的报道比葛洪的描述晚了将近1500年的时间。

（4）结核病。虽然以前的医生提及过结核病，但葛洪的描述比他们更具体、更明确。他认为，有一种尸注鬼注病，得病者有很多症状，可以多达36种，或者99种，但大多数病人都发热畏寒，精神恍惚，说不出具体的病痛在哪里，却又处处感到难受。这种病可以拖得时间很长，终年累月，最后会因为疲困消瘦而死，死后又可以把病传染给别人，甚至传染给全家。

（5）马鼻疽。《肘后备急方》记载：人身上先有了创伤，如果去骑马，马汗、马毛中的污秽东西便会浸入创伤里面，或者被马的浊气熏蒸，都会患这个病。患者发肿、疼痛、高烧，严重的还会死亡。他对"马鼻疽"病的症候和传染途径的记述，与现在对此病的认知是完全一致的。欧洲是从4世纪时才知道这种传染病是由动物传于人类的，直到1787—1886年间，用马鼻涕做实验，证实能使健马感染后，才逐渐证明了它的病源。

《肘后备急方》还对疟疾、狂犬病、痢疾等传染病和寄生虫病做了记载，区分了老疟、瘴疟、劳疟、疟兼痢等多种疟疾，并根据种类的不同，开列了常山、鼠妇、豆豉、蒜、皂荚、鳖甲等多种药物，这些药物在治疗疟疾方面都有一定的疗效。

五、苏轼、圣散子与安乐坊

苏轼（1037—1101）生活在北宋中晚期，这也是一个瘟疫高发的时期。苏轼在文、诗、词三个方面都具有极高的造诣，堪称宋代文学最高成就的代表。苏轼的创造性活动不局限于文学，他在书法、绘画等领域内的成就也很突出，对医药、烹饪、水利等技艺也有所贡献。他一生宦游天下，曾三次遭逢瘟疫流行。他凭借自己的人望和经验，以及一股报国爱民的情怀，积极主持防疫救灾，留下了许多感人的佳话。

苏轼爱好医学研究，并和许多在中医药学方面造诣较深者结友，探究有关医药方面的知识，还亲自参与药剂的研制。苏轼有医论、医方存世，著名的《苏学士方》是他收集的中医药方，《东坡志林·修养》是论述中医养生学的专章，这些都是宋代中医文化的真知灼见。

元丰三年（1080），苏轼遭逢"乌台诗案"，被贬为黄州（今湖北黄冈）团练副使，"本州安置"，受当地官员监视。元丰五年（1082）重阳，四川眉州眉山人巢谷来投苏轼。尽管此时的苏轼已经十分穷困，仍然热情地收留了这位落难的家乡人，安排他在雪堂住下，还聘他教苏迨、苏过读书。苏轼与巢谷常在灯下夜坐，闲聊些眉山老家的往事。一年后，巢谷离黄返川。临行前，巢谷将多年秘藏的连家人都不传的"圣散子"药方传予苏轼，要求他指江水为誓，绝不传人。

第二年开春，黄州瘟疫流行。苏轼顾不上与巢谷的誓约，毅然将此方授予当地名医庞安常。庞医生以"圣散子"治瘟疫有奇效，"得此药全活者，不可胜数"。苏轼说："用'圣散子'者，一切不问。凡阴阳二毒，男女相易，状至危急者，连饮数剂，即汗出气通，饮食稍进，神守完复，更不用诸药连服取差（病愈）……若时疫流行，平旦于大釜中煮之，不问老少良贱，各服一大盏，即时气不入其门。……真济世之具，卫家之宝也。"

庞安常逝世后，当地百姓十分怀念这位济世救人、妙手回春的神医，特地在药王庙里立了庞安常与苏轼相向而坐、问医论药的彩色泥塑雕像，以供四时祭拜与瞻仰。

元丰三年（1080）至七年（1084），和苏轼同期遭遇贬谪的苏辙，在任监筠州（治今江西高安）盐酒税期间，同样遭遇了一场大疫。苏轼也将"圣散子"方授予了苏辙。苏辙采取此方，遍谒病家予之，所活无数。

元祐四年（1089），苏轼以龙图阁学士身份任杭州知府，这一年他已经54岁了。当时杭州有人口37万多，是江南一大都市。苏东坡刚一上任，就碰到疫病大流行。杭州为"水陆之会，疫死比他处常多"。一时间，街头巷尾到处是一片病吟声，尸横荒郊。苏东坡一边积极上奏朝廷汇报疫情，诏免本路上供的米的三分之一，稳定了米的价格。得了赐予剃度僧人的牒文上百，换成米来救助饥民。在北宋，度牒也是一种稀缺物资。僧人的档案资料一般由祠部来管理，度牒也由他们来发放。僧人出家必须持有度牒作为凭据，否则视为非法。更重要的是持有度牒的僧人可以免除各种税收和徭役。因此许多豪强富贵人家经常需要购买度牒，以保护自己的财产和规避各种劳役。元祐年间，一张度牒的价格基本达到了三百贯钱的水平。东坡把杭州的富贵人家全部都找来，把度牒卖给他们，很快就筹到了三万贯钱。到第二年的春天，减价出售常平仓的米。这些措施缓解了饥民的困顿局面。

与此同时，他开始变卖家财，同时号召城内的富商豪家捐款，在杭州城中心的众安桥头建造了一所公立医院，取名为"安乐坊"，聘用僧人做掌管。贫困、老迈和残疾者均可在那里免费得到治疗。安乐坊里任职的都是当时远近闻名的医生，其俸禄薪金由官府支付。这所医院，成为当时全国最大的医疗机构，治愈的病人不计其数。

苏轼离任后，崇宁二年（1103），安乐坊改名为"安济坊"，继续收治病人，改由民间经营。《宋会要辑稿》载，崇宁二年五月，"两浙转运司言：'苏轼知杭州日，城中有病坊一所，名安乐，以僧主之。三年医愈千人，与紫衣。乞自今管勾病坊僧，三年满所医之数，赐紫衣及祠部牒各一道。'从之，仍改为安济坊。"这是说，当时的两浙官府对苏轼的做法很是赞赏，上奏宋徽宗对安乐坊的医生给予赐紫衣的嘉奖，紫衣当时代表官服，认可了医生的官员身份，并改名为安济坊。南宋初年则照此法在各地创办了养济院，同样属于官办的医疗救助机构，在宋朝的社会救助和医疗活动中发挥了重要作用。

苏东坡还聘请了多位名医，采购了数百味中草药，根据秘方"圣散子"制作了大批"圣散子"药品，并经常举行义诊送药活动，免费发放食品、药品。在街头支起大锅，煎熬汤剂，"不问老少良贱，各服一大盏"。《续资治通鉴长编》载："作饘粥、药饵，遣吏挟医，分方治病，活者甚众。"

之后又将名医的诊断标准及方药抄贴满城，以供老百姓自行找药，治愈疾病。苏东坡在任职期间共医治了几千位病人。

绍圣元年（1094），苏轼因针砭朝政，得罪权臣，又被贬到被称作"瘴疠之地"的广东惠州。

在惠州，为了防治瘟疫，苏轼发挥了善于酿酒的特长，从道士那里学来仙方，酿造出桂酒、真一仙酒等美酒。桂酒是用有抗瘴毒作用的桂皮酿制成的酒，真一仙酒更是"天造之神药"，饮之使人清醒不醉，内心宁静，两种酒都具有治病健身的作用。苏轼造酒既供自己饮用防病，又同时在惠州、广州等瘟疫流行区加以推广。

有一次，苏轼到罗浮山游玩，遇到一位老农。这位老农久仰他的大名，邀他到家中做客，拿出自己酿造的陈年好酒盛情款待他。苏轼一喝，觉得香气扑鼻，味道甘美，如饮天浆，急忙向老农请教。老农告诉他，这酒叫荔枝酒，是用荔枝酿成的，并将酿造方法告诉他。

当他得知广州跟惠州一样流行瘟疫时，立即给他的好友、时任广州太守的王敏仲写信献计。他在信中说，广州是商旅聚集的大商港，瘟疫流行，商人旅客先病倒，会传染给广州市民，这在杭州已有先例。因此，当务之急是在广州设立一家医院，专门收治染病的患者。医院所需资金，必须每年有固定的租税之利供给，这样才能维持下去。他向王太守推荐合适的人才，还抄下治疗瘴疫的药方——"用姜、葱、豉三物浓煮热呷，无不效者"，请王太守在广州大加推广。苏轼还把荔枝酒的酿制法介绍到广州。

不久，苏轼又被贬至海南。在途经广州时，他听说广州还没有荔枝酒，不免感到遗憾。因为荔枝酒不仅味道甘美，而且有益气壮阳、补脑健身、治疗瘴疠、开胃益脾等功效，这对正遭受瘟疫之苦的广州百姓来说，大有益处。他将酿造荔枝酒的秘方贡献出来，后来荔枝酒成为广州人补脑健身、开胃益脾的饮品，历代畅销不衰。

六、吴有性的《瘟疫论》

明代也是个瘟疫多发的朝代，因瘟疫而死亡的人口之多堪称罕见。在明代的时候，仅北京一地就发生过16次瘟疫。这其中尤其以万历十年（1582）、万历十四年（1586）暴发的"大头瘟"和万历十五年（1587）的"羊毛瘟"出名。明代后期，通商和交通都比较发达，传染病的规模也不断扩大。在明末崇祯十四年（1641），山东、河南、河北、浙江等地瘟疫流行，患者甚多，甚至延及全国。崇祯年间大小瘟疫不断，直到明朝灭亡的1644年，仍是瘟疫高发的年头。据估计，崇祯年间，山西、直隶、河南三省疫死人口，要占到这三个省总人口的40%。神州大地生灵涂炭，十室九空，赤地千里，病体缠身。《明季北略》中有崇祯末期暴发大鼠疫的大量记载，北京城如"鬼城"一般。这场鼠疫在北京、河北、山西地区蔓延开来，总共造成了大约20万人死亡。

当时许多医家"守古法不合今病""以今病简古书"，用一般治疗外感病的方法，或用治疗伤寒的方法治疗，或妄用峻攻祛邪之剂，往往无效。"医者彷徨无措，病者日近危笃，病愈急，投药愈乱"，"不知屠龙之艺虽成，而无所施，未免指鹿为马矣"，甚至导致病情迁延，进一步向危重阶段发展，致使枉死者不可胜数。许多染上温病的人"不死于病，乃死于医"，有因失治而死者，有妄用峻剂、攻补失叙而死者，有医家见解不到，急病用缓药，迁延而死者，比比皆是。

传染病的大流行给中医界提出了迫切需要解决的问题，一方面是从理论上搞清病因，另一方面是在实践上解决治疗的问题。

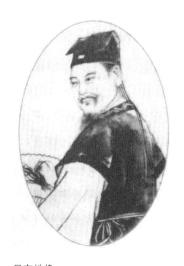

吴有性像

江苏吴县东山医生吴有性（1582—1652）亲历了多次疫情，积累了丰富的资料，在行医中深入观察瘟疫流行的特点，研究病变的规律，摆脱中医学术上的僵化思想，于1642年，也就是上述疫情最为严重的崇祯十五年，编著了我国医学发展史上第一部论述急性传染病的专著《瘟疫论》。

《瘟疫论》中所载传染病，包括伤寒、感冒、疟疾、痘疹（水痘、天花）、绞肠痧（霍乱）、疙瘩瘟（腺鼠疫）、虾蟆瘟（腮腺炎）、大头瘟、探头瘟、大麻风、流火、丹毒、目赤肿痛（眼结膜炎、砂眼）、病瘅发黄（肝炎、黄疸）、斑疹、疮疥疔肿等，内容广泛，是他亲历瘟疫流行，总结临床经验而写成的。

书中对病因、发病症状、传播过程和治疗原则以及用药等方面进行了系统的论述，发展了中医对流行性急性传染病的认识，并且把瘟病、瘟疫和伤寒截然分开。

《瘟疫论》是中医发展史上的一次重大突破，为以后温病学派的发展开辟了道路。

吴有性之前的历代医家，都是从天气的异常来理解热性病的病源，而他经过长期的探索后独树己见，在书中写道，"夫瘟疫之为病，非风、非寒、非湿，乃天地间别有一种异气所感"，明确指出"伤寒与中暑，感天地之常气，疫者感天地之疠气"，此气"无象可见，况无声复无臭"，精辟地概括出来戾气的特点，即人的肉眼看不见但存在于自然界的物质。而且指出它有多种类型，"众人有触之者，各随其气而为诸病焉"，不同戾气所引起的瘟

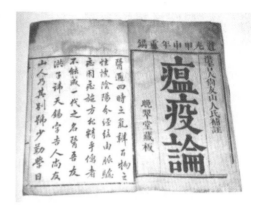

吴有性的《瘟疫论》

疫种类各异，揭示了戾气具有特异性。另外，论述了戾气具有偏中性的特点，"牛病而羊不病，鸡病而鸭不病，人病而禽兽不病"，吴有性的这一论述与现代医学中"种属感受性"或者"种属免疫性"的概念是很接近的。"戾气说"把中医外科的某些疾病如疔疮、痈疽、丹毒等的病源归结为杂气。

关于瘟疫的发病特点，他指出瘟疫既不同于一般外感病的表证，也没有里证的表现，而是憎寒壮热，脉不浮不沉而数，瘟病初起，侵入膜原。因此，在治疗方法上主张急症急攻，逐邪为首；并且重视攻下，补泻兼施，他所创用的方剂"达原饮"等具有独特的疗效，至今对某些急性传染病有较好的效果。

吴有性对传染病的病源有了比较科学的认识，因而他对发病规律做出了比较正确的解释。他在《瘟疫论》中指出传染途径有两个——一是来自自然环境，二是人与人之间的传染。侵入人体的途径则是自口鼻而入，并且认识到人体抵抗力的强弱与是否发病有关。吴有性总结出瘟疫流行的主要特点，一是大流行，二是散发性，这突破了以前医学经典中关于传染病的论述，对诊断瘟疫及其预防具有重要作用。

《瘟疫论》说："此气之来，无论老少强弱，触之者即病。"说明戾气致病具有传染性，而且可以引起大流行。"延门阖户，众人相同，皆时行之气，即杂气为病也。"另一种情况是"其时村落中偶有一二人所患者，虽不与众人等，然考其证，甚合某年某处众人所患之病纤悉相同，治法无异"。这是对传染病散发的逼真描述。

在传染病的分类上，吴有性提出了常疫和疬疫的概念。吴有性在《瘟疫

论》中对传染病的流行规律也有相当精辟的论述：一是"方隅有厚薄"，指出某些传染病的流行有区域性；二是"四时有盛衰"，指出传染病的流行有季节性，一年之中，各种疫病，各有其盛衰的时间；三是"岁运有多寡"，指出了某些传染病的流行有周期性、起伏性，各年的流行范围和程度并不完全相同。

吴有性认为，人体感受戾气之后，是否致病则决定于戾气的量、毒力以及人体的抵抗力。吴氏还认为戾气通过口鼻侵犯体内，《瘟疫论·原病》指出，"邪自口鼻而入"，"邪之所着，有天受，有传染，所感虽殊，其病则一"。所谓天受，是指通过自然界空气的传播。传染则是指通过患者接触传播。他还认为入侵人体的戾气，潜伏在膜原而发病，提出"邪伏膜原"之说。

此外，吴有性还提出瘟疫病的传变以及临床表现，因感邪有轻重，个体有差异，故有表里先后之不同，归纳为"其传有九"，并认为出现发斑、战汗、自汗等，是邪从外解，为病情好转的表现；如果出现胸膈痞闷、腹胀、腹痛、热结旁流、谵语、唇焦，舌黑、苔刺等，是邪从内陷，为病变趋向恶化的征兆。

他对传染病的治疗提出了"客邪贵乎早逐"的基本原则，主张"急证急攻""勿拘于下不厌迟"之说，明确指出攻下法"本为逐邪而设，非专为结粪而设"，告诫医者"注意逐邪，勿拘结粪"，"凡下不以数计，有是证则投是药"。这种有邪必逐、除寇务尽的观点，是符合急性传染病的治疗原则的。吴有性还强调病因治疗，排除致病因子，并且提出了以物制气等设想，在寻找治疗传染病的特效药物方面迈开了新的一步。

吴有性提出"戾气说"的时代，既没有显微镜，也没有出现微生物学说，中医还处于经验阶段。他提出的这一比较科学的设想，比西方医学家巴斯德和李斯特关于外科术后感染是微生物所致的发现，早了200多年。这种学说在细菌学没有诞生的年代里，对指导和治疗热性传染病的临床实践具有重要意义。但是，"戾气说"在这个时期还停留在实验科学的大门之外，科学的设想无法得到验证和发展，这实在是中国医学史上的一件憾事。

吴有性之后研究温病的学者逐渐增多，相关的成果也很多，比如戴北山的《广瘟疫论》、余师愚的《疫疹得》、周扬俊的《温热暑疫全书》等等。"温病学说"发展至清代已盛行于大江南北，叶天士、薛生白、吴鞠通、王孟英是

"温病学派"成熟阶段的杰出代表，故人称他们为"温病四大家"。

　　明清时期的温病学家，多产生于以苏州为中心的江苏、浙江地区，主要与该地区当时经济、文化、科学的发达，以及河流密集、交通便利、人口流动大，温病流行频繁等因素有密切关系。正是由于这一时期温病学家以及其他医家对温病的医疗实践和理论上的发展，使温病在理、法、方、药上自成体系，形成了比较系统而完整的温病学说，从而使温病学成为独立于伤寒的一门学科，它既补充了伤寒学说的不足，又与伤寒学说互为羽翼，使中国医学对外感热病的理论、诊断与预防等，向着更加完善的方向继续发展。

第17章

瘟疫与公共卫生

一、罗马人的公共卫生事业

瘟疫的发生与人类的生活环境、卫生习惯有着密切的关系。我们在前面曾引述修昔底德关于雅典瘟疫的记载，他特别提到当时雅典城市里的卫生环境，大量的人口拥挤在狭窄的空间里，街道肮脏，空气污浊。特别是乡下人都涌进城里后，居住环境十分恶劣。我们现在去雅典观光，根本不会想到，当年的雅典人竟居住在那样一个肮脏的环境里。

罗马城最初建立在一片沼泽地上。罗马附近区域一直被看作是瘴疬之区，也就是潮湿的地区，当地人民饱受疟疾的折磨和蹂躏。所以罗马最早的居民为了保持健康，喜欢住在地势较高的地方。那时候有过多次可怕的流行病，毁掉了整个城市，瘟疫之前或同时常伴有洪水和地震。罗马人已经认识到沼泽地滋生疫病的危险，他们认为有沼泽的地方可能会有极其微小的生物栖息在空气中，这些生物可以通过口鼻进入人体，造成严重的疾病。

建设城市的公共设施，改善卫生环境，减少瘟疫造成的危害，是罗马人与瘟疫作斗争的一个重要方面。可以说，瘟疫的肆虐促进了罗马人公共卫生习惯的改变和进步，使罗马在公共卫生方面达到较高的水平。这在罗马的法律和传统中都可以体现出来。我们在罗马法中可以看到罗马人对公共卫生的关注，在著名的"十二铜表法"中，还禁止在市内埋葬尸体，并指出要注意饮水卫生等。古罗马作家瓦罗在其著作中曾经讨论了选择房屋建筑地点的卫生原则。

罗马人进行了大规模的水利工程建设，修建了城市的水道、下水道和浴场，其中最重要的是城市中的池沼，并且建了马克西马暗沟。他们曾用挖掘小沟和堆积石块的方法，消灭地表和地下的池沼。公元前6世纪，罗马城使用岩石衬砌的渠道系统，将暴雨径流从罗马城排出。渠系中最大的一条渠道的截面为3.3米×4米，从古罗马城广场通往台伯河，称"最大下水道"。这个渠系在进行扩建时加了封盖。公元前398年，罗马人修建了阿尔班湖的排水道。这些工程使帝国时代罗马地面不卫生的情况大为改观。

在罗马，早年排水渠的相关工作由检察官兼管；从奥古斯都时期开始，由专门的地方官管理。与此同时，还对沟渠的管理制定了严格的法律。

从古代起，罗马的当权者就十分注意用水管供应水。罗马人认为，一个城市在没有巴台农神庙之前应该先有清水。以前，人们一直饮用台伯河的水。公元前300年，检察官克劳底乌斯（Appius Claudius）修建了一条十一二千米长的水管，从普利内斯提地区把水送到罗马。以后，罗马人又接连修建了多条水管。供水系统的水源是罗马城周围的河流、湖泊和泉水。有些水源距离较远，如公元前144年建成的梅西亚输水道长62千米。水先贮存在城市周围200多个大大小小的水库和池塘中，然后通过输水道从不同的高度进入罗马城，以满足城市用水需要。除供给必要的生活用水外，还要为公共浴室和公共喷泉供水。输水道除常规渠道外，许多地方还采用了虹吸管、隧洞和连拱支撑的石质渡槽。公元109年修建的图拉真水道的最高处距地面达33米。砖砌或石砌渠道一般宽0.3—1.5米，高0.6—3.0米，渠顶有盖板，以防渠水受到污染。每隔75米左右设有通风口和检查孔。此外，有些输水道还采用了铅管、陶管或石管等。最著名的是蜿蜒状的克劳狄皇帝时期修建的多拱门引水渠。

到罗马帝国时期，罗马城有14条供水管线，全长

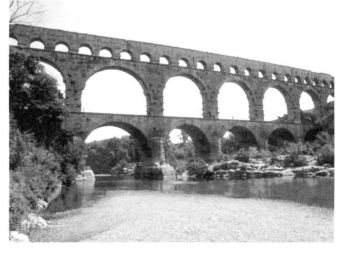

古罗马时代法国的引水桥，至今仍然保存完好

1300千米，构成了完善的城市给水系统。每天，这些供水管线越过无数隧道，越过壮观的拱桥，源源不断地为城里的居民提供清洁的饮用水和浴池用水。当时有一套具体的分水、配水方法，并要根据用水情况缴纳水费。

古罗马引水渠是罗马人生活中不可或缺的一部分，在罗马人心目中，数量众多、供水量巨大的引水渠与那些呆笨的金字塔和无多大用处却非常著名的希腊神庙相比，绝不逊色。

在罗马帝国时代，罗马全境都建有引水渠，罗马城内外保留下来的引水工程遗迹，主要属于这一时期。重要的遗迹有罗马东部乡间的克拉蒂亚水渠、安德尼勒斯水渠，以及舍格比亚、阿斯奔得斯引水渠。

但是，对于古罗马的公共卫生状况也不应该估计过高。据凯尔·哈珀的研究，罗马的下水道虽然庞大，但与其说是垃圾处理系统，倒不如说是在暴风雨时用来排水的涵洞。宏大的、设计巧妙的公共厕所，似乎是为了帝国的虚荣而建，而不是出于实用卫生的目的。更重要的私人废物处理系统的缺乏是一个严重的缺失。

罗马古代的浴池有台伯河的冷浴池和被称作公共浴池的大浴池。后来，当希腊和东方风俗传到罗马时，罗马人开始在住所内建筑最早的私人浴池。尤其是在罗马帝国时期，沐浴成为上层社会必不可少的享受和活动。再后来则由国家或皇帝以及有钱人建筑规模宏大的公共浴池。这种公共浴池最多时有800多处，有的浴池可以供几千人同时沐浴。

据老普利尼记载，1世纪时，在帝国的领土上有好几百座公共浴场，其中罗马规模较大的就有11座，包括尼禄浴场、蒂托浴场、塞韦罗浴场、迪奥克勒济亚诺浴场、卡拉卡拉浴场、图拉真浴场和君士

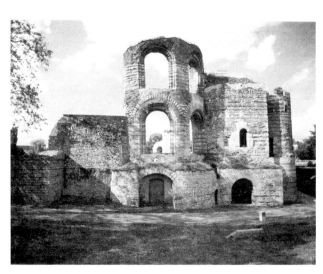

位于特里尔的古罗马帝国浴场遗址

坦丁浴场等。迪奥克勒济亚诺浴场是规模最大的一个，而卡拉卡拉浴场是最豪华的一个。

洗浴成为罗马时代的一种文化，成为古罗马一种有代表性的生活方式。这种讲究卫生的生活方式对于增进人们的健康和抗御瘟疫都有很积极的作用。大多数罗马人都很喜爱浴场。一位罗马人曾这样说："浴池、醇酒和美人腐化了我们的躯体，但这些又何尝不是生命的一部分呢？"

二、欧洲的第一次"卫生革命"

瘟疫的一再流行，给人们造成巨大的危害和心理创伤，也促使了人们对于公共卫生的重视，特别是在社会公共卫生的立法方面取得了重要进步。

在14世纪黑死病泛滥之际，威尼斯等地就开始实行检疫和隔离制度。1656年，罗马城鼠疫流行时，教皇的特派卫生委员加斯塔尔迪（G. Gastaldi）曾采取一系列有力措施，比如在城门及边界设立卫生督察，所有旅行者都必须持有健康证明书，街道及下水道均需整理洁净，对沟渠水道作定期检查，设立衣服消毒地点，禁止人群聚集等等。他1684年所写的一本书里记有245条法令，都是在防御鼠疫时颁布的，是卫生防疫史上的重要文件。

莫里斯·德·托隆（Pere Maurice de Tolon）就1656年热那亚的鼠疫所写的《行善的嘉布遣会修士》中，列举了当时采取的预防措施，包括：当风向对着自己时，不同市内的可疑分子说话；燃点香料消毒；可疑分子的衣物要洗净，最好要销毁；多作祈祷，加强治安。

不仅针对鼠疫，在对付其他传染病方面，许多地方都有相关的法律规定。在17世纪末，意大利已经开始实施抗痨立法。1735年，威尼斯共和国对结核病患者作出了特殊的规定：凡是结核病患者均不得送入普通医院。1754年，塔斯康大公公布了一项法令，规定凡属痨病者的所有物未加消毒一律禁止出售和出口。1782年，那不勒斯的公共卫生法庭宣布，凡属痨病者的衣服和房屋不加消毒的处以严重刑罚，一次处罚金300金币，对重犯罪的医生处以10年监禁或流放。

在文艺复兴时期，较高级的医生被视为意大利一种无衔的贵族。医生这一行比僧侣更受尊重。有些人不仅被聘为医学顾问，还兼做政治顾问。他们常常是王子、主教和国王之流的座上客，有许多人还是精于古典文学、收藏艺术作品的人文学家。他们往往是那些大艺术家的挚友。这时的人们开始逐渐摆脱对瘟疫的迷信和超自然的解释，用自然的原因和科学的方法来寻找战胜疾病的途径。

在教会人士和医学界的一致提倡下，文艺复兴时期医院也发展得很快。早在1305年，意大利中部就建立了一所规模很大的医院。1423年，威尼斯当局在拉撒瑞岛上设立一所传染病医院，专门收治患有传染病的患者，这是欧洲第一家传染病医院。到15世纪，佛罗伦萨已经有35家医院。1511年，马丁·路德在意大利看到这些不朽的杰作时，大为震惊，这些慈善机构和医院的建筑给他留下了很深刻的印象。

国际上把14世纪以后对鼠疫等传染病的防治称为"第一次卫生革命"。法国著名历史学家布罗代尔在《15至18世纪的物质文明、经济和资本主义》一书中认为：鼠疫在18世纪的衰退，根本原因是在16、17和18世纪历次城市大火后，原有的木屋被石头房子所代替，室内卫生和个人卫生有所改善，小家畜远离住宅，从而使跳蚤失去了繁殖的条件。

在18世纪前后，欧洲各国积极加强基础卫生设施建设，如上下水道的改进，并且重视对垃圾的处理，加上普遍进行杀虫和消毒，使鼠疫等一度严重危害人类生命的传染疾病得到了有效的控制。

三、伦敦和巴黎，曾经如此肮脏

在中世纪时，欧洲的各大城市，包括伦敦、巴黎这样的国际大都市，公共卫生环境都十分恶劣。生活条件简陋，城市基础设施也相当差，人们生活在肮脏不堪的环境中。在这些城市中，人口密度非常大而又没有公共卫生系统，每天产生的大量垃圾得不到及时有效的处理，外表华丽的城市点缀着种种污秽恶臭。现在我们很难想象，在当时，无论是在伦敦、巴黎还是在罗马，狭窄的街道到处都是淤泥、垃圾和粪便，动物尸体随处可见，大街小巷臭气熏天。在大部分城市里，还都是靠雨水将污物冲走。井中的污物使伤寒的病例增加；用来烘烤面包和酿酒的水，通常都是汲自容纳城市暗沟污物的相同溪河。据有关资料记载，当时的剑桥，暗渠中的污物和垃圾，在街市上的明沟里流动，散发出令人恶心的恶臭，以致很多教师和学者都因此而欲呕。

一些隐藏在污水中、垃圾中以及交通工具等处的病菌，一有时机，就像烈火在大草原上迅速蔓延开来一样，成为许多传染病流行和大瘟疫暴发的主要原因。中世纪的欧洲有多次瘟疫流行，特别是14世纪和16—17世纪的黑死病肆虐成灾，与当时的卫生条件有直接的关系。

针对城市恶劣的卫生状况，早在1270年，巴黎就发布一项法令，规定"任何人不得自楼台窗倾倒

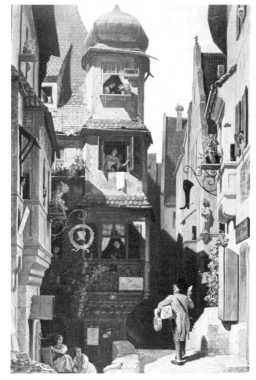

近代欧洲城市狭窄的街道

'水'及'粪便'，白天夜晚均不可，否则必受罚金处罚"。但是，很明显，这项规定并没有得到执行，因为一个世纪以后，又有一项新的法令公布，规定"如果愿意大声叫喊三声'注意尿/水'，则可自楼台窗倾倒尿粪"。

1388年，英国国会就通过了全英国适用的第一部"卫生法"，其中提道：

> 鉴于如此多的粪便、垃圾、内脏，以及杀死的野兽和其他腐败物之流入、投入沟渠、河流及其他水道……复鉴于空气大受腐败、污染，许多疾病及其他无法忍受之恶疾，每天的确在居民……在其他前往或正在前往该地旅行的人民之间发生……本会乃一致同意，向英国全境宣布……凡倾倒、弃置这些厌物者……必须完全予以清除……否则将在吾主英王下丧失财物或性命。[①]

---

① 引自［美］威尔·杜兰：《世界文明史》，幼狮文化公司译，东方出版社1999年版，第306页。

　　但是，这些法令看来并没有得到认真执行，因为有文献显示，直到17世纪末，一些大城市里的卫生设施仍然是很原始的。人们把垃圾和排泄物倾倒在道路上是司空见惯的。伦敦直到1782年才开始设置人行道，巴黎出现冲水便桶也是17世纪初的事情，并且只限于极少数的住宅。

　　1858年，伦敦经历了漫长而炎热的夏天，未经处理的垃圾漂浮在泰晤士河上，发出阵阵的恶臭，以至于下院的议员们几乎无法工作。家家户户的窗户上都挂上了窗帘，窗帘都要在漂白粉中浸过。但即便如此也于事无补。这一年被称为"大恶臭"（Great Stink）年。当时的一位作家评论说："恶臭是如此熏天，我们完全有理由相信，它会上升起来，污染低空的空气。至少，如此程度的恶臭已经达到历史高度了。"①

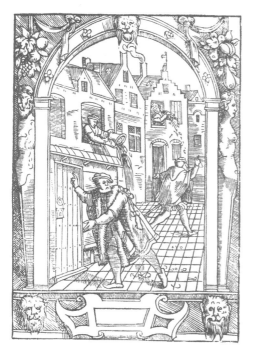

16世纪的一幅版画，表现街道的情形。那些泼屎泼尿之前叫喊"小心有水！"的人还算是很有礼貌的

　　19世纪的英国作家安德鲁·默恩（Andrew Meam）在1883年出版的《伦敦被遗弃者的凄厉呐喊》中写道：

　　要想进到（伦敦最差的贫民窟）里面，你不得不穿过弥漫着从臭水沟里散发出毒气和恶臭的庭院，这些气味从四面八方向你袭来，遍地污浊，无处插脚……你需要小心翼翼地越过又黑又脏的巷子，还要当心扑面而来的飞虫。②

　　1880年，巴黎也经历了这样一场"大恶臭"。巴黎人不仅在城内

---

　　① 引自［英］玛丽·道布森：《疾病图文史——影响世界历史的7000年》，苏静静译，金城出版社2016年版，第87页。

　　② 引自［英］玛丽·道布森：《疾病图文史——影响世界历史的7000年》，苏静静译，金城出版社2016年版，第90页。

各处的街道、胡同口旁大小便，甚至在宫殿里也可以随处便溺。例如在卢浮宫里，就不得不在许多地方做上标记，禁止人们在此处便溺。巴黎满街都是秽物，彼特拉克曾说，除了阿维尼翁外，我确未见过比巴黎更脏乱的地方。达·芬奇曾经为法国城堡的冲天臭气大为吃惊，他为一位朋友的城堡设计建筑方案，其中设计了专门的冲水厕所。但是，这个设计在当时看来很超前，结果并没有被采纳。大散文家蒙田想在巴黎城里找一个可以闻不到臭气的住处，却始终没有找到。英国经济学家阿瑟·杨（Arthur Young）于1787年至1789年在法国旅游，他说自己差点被巴黎街道上的臭气熏死。

人们在室内卫生、个人卫生方面的知识很缺乏，卫生健康意识也很薄弱，在城市内仍可见到人畜共居的情况，甚至会在屋里堆积垃圾和任意倾倒粪便。拥挤的房屋内空气不畅通，也缺少光线。贵族之家尚且多人住在一个房间，中产阶级和穷人七八个人挤在一张床上也是不足为奇的，有的家庭甚至连床都没有。

如何解决污水排放问题困扰着欧洲很多城市，偶尔有些聪明人士想出在房屋中间挖掘一道槽。当然这难免有臭气，而且长此以往简直不能忍耐。1183年，神圣罗马帝国的皇帝在欧法特宫中召集一个帝国会议，参加会议的公侯武士人数众多，把楼板给踹塌了，许多人掉到了污水池中，皇帝本人也差点被淹死。更为麻烦的是，虽然很多家庭都有了这样设在屋内的污水池，却没有人愿意打扫，因为这被认为是很下贱的事。

当时人们很少洗澡，穿着肮脏的衣服。因为自从罗马帝国灭亡以后，占领罗马的蛮族将罗马的豪华浴池砸得粉碎，而且基督教的牧师们在长达一千多年的时间里一直在宣传禁绝洗浴。在他们看来，蔑视人体本身是敬神的行为。"肉体的清洁就是对灵魂的亵渎，最受人崇拜的圣贤之人，就是那些衣服结成巴块的秽身。"有一则谚语说："除了脸和手外，其他部分洗得比较多的唯一女人是娼妓。"所以，我们时常听到一些很奇怪的故事，比如说圣亚伯拉罕隐士50年不洗脸不洗脚；圣安曼从来没见过自己的裸体是什么样子；一所修道院中有130多位修女，她们一听说"洗澡"这个词就作呕；著名的克兰尼修道院有一条规定说，整个修道院里只能有三条毛巾；如此等等。

这些故事都是作为基督教的理想来宣传的，这种宣传也影响到世俗的生活。有一位作家写道："……16世纪的意大利，是一个极尽奢华和优雅之地，甚至远在法国之上，在当时论厕间的一些书中，治疗瘙痒和其他类似疾病的方子很多，可就连贵妇们也是不怎么用水的。"甚至到16世纪时，教会会议还颁布宗教法令，禁止洗浴。因为在他们看来，疾病是通过沐浴用水，特别是士兵"从外部世界"带入的病菌经过皮肤毛孔进入身体所致。人们只是用扑粉和香水掩盖身上的异味。在这种情况下，皮肤感染是十分常见的，痢疾和感冒之类的疾病也降低了人们对疾病的抵抗力。并且，从农夫到贵族，虱子和跳蚤人人有份。

17世纪英国的海军大臣和作家塞缪尔·佩普斯在日记中写道，他的女仆习惯上给他捉虱子，他平生第一次洗澡是在他妻子洗过澡之后，那时他才第一次体会到干净的欢乐；有一次，女仆忘了给他放尿壶，他毫不犹豫地把卧室里的壁炉当作厕所来用。佩普斯这样有地位的人对卫生的态度尚且如此，其他平民百姓也就可想而知了。这样的卫生条件造成许多城市鼠多成灾，各种疾病，特别是传染病肆虐欧洲大陆。

19世纪的霍乱流行被称为"伟大的卫生革新家"。从防治霍乱开始，欧洲各国开始了一场具有深远影响的公共卫生运动。因为人们这时才真正认识到，曾经夺去无数人生命的瘟疫，可能会与自己的环境卫生状况有关。

四、查德威克的公共卫生调查

在与瘟疫抗争的过程中，人们逐渐认识到公共卫生问题对于防止疾病、保证人民健康的重要性。早在17世纪20年代，英国学者约翰·格兰特（John Graunt）就在《论死亡率清单》中提出，根据他的调查，城市的死亡率比农村地区要高，婴儿和儿童的死亡率尤为惊人。18世纪学者约翰·彼得·弗兰克（Johann Peter Frank）在《卫生监察大全》中系统地探讨了社会、经济和政治因素对健康和疾病产生的影响。他主张建立一个全国性的卫生监察体系，兴办专门学校来培养接生员和外科医生，建立医院为穷人看病。在他看来，诸多疾病皆因不合理的社会制度造成，在那样的制度下，农民和工人长期处于痛苦不堪的生活环境中。

　　到了19世纪，在欧洲弥漫的霍乱不仅仅夺去了成千上万人的生命，也成为一个社会政治问题。由于当时几个欧洲国家正经历着革命或重大社会变革所带来的紧张冲突，加上不受节制的资本主义导致严重阶级对立，霍乱,的流行就成了引爆冲突的火种。资产阶级批评穷人习性肮脏导致疾病散播，穷人却怀疑有钱人在水中下毒，要借机摆脱济贫的负担，结果引发多场暴动冲突。

　　1831年6月2日，英国国王威廉四世在国会开幕式上说："我向诸位宣布一下大家关心的可怕疾病在东欧不断发展的情况，同时我们必须想方设法阻止这场灾难进入英国。"

　　1931年6月，英国政府建立中央卫生委员会，任命了一些名医和官员担任委员会委员。他们建议成立地方委员会，由医务界人士、教士和有地位的市民组成，组建隔离医院，并与伦敦的总委员会保持联系。1832年2月，议会批准了一项《霍乱预防法案》，要求由地方当局提供护理药品，清扫病人房间，销毁病人的床上用品、衣物，填埋阴沟和粪池，减少各种污物。

　　同年，政府成立了一个皇家委员会调查济贫法的执行情况，并对改善工人阶级的生活状况提出建议。这个委员会邀请著名记者、社会改革家埃德温·查德威克（Edwin Chadwick）提供帮助。从1832年直到1854年，查德威克始终是英国公共卫生立法和改革的总设计师和领导人，是公共卫生学发展中最为重要的人物。他一直致力于分析英国工人的卫生状况，降低贫困救济的成本，制定管理公共卫生的政策。他积极参与英国社会的各项立法和改革，被公认为是改善济贫法、公共卫生、城市服务、学校建设、儿童教育等多项公共事业背后的推动力量。

　　1828年至1829年间，查德威克连续在《威斯特敏斯特评论》和《伦敦评论》上发表了几篇针对公共卫生和社会改革的文章。在这些文章中，他提出环境对人的健康和寿命有重要影响。1832年查德威克加入皇家济贫法委员会后，进行了广泛的社会调查，于1842年发表了《对英国劳动人口卫生状况的调查报告》，反映了伦敦令人震惊的卫生问题。他在查阅了来自533个区的材料后，绘制了"卫生地图"，清楚地显示出传染病与居住拥挤之间的关系。他认为疾病是由肮脏、拥挤、供水不足、排水不畅、垃圾堆积等因素造成的，并提出通过管道供应清洁水用于生活、修建下水道排除污水和厕所排泄物等改革措施。

　　由查德威克撰写的《济贫法》的调查报告直接促成1834年新《济贫法》的诞生。调查中劳动阶级所陷入的贫困、肮脏的生存状况以及地方当局的不作为令查德威克印象深刻，他认识到贫困与疾病的关系，提出疾病是贫困的根源而不是相反。城市贫民窟里的有毒气体对人类健康构成直接威胁。查德威克坚信肮脏的环境与疾病、人的健康、寿命有关，只要改善那些导致疾病的不洁的环境，就可以改善人的健康状况。

五、恩格斯的公共卫生调查

　　18世纪中叶英国开始了工业革命的历程。工业革命并没有使城市免于瘟疫的侵袭。尽管工业化推动了史无前例的城市化进程，但这些城市的工业生产环境恶劣，工人们栖身于拥挤脏乱的居住环境，造成比从前还要严重的公共卫生问题。其中又以水的供应、垃圾及污水处理、传染病防治等最为迫切。甚至到19世纪，欧洲的大城市还在遭受污浊和粪便的窒息之苦。

　　因为随着工业革命的开始，英国和其他西欧国家在这时都经历了人口由乡村向城市的大迁移。工商业集中的城市中，人口迅速增长，仅仅在50年内，城市居民人数翻了一番，并且还在持续地增长。建设的速度远远落后于人口的增长速度，随之就出现了由人口变动所带来的各种问题。

　　在公共卫生方面，过去建立的下水道系统多年来一直跟不上饮用水供应的速度，剩菜剩饭、洗涤污水、屠宰血水、牲畜尸体、夜壶尿水、厕圈粪肥以及其他脏物，统统无视警方的禁令，都是经阴沟排放或倾倒在阴暗的角落里，任其腐烂发臭，而那些照明差的街道上的敞口阴沟，对行人和车辆经常构成危险。巴黎可能是欧洲供水最好的城市，但其供水不过是能让人平均每年去两次澡堂。在伦敦，人类排泄物散布在25万个污水池之中，无人集中处理。在曼彻斯特，只有不到1/3的住房拥有相当于厕所的设施。这样恶劣的卫生条件使传染病比中世纪传播得更快。英国在1841年发表的平均寿命统计表明，利物浦居民的平均寿命只有26岁，1843年曼彻斯特居民的平均寿命只有24岁。与这些数字相关联的是大量因传染病死亡的青年，以及极高的婴儿夭折率。

　　1844年，年轻的恩格斯在英国对工人阶级的生活状况进行了实地考察，他在《英国工人阶级状况》这篇著名的调查报告中，详细描述了英国各大城市中工人居住的贫民窟的恶劣卫生条件。他写道："英国一切城市中的这些贫民窟大体上都是一样的；这是城市中最糟糕的地区的最糟糕的房屋……这里的街道通常是没有铺砌过的，肮脏的，坑坑洼洼的，到处是垃圾，没有排水沟，也没有污水沟，有的只是臭气熏天的死水洼。"[1]他提到爱丁堡穷人家里人畜同居一室的情况，"晚上，鸡宿在床柱上，狗，甚至马也和人挤在一间屋子里面，因而这些住房自然极其肮脏和恶臭，而且各种各样的虫子都在里面繁殖起来"[2]。他引证英国一本杂志发表的一篇关于城市工人卫生状况的文章。这篇文章说道：

　　这些街道常常窄得可以从一幢房子的窗子一步就跨进对面房子的窗子；而且房子是这样高，这样一层叠一层，以致光线很难照到院子里和街道上。城市的这一部分没有下水道，房子附近没有渗水井，也没有厕所，因此，每天夜里至少有5万人的全部脏东西，即全部垃圾和粪便要倒到沟里面去。因此，街道无论怎么打扫，总是有大量晒干的脏东西发出可怕的臭气，既难看，又难闻，而且严重地损害居民的健康。[3]

恩格斯还引证了哈得兹菲尔德的城市调查委员会在1844年8月的一份报告。哈得兹菲尔德是英国一个制造业城镇，并不是英国最糟糕的城市中心。这份报告说道：

　　在哈得兹菲尔德，整条整条的街道和许多胡同及大杂院都既没有铺砌，也没有下水道或其他任何排水沟；这些地方堆积着污泥、垃圾和各种废弃物，这些废物在逐渐腐烂，发酵；几乎到处都有污水洼，因此，这里的住宅都是又脏又坏，以致疾病丛生，威胁着全城的健康。[4]

---

[1]《马克思恩格斯全集》（第2卷），人民出版社1957年版，第306—307页。
[2]《马克思恩格斯全集》（第2卷），人民出版社1957年版，第315—316页。
[3]《马克思恩格斯全集》（第2卷），人民出版社1957年版，第316页。
[4]《马克思恩格斯全集》（第2卷），人民出版社1957年版，第322页。

说到曼彻斯特，恩格斯特别提到霍乱暴发时的情况。他引述当时的一份文件说："……这条街上没有一所房子逃过霍乱的肆虐。这些郊区的街道通常都是没有铺砌过的，街心是一堆一堆的粪便，一滩一滩的死水；房屋是背靠背地建筑起来的，两所房屋共用一堵后墙，没有通风和排水的设备，整家整家的人都挤在地下室或阁楼的一个角落里。"①恩格斯从这次霍乱的流行看到了当时英国的阶级对立。他说：

> 当这种流行病到来的时候，城市中的资产阶级全都惊慌起来。他们忽然想起了穷人的那些不卫生的住宅，而且一想到每一个贫民窟都会成为传染病的大本营，瘟疫会从那里向四面八方传播，会侵入有产阶级的住宅，就吓得发起抖来。②

伦敦、巴黎等大都市的街道都是如此肮脏，给各种病菌提供了繁殖发作的土壤。当时医院的卫生环境也十分糟糕。奥地利皇帝约瑟夫二世在游历巴黎的时候，考察了当地最大的一所医院。他在同一张床上发现了一个病人躺在一具死尸的旁边，不禁大为惊骇。随后，法国国王路易十六命法兰西学院考察此事，并委任了一个委员会。委员会在做了详尽的考察后递交了一份措辞还算委婉的报告。该报告证实了约瑟夫二世所见确有其事，而且恐怕医院的情况还更糟。该报告指出，在这所法兰西最大的医院内，活人和死人躺在一处，有时候居然五六个病人挤在一张病床上。在医院内，传染病患者没有特殊的隔离设备，出天花的人往往和生热病的患者同居一室。这个病人身上的被单揭下来马上就盖在另一个病人身上，一些疥疮之类的传染病自然从这个病人传到了那个病人身上，而且由于没有适当的防护措施，医生和护士也不能幸免。另外在这所医院内也没有独立的手术室，在那个没有麻醉剂的时代，病人的哭叫之声，对于其他等待手术和病房内的病患在神经上的折磨可想而知。因此，最终委员

---

①《马克思恩格斯全集》（第2卷），人民出版社1957年版，第346页。
②《马克思恩格斯全集》（第2卷），人民出版社1957年版，第346页。

会的报告宣称："市立医院实乃传播疾病于巴黎全城的不竭之源泉。"

六、欧洲的公共卫生运动

城市中恶劣的公共卫生状况，是造成大规模瘟疫的主要原因。在19世纪上半叶，人们对于这一点已经有了比较清楚的认识。特别是排泄物污染公用水源，是烈性传染病在人口密集的城市中容易传播的一个关键原因。这一切迫使政府必须实施控制和提供公共服务。

1845年英国的一份官方报告首先建议各地要有单一的公共卫生主管机构，负责排水、铺路、净水、供水等有关工作，并且要求主管当局规范新建筑物的兴建。

1848年，英国议会通过了一项《公共卫生法案》，要求监管城市清洁卫生、排除"讨厌的麻烦事"以及提供清洁自来水等。英国在中央政府设立国家卫生委员会，嗣后各省都建立了直属于这个机构的分支机构。这个机构到1919年发展成为具有广泛影响的公共卫生部。

国家卫生委员会成立后，就立即开始在工厂工人中研究与疾病作斗争的方法。它第一次收集了准确的统计数字，用于死亡原因的调查，并确定城乡疾病的差异以及不同行业疾病发生率的差异。与此同时，政府采取有力措施，开始大规模建设下水道系统，改善供水系统，设立垃圾回收制度。1860年之后，英国开始实施一系列改良贫民窟的计划，大规模拆除或改建不合卫生规范的建筑物，制定了新的建筑规则，规范街道的最小宽度，以保证建筑物拥有基本充足的空气流通和光照。到19世纪末，输水的下水道工程系统扩展到贫民区，工人阶级的住宅也都用上了清洁水。在1870年抽水马桶发明之前，每一栋房子背后必须建有分隔在外的盥洗室。在此之后，普通工人的死亡率从千分之三十降至万分之十三。继英国后，德国、法国、美国皆竞相效仿，开始注重公共卫生的管理和控制问题。

德国仿效英国的成功做法，在公共卫生领域进行了有效的政府管理。1866年，慕尼黑成立了卫生研究所，这是第一所大型科学研究机构，具备当时先进的实验条件，从事卫生学的基础研究。德国卫生学家彼腾科费尔（M. von

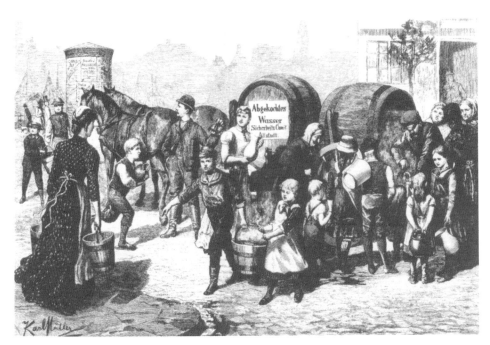

1892年，汉堡街头正在取洁净水的人们

Pettenkofer）在霍乱和鼠疫方面的研究成果，为制定有效的环境卫生措施奠定了基础。他坚持倡导研究传染性疾病的病原以及抗御传染病的必要措施。

1842年，汉堡经历了一场严重的火灾，内城的绝大部分建筑被夷为废墟。汉堡市政当局请来一位叫林德莱（William Lindley）的英国工程师，建造了一座65千米长的大型给水网。75米高的水塔和以蒸汽为动力的水泵装置，于1848年建成并投入使用，易北河上游的水被抽入设备进行净化处理，从此德国有了第一座惠及一般市民的净水设备，人人得益。到1850年，汉堡市内1/3的家庭拥有了自己的水管连接设备。那时的水管每天只供水几个小时，每家准备容器在供水时接水存放。此后，汉堡又建立了德国第一个下水管道。

随后若干年内，柏林、斯图加特、布朗施维格、施特亭、莱比锡、慕尼黑等城市相继建立起管道饮用水厂。1860年，柏林首次委托一个事务所设计一个城市沟渠工程系统，即下水道系统。1867年，法兰克福着手建设城市排水系统。

在法国，近代公共卫生管理组织是在大革命时期出现的。1802年，公共卫生理事会成立，行使公共卫生管理的职权。19世纪中期，在拿破仑三世的提倡下，巴黎在欧斯曼（Georges Eugene Haussmann）的主持下进行了大规模的城市重建改造，这个巴洛克的理想城市用几何直线打破了中世纪城市充满疾病的物质和社会肌理。它对抗和治理的对象是霍乱，以及伴随城市问题而来的种种社会骚乱和动荡。几何布局和拓宽的街道被用来重建秩序，城市美学体现的则是卫生和商业的新价值观。这次大规模的巴黎城市改造，包括建设全城的自来水供应和下水道系统。由于兴修了瓦纳引水渠和开凿了600千米地下水道网，大多数房屋内部都有自来水供应，市民有了清洁的饮用水。1860年，贝尔格朗（Eugene Belgrand）工程师提出的下水道系统计划获得批准并开工修建。排水系统由总干线、干线、分线与支线四级组成，其中支线63250条，长385千米。水道结构合理，内部一般比较宽阔，便于维修和参观。各幢房屋的污水由这些下水道排入塞纳河，然后流入大海。

　　在意大利，1888年开始实施国家统一的卫生法。"最高卫生会议"负责管理全国的公共卫生，各省也设有专门的卫生机构。1885年霍乱流行后，那不勒斯开始建立现代卫生设施，穷困住宅区的下水道和饮水供应都有所改善。

　　类似的实践也在"新大陆"美国重复。19世纪末的纽约、芝加哥都是充斥

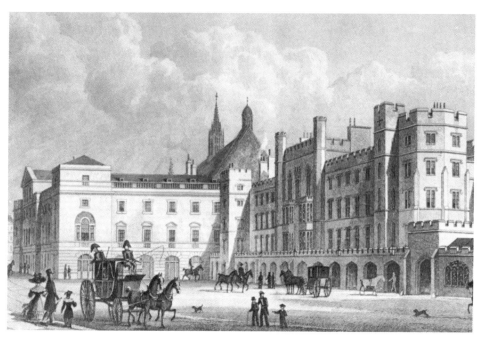

19世纪巴黎的街景

贫民窟、霍乱和犯罪的城市。为此，市政当局开始了一系列的慈善和改革事业，这其中的极致就是以1893年芝加哥世博会为代表的城市美化运动。此次世博会最大的野心，就是建立一个真正的梦幻城市。这个城市美化运动从古典主义出发，试图以几何轴线和一系列的公园、广场和景观大道拯救沉沦的城市。城市美化运动受到的最大的批评，就是它以为在视觉上美化了城市就是改革了城市。消灭社会问题变成了"眼不见为净"。芝加哥1893年建起的城市甚至是纯白色的，但它体现的正是新兴中产阶级对控制和管理的需求。1918年的"西班牙流感"之后，美国国会拨款100万美元强化公共卫生部门，以建立现代化的公共卫生系统，逐步改变人们落后的不良卫生习惯。

欧美各国的公共卫生运动，有效地抵制了瘟疫的侵袭，大大降低了平民的死亡率。而细菌学说的问世，使检疫、隔离、环境卫生的改善这类措施有了理论基础，得以进一步推广。另外，疫苗和抗生素的发现也让公共卫生进入新的阶段。

与此同时，各国都认识到防御瘟疫的国际合作的重要性。1851年，欧洲各国在巴黎召开第一次国际会议，制定了共同的检疫措施以防止霍乱、鼠疫以及黄热病的传播。1892年和1897年，一些国家联合签订了防范霍乱和鼠疫的国际卫生公约，后来又成立了一些地区卫生组织。预防地方性传染病的运动产生了极大的效果，它使欧洲在第一次世界大战前的20年间死亡率几乎降低了一半。19世纪中后期和20世纪初，由于一系列的农业生物灾害，人们就开始建立保护农业生物安全的动植物检疫制度。1872年法国颁布了禁止从国外输入葡萄枝条以防传入根瘤蚜的法令，1886年日本制定了有关动物检疫的法令。随后世界各国都相继实施了各种动植物检疫的法令。

普遍的个人卫生教育也在这时发展起来。前面提到，在中世纪，许多人没有洗澡的习惯。启蒙运动时期，人们的思想逐渐发生变化，认为以扑粉和香水遮掩身体异味是"亚里士多德式"的腐朽表现。1760年，法兰西王室修建了两艘塞纳河浴船，塞纳河水经过过滤装置净化后灌入浴缸，净化装置十分昂贵奢侈。1774年，德国人在法兰克福的美茵河上也仿照巴黎的样式制造了一艘沐浴船。当时的医学人士都强调洁净身体的重要性，认为"所有洁身沐浴的民族，身体都比不洗澡的民族健康强壮"。威廉皇帝则有一句名言，说"清洁的躯体才能培育纯洁的心灵"。

　　法国大革命以后，巴黎市民在公共卫生方面也有一定进步。1800年时有60万人口的巴黎，就有300个私人浴缸以及多处公共浴池。那时的公共浴池服务十分昂贵，一张门票相当于一个打工者5天的工资，所以公共浴池只为少数有钱人服务。装不起私人浴缸的人可以租车把热水运到家里。但是，整体上卫生环境的改善还是在19世纪中期的公共卫生运动以后。

第18章

瘟疫与医学科学的进步

一、古典医学对瘟疫的认知与解释

自古以来，人类就与瘟疫进行着艰苦卓绝的生死较量。事实上，在某种意义上说，一部人类文明史，就是不断地与瘟疫以及各种疾病作斗争的历史。无论是民间的神话传说，还是祈福消灾的种种仪式，还是各个世代的医生和科学家进行的艰苦探索，都表达了人类克服瘟疫、战胜瘟疫的强烈愿望，表达了人类与命运抗争、与顽敌搏斗的智慧和勇气。在这个漫长的过程中，有空前巨大的牺牲，有令人沮丧的失败，有死亡气氛笼罩下极度的悲观失望，也有战胜瘟疫的胜利与喜悦。然而，无论如何，在这个漫长的战斗中，人类对于瘟疫这个顽敌的认识，逐渐由知之不多到知之甚多，直至采取有效措施来控制和消灭它。人类文明的进步，医学科学的发展，使人类战胜瘟疫的能力越来越强。

如前所述，早在古希腊时代，就有对瘟疫的研究。古希腊哲学家德谟克利特提到过一种可能具有传染性的疾病。德谟克利特还相信，传染病之所以在人类中肆虐，是因为天体毁灭，灰渣坠落到了地球上。

在希波克拉底留下的大量著作中，有7卷本的《论瘟疫》。他记载的一些病例证明，古希腊存在多种传染病，虽然多数情况下仅据他的记载还无法准确判定当时流行的究竟是哪一种疾病。希波克拉底强调寻求对疾病的自然解释，治愈的目标在于恢复身体的平衡与和谐。我们已经知道，他曾在雅典瘟疫时直接奔赴现场救治患者和参与防疫治理，并且取得了一定的成功，但在当时的条件下并没有什么良策。他提出的最佳建议是，当一个城市遭受重大瘟疫袭击时，就尽快逃离，尽可能地远离，直到瘟疫结束。

古典医学理论一般把瘟疫归因于腐败、分解物质而产生的对大气有污染的毒蒸汽，并将这称毒蒸汽称为瘴气。危险的瘴气与沼泽和沼泽地区关系密切。根据希波克拉底的观点，人的疾病与自然环境有很大关系，健康和疾病取决于环境或大气条件与构成人体的四种体液之间的相互作用。他认为复杂的人体是由血液、黏液、黄胆、黑胆这四种体液组成的，四种体液在人体内的比例不同，形成了人的不同气质。人之所以会得病，就是因为四种液体不平衡造成的。而液体失调又是外界因素影响的结果。他说，一个医生进入某个城市首先要注意这个城市的方向、土壤、气候、风向、水源、水、饮食习惯、生活方式等这些与人的健康和疾病有密切关系的自然环境。他说，假如医生很了解这些事情，无论如何，当他到一个不熟悉的城市时，就不至于对当地的疾病无所知晓，或不懂得那些普通流行病的性质。

希波克拉底的这些看法，表现了最早的关于自然与疾病关系的看法，是一种朴素的生态文明观点。直到今天，对于我们认识自然、认识人与瘟疫的关系、认识瘟疫与文明的关系，仍然具有启发意义。

其他医学者推测，瘴气中致病的有毒粒子可能是真实存在的生命实体。这些神秘的小动物、种子或发酵物可能通过空气传播，或者通过直接的身体接触，即通过传染从病人传播给其他人。

希波克拉底的这个观点通常被称为瘴气理论。这种理论解决了接触传播病菌的一般观念，虽然它与现代病菌学说完全不同，但在19世纪后半期细菌理论发明以前，它一直是人们解释传染病乃至瘟疫的理论基础。甚至在19世纪推动城市公共卫生的革命中，也主要是这种瘴气理论起作用。

16世纪意大利医生佛拉卡斯托罗关于瘟疫的研究，在古典医学史上有重要意义。佛拉卡斯托罗是文艺复兴时代具有代表性的人物之一，他拥有广泛的兴趣，对古典文学颇有研究，同时是杰出的地理学家、天文学家和诗人、音乐家，还是数学家、生物学家。在医学方面，他写了两部医书：一部是《西菲力士或法国病》，本书第九章曾有所提及；另一部是《论传染和传染病》。佛拉卡斯托罗对瘟疫的流行给予了特别的关注，被称为"现代病理学之父"。《论传染和传染病》以科学的方法研究伤寒、鼠疫、梅毒等流行病的来源与传播，对当时已知的各种传染病一一进行了详细描述。

佛拉卡斯托罗首先分析了"传染"这个术语的惯用法，进而给"传染"下了一个他认为更为科学的定义，他指出传染是"由感觉不到的颗粒的感染所引起的某种极其精确的相似的腐坏，它在一定组合的物质中发展，从一个事物传到另一个事物"。他把接触传染分为三类：

第一类是单纯接触，如疥癣、痨病、麻风病；

第二类是间接接触，通过传染媒介如衣服被褥等，这类物品可以携带接触传染的"活动种子"，而不受其破坏；

第三类是没有直接接触或间接接触的自远距离而来的传播，如鼠疫、沙眼、天花等。

为了解释在远距离间如何会发生传染，他想象，接触传染的"种子"的传播是借选择对它们有亲和力的体液，并借吸引力而进入体内的。它们能被呼吸吸入，附着于体液，体液将它们带至心脏。他研究了感染上的各种亲和力，他说："有不危害动物的植物的疾病，反之，也有不危害植物的动物的疾病。有的疾病只限于人或某种动物，如牛、马等；有些疾病对某个人或某个器官有特别的亲和力。"当考虑感染是不是一种腐败作用时，他说："有时腐败作用由单纯分解构成……但有时又是一种有特殊形式的新的组合。"结论是，"如果我们归纳地考虑接触传染，就会看到，腐败物的接触传染是从一个人传到另一个人，不论远近"，他还说，"这些种子有迅速繁殖和蔓延的能力"。[①]

佛拉卡斯托罗的这种描述证明他充分了解接触传染的特性，因此堪称现代感染理论的伟大先驱之一，并有资格列入文艺复兴时期伟大的科学家之列。从佛拉卡斯托罗的著作开始，人们已能明辨出是何种传染病，并且能诊断出它的特别症状，这在当时的医学上是一个很大的进步。

二、细菌学说的发现

1865年，法国杰出的微生物学家路易斯－巴斯德（Louis Pasteur，1822—

[①] 引自［意］卡斯蒂廖尼：《医学史》（上册），程之范主译，广西师范大学出版社2003年版，第391页。

1895）认识到了微生物是传染病的病因，使人类终于知道了瘟疫的真正原因，根本改变了人类对传染病和瘟疫的看法。与特定细菌有关的传染病包括炭疽、鼠疫、霍乱、白喉、淋病、麻风病、肺炎、猩红热、破伤风、肺结核和伤寒。

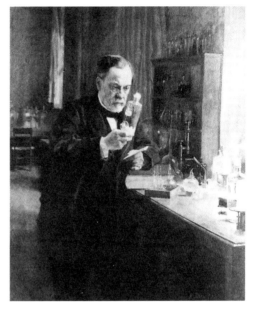

巴斯德

早在巴斯德之前，医生们已经开始认识一些卫生和清洁状况与疾病的某些关联，而巴斯德找到的"病菌"微生物才是瘟疫的致病病因，使人类真正摆脱了长期对于瘟疫的近乎无知的状况，把人类与瘟疫的斗争真正地置于科学的基础之上，使人类在消除疾病、增进健康方面迈出了重要的一步。从此以后，人类战胜疾病的速度越来越快，能力也越来越强。

巴斯德发现，传染病是由一种活的微生物引起的。巴斯德为人类第一次找到了致病的微生物，并把它称之为"病菌"。此后，巴斯德开始研究人类传染病的致病原因，结果发现了多种病菌。对于在19世纪泛滥成灾的霍乱、鼠疫和肺结核等恶性传染病，人们已经找到了致病的病菌，这些发现都是建立在巴斯德细菌学说的基础之上的。

英国科学史家丹皮尔在其著名的《科学史及其与哲学和宗教的关系》中指出：

> 十九世纪生物学最惊人的发展之一，是人们对于动植物和人类的细菌性疾病的来源与原因的认识大大增进。这种认识由于能增加我们控制环境的能力，因而和其他科学的实际应用一样，也显著地影响了我们对于人与"自然"的相对地位的看法。[1]

---

[1] ［英］W. C. 丹皮尔：《科学史及其与哲学和宗教的关系》，李珩译，商务印书馆1975年版，第358页。

意大利医学史家卡斯蒂廖尼也说道：

　　细菌学的飞速发展带来了医学思想上的革命。这种革命不仅体现在疾病概念特别是传统病概念上，更重要的是它影响了整个医学方法论。……巴斯德和科赫（也译作柯赫）的工作标志着科学的细菌学开始建立。细菌学内容迅速渗透到医学各个领域，人们从无穷尽的微观世界里找到了许多疾病的发病原因。细菌学成为医学领域中最重要、最有用的学科。[①]

　　对巴斯德来说，瘟疫"病毒"的发现极富戏剧色彩。当时欧洲蔓延着一种可怕的蚕病，蚕大批大批地死掉，许多以养蚕为生的农民，对此毫无办法。当时任巴黎高等师范学院生物学教授的巴斯德得知这个消息后，马上赶到法国南部去做实地调查。他一连几天对病蚕和被病蚕吃过的桑叶进行仔细观察，通过显微镜发现这些蚕和桑叶上都有一种椭圆形的微粒。这些微粒能够游动，还能迅速地繁殖后代。他在没病的蚕和刚从树上摘的桑叶上，则没发现这种微粒。巴斯德兴奋地认识到："这就是病源！"他立即告诉农民把病蚕和被病蚕吃过的桑叶统统烧掉，蚕病因此被控制住了。

　　通过"蚕病事件"，巴斯德第一次找到了致病的微生物，并给它取了个名字，叫"病菌"。巴斯德提出了一条具有重大历史意义的原理：在每一情况下，病都来自有毒的微生物或细菌。他指出细菌的存在都是因为有细菌从外面进来，或者里面原来就有细菌，后来才发育起来。他证明某些疾病如炭疽、鸡霍乱与蚕病就是由特种微生物造成的。

　　由此，他联想到法国医院的现实。当时，在巴黎的产科医院里，产妇死于产褥热者高达1/19；1864年，仅在巴黎产科医院就造成300多名产妇的死亡，产科医院被称为"犯罪之家"；外科手术的死亡率高达20%—30%，甚至50%—60%。在法国医学会的一次会议上，巴斯德提出了细菌致病理论，认为造成人类疾病的就是微生物。他说："开刀的伤口暴露在千百万细菌的面前。这些细

　　[①]［意］卡斯蒂廖尼：《医学史》（下册），程之范主译，广西师范大学出版社2003年版，第731—732页。

菌存在于空气中、手术医生的手上、洗涤伤口的海绵上、接触伤口的刀具上以及覆盖伤口的纱布上。"在科学院的几次会议上，巴斯德还建议外科医生将他们的手术器械在火焰上烧一卜再使用。

巴斯德的建议遭到了法国医学界的忽视，却引起了英国外科医生李斯特（Lister）的重视。李斯特在1865年听说巴斯德的实验，到1867年就把这一成果应用到外科手术中。他先是用苯酚作为防腐剂，以后又发现清洁是一种有效的防腐方法。由于李斯特把巴斯德的研究成果应用于外科，再加上以前所发现的麻醉剂，外科手术达到前所未能达到的安全地步。

从1878年起，巴斯德和他的助手们开始进行防治牛羊炭疽病和鸡霍乱的研究。经过三年的实验研究，巴斯德提出了他的弱毒免疫理论，并开始用疫苗防治畜禽疾病。1885年，巴斯德发明了狂犬病疫苗，征服了狂犬病，震惊了整个欧洲。

巴斯德的细菌学说是一项具有重大历史意义的成就。他的研究推动了人们对"细菌理论"的理解，使得医学、外科学和公共卫生政策都发生了革命性的变化。细菌学说堪称是医学发展史上伟大的里程碑之一。1888年11月14日，在庆祝巴斯德研究所落成的典礼上，会议秘书指出，"巴斯德先生是一位革新家"，"他对于发酵，对于极细小的微生物，对于传染病的原因，以及对于这些疾病的预防接种所做出的发现，对生物化学、兽医学和医学来说并非一般性的进展，而是完全的革命"。在这个典礼上，巴斯德在由他儿子代为宣读的讲话中说道：

> ……当今似乎有两条相反的规律正在互相搏斗着，一条是流血与死亡的规律，总是在设想着破坏性和强迫各民族不断地投入战场的新手段；另一条是和平、工作和健康的规律，则总在发展着把人类从围困着它的灾难中解救出来的新方法。[①]

巴斯德一生都在为这两条规律而努力工作。英国科学家廷德尔（John

---

① 引自高兴华等主编：《改变历史的科学名著》，四川大学出版社2000年版，第207页。

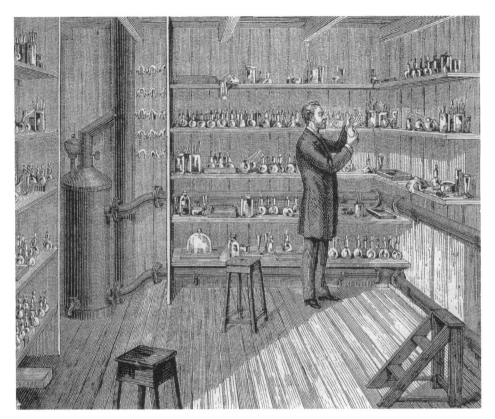

1890年左右巴黎的巴斯德研究院

Tyndall）在给巴斯德的一封信中写道：

> 在科学史上，我们首次有理由抱有确定的希望，就流行性疾病来
> 说，医学不久将从庸医的医术中解放出来，而置于真正科学的基础上。
> 当这一天到来时，我认为，人类将会知道，正是您才应得到人类最大的
> 赞扬和感谢。[1]

有意思的是，对于细菌的发现，还影响到巴斯德本人的生活习惯。例如他
从来不会不认真检查并仔细擦洗就使用一只玻璃杯或一个盘子。他的传记作者

_____

[1] 引自［美］洛伊斯·N.玛格纳：《生命科学史》，李难等译，百花文艺出版社2002年版，第353页。

瓦勒里-雷多特说："任何微小的污迹斑点都不能逃过他的近视眼。无论在家里或同客人在一起，不管他的女主人感到多么焦虑和惊奇，他总是要把这一套消毒手续履行到底……"[①]

三、"柯赫氏原则"

对于细菌学说作出重大贡献的另一位科学家是德国的罗伯特·柯赫（Robert Heinrich Hermann Koch）。他早年在哥丁根大学学习医学，在普法战争时是一位军医，退伍后开始在一个小镇行医，并在诊所里设立了小小的检验及实验室，靠着一部显微镜、一具切片机及自制的保温箱开始了他的研究工作。1872年，他开始了对炭疽的研究。随后他发展了细菌染色、分离、培养等技术，并借助这些技术发现了

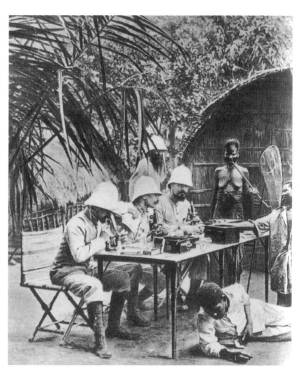

柯赫在非洲进行流行病调查

数种传染病的相关细菌。柯赫为了找出霍乱的病因，主动要求去最严重的灾区印度。他在32名霍乱病死者的尸体和16名患者的肠道中找到了霍乱弧菌，并发现了霍乱病原菌是经过水、食物、衣服等用品来传播的，还发现了阿米巴痢疾和两种结膜炎的病原体。1890年他提出用结核菌素治疗结核病。他还在埃及、印度等地研究了鼠疫、疟疾、回归热、锥虫病和非洲海岸病等。1905年，他发表了控制结核病的论文，并获得诺贝尔生理学或医学奖。

---

① 引自［美］洛伊斯·N.玛格纳：《生命科学史》，李难等译，百花文艺出版社2002年版，第348页。

他的另一个重要贡献是1882年提出的"柯赫氏原则"（Koch's postulates），即证明一种细菌是导致一种传染病的病原菌所需满足的条件，分别为：

（1）该细菌可从其可疑传染病的每一病例中分离到；

（2）从体内分离到的该细菌可在体外培养并传代数次；

（3）体外培养并传代数次的细菌可以使实验动物发生相同的疾病；

（4）该细菌可从接种的实验动物中分离到。

"柯赫氏原则"是微生物学和传染病学的主要原则之一，被学术界公认为确认一种微生物是否是一已知传染病病原的主要依据。因此，柯赫与巴斯德一道被公认为微生物学的奠基人。

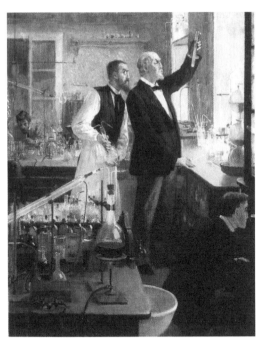

柯赫在实验室里工作

19世纪后期，细菌学的创立决定性地证明了微生物不像通常认为的那样是疾病的结果，而是疾病的原因。这一发现为公共保健和卫生领域的重大改善开辟了道路，为家庭、医院和乡镇的卫生和清洁措施提供了新的合理性。人们已经认识到细菌的重要性，对污染物和细菌等的恐惧给家务和时尚带来了新变化。生活必需品，包括室内管道、吸尘器、杀菌原、消毒剂和抗菌肥皂等，在研发销售中都援引了疾病细菌理论。

从此，人类与瘟疫的战斗形势发生了根本性的逆转，科学的利剑成为人类战胜瘟神的致命法宝。更重要的是，科学之光帮助人类驱散了疾病的阴霾，也帮助人类走出无知和愚昧的困境。

正如爱因斯坦所说的："科学通过作用于人类的心灵，克服了人类在面对自己及面对自然时的不安全感。"

卡尔·萨根也有一段很精彩的论述。他说：

　　在历史上很长的时间内，我们惧怕世界以外的东西，害怕那些不可预
见的危险，我们乐意接受任何能够减少恐惧和消除恐惧的东西。科学在了
解世界、控制事物、掌握我们自己的命运、保持安全的前进航程中一直在
进行着尝试，而且取得了巨大的胜利。现在，微生物学和气象学所能说明
的问题，在几个世纪之前却被认为是将妇女烧死的充足理由。

四、免疫力与血清疗法

医学家们注意到这样一个情况：即便是在致命的疾病大流行时，有一些人
仍然能够避免感染，还有一些人则能够很快康复并避免并发症。在一种疾病的
袭击中幸存下来的人通常不会在随后的流行病中受到影响，这表明人体能够识
别并击退微生物入侵者。换句话说，幸存者获得了免疫力。

免疫力是人体自身的防御机制，是人体识别和消灭外来侵入的任何异物
（病毒、细菌等），处理衰老、损伤、死亡、变性的自身细胞，以及识别和处
理体内突变细胞和病毒感染细胞的能力。现代免疫学认为，提高免疫力是人体
识别和排除"异己"的生理反应。人类一直生活在一个既适合生存又充满危险
的环境中，人类能得以续存，是获得了非凡的免疫力。所以，免疫力是生物进
化过程的产物。

免疫力分为非特异性免疫和特异性免疫。免疫力按其获得方式的不同可
分为：先天性免疫和特异性免疫。

先天性免疫是人一生下来就有的。如猪瘟在猪群中传播很快，但和人类无
缘。这是因为人类天生就不会得这种病。特异性免疫，又称获得性免疫或适应
性免疫，是一种经由与特定病原体接触后，产生能识别并针对特定病原体启动
的免疫反应。

19世纪晚期，科学家们发现免疫力或多或少是由于血清之中的非细胞因素

引起的。血液之中的"魔法子弹"——抗感染因子，被称为"抗体"，而能够诱发它们的细菌、病毒和毒物则统称为"抗原"。科学家们可以通过制造保护性疫苗来诱导对特定病原体的免疫力。就是说，人们可以通过一些手段来调动和增强人体的先天防御。到19世纪末，细菌学家建立了一种被称为"血清疗法"的新治疗方法。

血清疗法是一种利用被动免疫的疗法，就是将已被免疫的动物血清（抗血清）注射到相应疾病的患者身上，以达到治疗的目的。这种血清称为治疗血清。恢复期病人的血清也可治疗其他病人。1890年，德国科学家贝林（E. A. von Behring）和日本科学家北里柴三郎通过对白喉和破伤风的研究，发现白喉抗毒素血清具有治疗效果，从而创造了一种新疗法，即血清疗法。这种疗法已成为传染病治疗的一项原则，并应用于许多种疾病。血清疗法提供了一种利用免疫系统产生的所谓天然抗感染方法来杀死或中和细菌及其毒素的方法，被认为是一项伟大的发明。

五、发现青霉素

青霉素的发现，是人与瘟疫的持久战中的一个关键性环节，一个关键时刻。有了青霉素，人类对抗瘟疫的袭击就有了一个具有相当力量的决胜武器。

青霉素的发现是英国医生亚历山大·弗莱明（Alexander Fleming，1881—1955）的一个重大贡献。

在第一次世界大战期间，弗莱明参加了英国皇家陆军医疗队，辗转于前线各军医院间。弗莱明在谈起那段经历时说："那段时间，我见到许多伤兵因伤口受到细菌的感染而去世，当时用于避免感染的药物副作用极大，虽然外用能消毒伤口，但一旦进入血管，则会破坏血

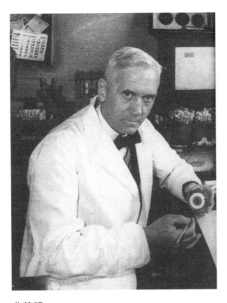

弗莱明

细胞。"因此，在战争结束后，弗莱明拒绝了到苏格兰行医的邀请，而是回到圣玛丽医学院全力开始了抗生素药物的研究。在谈到青霉素的发现时，弗莱明说："我的灵感来得很偶然。那是在1928年的夏天，我发现在一只被霉菌污染的玻璃皿边缘，有一圈灰绿色霉菌层，那里培养的葡萄球菌已被杀死。而几天后，当葡萄球菌布满整个玻璃皿的表面时，边缘长着霉菌的地方则未受影响。这给了我很大的启发。"后来，弗莱明把该霉菌接种到肉汤中，待其大量繁殖后进行过滤，得到了最初的青霉菌滤液。弗莱明给它取名叫"Penicillin"（盘尼西林，青霉素的音译名），并把他的发现发表在一本科学杂志上。

但是弗莱明并没有继续发掘青霉素作为主要药物的潜力。后来，经过英国病理学家弗洛里和德国生物学家钱恩的进一步研究完善，青霉素于1941年开始用于临床，并逐渐加以推广，为人类战胜瘟疫提供了一把所向披靡的利剑。

青霉素在治疗肺炎、梅毒、腹膜炎、破伤风和许多其他疾病时有惊人的疗效，而以前得这些病的人通常会死去。此时正值第二次世界大战期间，防止战伤感染的药品是十分重要的战略物资，所以美国把青霉素的研制放在同研制原子弹同等重要的地位。当时青霉素的价格非常昂贵，1943年，在全世界只生产了13千克青霉素的时候，英国首相丘吉尔特别批示，这种新药"必须给最好的军队使用"。

20世纪40年代后期，第二种极其著名的抗生素链霉素被美国科学家赛尔曼·瓦克斯曼博士发现。链霉素被用来治疗许多青霉素无法治愈的传染病，特别是在治疗肺结核方面效果更为显著，是人类攻克肺结核的关键。

1947年以后，又相继发现氯霉素、金霉素、土霉素和四环素等抗生素。

抗生素的发现是人类医学史上一个划时代的进步。自抗生素发现以来，鼠疫已是"强弩之末"，天花也已"寿终正寝"，"痨病无药可医"的说法被打破，脑膜炎、伤寒病不再"面目狰狞"。由于抗生素的使用，全人类的平均寿命增加了10岁。

但是，人类对病菌取得的伟大胜利并非一劳永逸。青霉素的确给许多受细菌感染的患者带来了有效的治愈途径，然而细菌也很快就获得了对青霉素的抗药性。20世纪60年代有了半合成青霉素之后，不久就发现了葡萄球菌的抗药性。10多年后，对甲氧苯青霉素具有抗药性的所谓MRSA感染一直困扰着全球。对这种疾病的主要治疗手段是采用万古霉素，然而人们先后在日本和美国发现了病菌对万古霉素的抗药性。

病菌对抗生素产生抗药性的例子不胜枚举。在人与病菌的生死搏斗中，病菌有时候比人类更聪明。在与抗生素的反复较量中，有的细菌逐渐熟悉了抗生素的特性，发生了基因突变，有些毒力很强并且耐受大多数高效抗生素的"超级细菌"也因此产生。"超级细菌"的出现，使曾经横扫细菌如卷席的众多高效抗生素黯然失色：氨苄西林几乎成了废品，头孢菌素和头孢曲松正在逐渐失效，泰能也有了战胜不了的对手……"超级细菌"的出现，使治疗二重感染和多重感染难上加难，使一些曾被有效制服的细菌感染性疾病卷土重来。抗生素无论多么有效地聚焦于引起疾病的细菌，也不能阻止或者消灭所有它们所瞄准的细菌。导致人类致病的微生物有几百万，而有些种类则在不到一个小时的时间内就可以繁殖。

1982年，世界卫生组织指出，细菌抗药性的增长使得为给被感染者选择合适的抗生素成为"一种胜算极小的赌博"。

1983年，美国遗传基因学家巴巴拉-麦克斯托克（Barbara Maxstoke）因发现玉米染色体中的基因能够移动而获得了诺贝尔医学奖。她的杰出工作显示，基因可以在植物的染色体间移动，而这一点对于细菌发展出抗药性的解释极为关键。当细菌碰到一起时，质体的基因代码能够从一个传递到另一个，更为关键的是，质体的基因代码中携带有如何抵抗抗生素的信息。而一些细菌或病毒在外界环境的作用下基因发生了变化，原来不致病的病原体增加了可以致病的毒力基因，或是原来的病毒基因改头换面成为一种新的病原体，引起人类疾病。

六、发现病毒

病毒（Virus）一词在拉丁文中的意思是"毒药""毒液"或"有害气味"。18世纪时，病毒一词可以用来指代任何传染病。直到20世纪以后，人类才真正发现了病毒。

　　病毒是一种非细胞生命形态，它由一个核酸长链和蛋白质外壳构成。病毒没有自己的代谢机构，不能自行代谢或再生。为了繁殖，它必须入侵活体细胞。它的复制、转录和转译都是在宿主细胞中进行的。进入宿主细胞后，它就可以利用细胞中的物质和能量完成生命活动，按照它自己的核酸所包含的遗传信息产生和它一样的新一代病毒。

　　病毒早在人类诞生之前就已存在。病毒与人类的进化密不可分。几千年来，部分病毒已与人类的遗传密码合为一体，它们的遗传密码与我们的遗传密码息息相关，由此成为对人体无害的一部分。但有许多烈性的传染病都是由病毒引起的，如麻疹、流感、甲肝、猩红热、脊髓灰质炎、艾滋病等。这些病可统称为"病毒病"。

　　在19世纪后期，科学家们已经理解了细菌学说的实质，但直到19世纪末叶，才有了对病毒的发现。

　　1886年，在荷兰工作的德国农艺化学家迈尔首先发现并命名了烟草花叶病。通过对病变烟草植株以及土壤成分的分析，发现该病不是通常由于无机物平衡失调所引起的，这导致迈尔进行了一项关键性的实验。他把患有花叶病的烟草叶片汁液注射到健康植株的叶脉中，结果大多数健康植株严重染病，从而首先证明了烟草花叶病是一种传染性疾病，能够从病株移到健康植株上。

　　6年后，俄国植物学家伊凡诺夫斯基（Dmitry Iosifovich Ivanovsky）重复并肯定了迈尔的实验，并进一步发现烟草花叶病的致病因子能通过当时各类细菌所不能通过的细菌过滤器的微孔，也就是说，病变的烟草汁液通过细菌过滤器后仍有传染性。这一发现暗示了可能存在一种比以前所知的任何一种细菌都小的病原体。但伊凡诺夫斯基因拘泥于当时盛行的巴斯德的疾病菌源说，没有认识到这一发现的重要意义，而是认为烟草花叶病的致病因子只是细菌产生的毒素。

　　1898年，贝杰林克进行了类似伊凡诺夫斯基的工作。发现患花叶病的烟草汁液不仅具有连续传感性，还能在琼脂凝胶中扩散，这种液体中存在着恰如生物一般的生命物质。这是从未发现的新现象。因此，贝杰林克在实验后指出，引起烟草花叶病的致病因子是一种不能用普通显微镜看到，也不能在人工细菌培养基上生长，而能够通过最细微的滤膜，并且只能在活的植物体组织中繁殖的有机体。贝杰林克把这种有别于细菌的有机体称为"传染性活的液体"或"病毒"。尽管当时贝杰林克觉得很难想象这种病毒是如何生产和繁殖的，但是他提出了一个设想："为了能够进行繁殖，这种接触传染物（即病毒）一定是结合到活细胞的原生质中去了……"

贝杰林克的工作在病毒学史上具有划时代的影响。它打破了当时人们普遍信奉的疾病菌源说的传统观念，是人类认识病因过程中的一次重大突破，标志着人类对病毒性疾病的认识由感性阶段上升到了理性阶段。

几乎与贝杰林克工作的同时，德国细菌学家莱夫勒和弗罗施证明动物中的口蹄疫病也是由病毒引起的，这是当时所知的第一例由病毒引起的动物病例。他们还提出其他一些感染性疾病，如天花、麻疹、猩红热、牛痘、牛瘟等产生的原因，也都可追溯到那些非常微小的病毒。1901年，细菌学家里德领导的美国黄热病委员会进入黄热病高发区——古巴研究其病因，证实了黄热病的传染因子是病毒，这种病同疟疾一样也是由昆虫传播的，从而使人类第一次认识了虫媒病毒。1915年，细菌学家托特报道了他对某些葡萄球菌培养的观察，又发现了一类既不侵染植物，也不侵染动物，而是侵染细菌的新病毒。两年后，细菌学家代列耳也发现了专门侵染细菌的新病毒，并首先将它们命名为"噬菌体"。到20世纪30年代中期，已有很多动、植物病害被证实是由病毒引起的。

1935年，美国生化学家斯坦利第一次获得了病毒的结晶，并证实它的主要成分是蛋白质和核酸。1939年，德国科学家考施第一次在电子显微镜下观察到烟草花叶病毒的形状。自此，病毒学取得了长足进展，并在生物医学和分子生物学研究中占据了独特的地位。

到20世纪40年代，科学家已经分离出两株流感病毒（A株和B株），并开始检测疫苗。1953年发现DNA之后不久，人们就确定了病毒的各种建构块。之后，病毒学领域开始研发识别病毒的工具和技术，并根据遗传成分对其进行分类。现在，人们已经认识了2000多种病毒。其中只有很少的一部分会给人类造成健康上的伤害。病毒的发现和认识为由病毒致病的传染病的防治提供了科学基础。

七、疫苗的诞生

在抗生素发展的同时，20世纪免疫学的发展也给人类对抗瘟疫提供了重要武器。在19世纪细胞学和微生物学成就的基础上，人类逐渐发现了自身的免疫系统，建立了免疫学。多种疫苗的研制成功，为人类与病魔的斗争提供了强有力的武器，使人类控制和战胜疾病的能力大为增强。

疫苗的发现是人类抗击瘟疫史上一件具有里程碑意义的事件。控制传染性疾病最主要的手段就是预防，而接种疫苗被认为是非常行之有效的措施之一。接种疫苗是预防和控制传染病最经济、最有效的公共卫生干预措施，是减少疾病发生的有效手段。

疫苗接种是一个用微生物感染健康的人以预防疾病的过程。疫苗是将病原微生物（如细菌、立克次氏体、病毒等）及其代谢产物，经过人工减毒、灭活或利用转基因等方法制成的用于预防传染病的自动免疫制剂。疫苗保留了病原菌刺激动物体免疫系统的特性。当动物体接触到这种不具伤害力的病原菌后，免疫系统便会产生一定的保护物质，如免疫激素、活性生理物质、特殊抗体等；当动物再次接触到这种病原菌时，动物体的免疫系统便会依循其原有的记

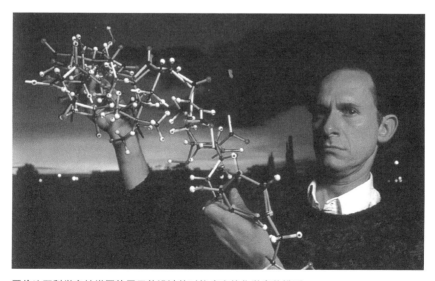

哥伦比亚科学家帕塔罗约展示他设计的对抗疟疾的化学疫苗模型

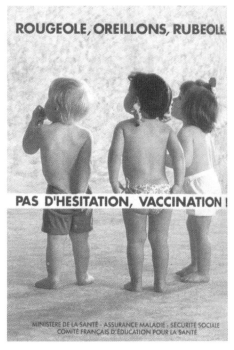

1980年左右的明信片，宣传为预防三种儿童传染病而注射疫苗

忆，制造更多的保护物质来阻止病原菌的伤害。疫苗一般分为两类：预防性疫苗和治疗性疫苗。预防性疫苗主要用于疾病的预防，接受者为健康个体或新生儿；治疗性疫苗主要用于患病的个体，接受者为患者。

预防天花的人痘和牛痘，可以说是最早的预防性疫苗。20世纪初，英国医生赖特研制出伤寒疫苗，在第一次世界大战时，这种疫苗得到了采用。数百万的士兵因战壕内恶劣的条件而死亡，但死于伤寒的只有100人。伤寒疫苗的研制成功，使人类看到大规模战胜疾病的曙光。

几乎与此同时，霍乱疫苗也开始投入使用。20世纪20年代末，预防白喉和破伤风的疫苗研制成功。30年代，由于欧美一些国家青年、婴幼儿普遍注射白喉疫苗，使严重危害人类生命的白喉病得到根除。二战中，由于破伤风疫苗的使用而挽救了众多伤员的生命。

法国医生兼细菌学家卡尔麦特和介兰从1906年开始，经过14年的潜心研究，终于在1921年获得防治结核病的免疫疫苗——卡介苗（B.C.G）。20世纪40年代，科学家们又开始研究预防脊髓灰质炎（小儿麻痹症）的疫苗以及预防流行性感冒的疫苗。

疫苗家族不断扩大发展，目前用于人类疾病防治的疫苗有20多种，有卡介苗、脊髓灰质炎疫苗、麻疹疫苗、鼠疫菌苗等。

疫苗是现代医学取得的一项重大成果。正是因为有了疫苗，我们才不再容易罹患天花、脊髓灰质炎或麻疹。在人与瘟疫的斗争中，疫苗研究成了人类的一个救星。

第19章

关于瘟疫的历史书写

一、修昔底德开启了瘟疫的编年史书写

从历史上看，每一次蔓延全球的大瘟疫，都给人类社会造成巨大的生命财产损失，甚至阻断或改变人类文明发展的方向和历程。面对灾难，能够直面灾难、正视灾难，这才是人类的勇气。面对大灾难、大瘟疫，文化人有责任记录这个时代的现场，记录这个时代人们的悲欢离合以及普通人和英雄人物的故事。

所以，在不同的时代，都有一些学者和作家，站在瘟疫肆虐的现场，把这场大灾难记录下来。比如古希腊历史学家修昔底德（Thucydidēs，约前460—约前400），他在《伯罗奔尼撒战争史》中用很大篇幅详细地记载了雅典的大瘟疫，因为他就是亲历者和受害者。还有薄伽丘，他在家乡发生大瘟疫的时候，创作了《十日谈》，不仅记载了大瘟疫发生时的惨状，还表达了对美好生活的向往。《十日谈》因此成为文艺复兴时代的世界名著。

每个人都有自己的叙述方式和角度，每一种记录都是文献、都是档案，都是了解那个时代的直接的文本。他们留下的个人叙事的生动直观的记录，使后代有了对那些大瘟疫最直接的了解。这些都是人类文明的宝贵遗产。

雅典大瘟疫是有史以来第一次有比较详细记载的瘟疫，因此我们对这场瘟疫的症状、毁灭性的危害以及它对雅典文明的影响，都有了比较具体和直观的了解。作出这个记录的是历史学家修昔底德。

修昔底德是第一位瘟疫灾难以及人类抗疫斗争的记录者，他开启了人类对瘟疫的编年史书写。

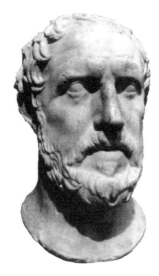

修昔底德

大瘟疫暴发时，修昔底德也在雅典，这一年他30岁。在这场瘟疫中，他染上了病患，所幸得以治愈，逃过一劫。但这场瘟疫的经历让他刻骨铭心，也激发了他对人类苦难和人性本质的深入思考。

他在《伯罗奔尼撒战争史》中，记录了战争开始不到一年就暴发的大瘟疫。他以平静的方式叙述了那至今令人毛骨悚然的场面，记录了他的所见、所闻和所感，充分描绘了令人痛苦与恐惧的疾病。不过，他对雅典瘟疫的叙述，既不是为了医学上的治疗，也不像诗人那样将瘟疫的产生归因于神祇，他用一种精确写实的手法揭示出带有悲剧性的人类处境，他力图通过"雅典瘟疫叙事"来使人们清楚地审视人类的苦难状态。而在他看来，人类的伟大孕育在苦难之中，伟大的主要标准就是苦难。

修昔底德说，这种瘟疫以前在爱琴海的利姆诺斯岛附近许多地区和其他地方流行过，但是"在人们的记忆中从来没有哪个地方的瘟疫像雅典的瘟疫这样严重，或者伤害过这么多人命"。他说："至于这种病是如何起源的，其发病原因是什么，造成如此巨大的精神痛苦的种种原因，我将留给其他的作家去考虑……就我本人而言，我将扼要地记载这种现象，描述它的症状，如果以后再发生这种病，学者们也许会对它有所认识。这一点我会做得较好，因为我自己患过这种病，也见过别人患过这种病。"[1]

他还说："我所记载的，一部分是根据我亲身的经历，一部分是根据其他目击其事的人向我提供的材料。这些材料的确凿性，我总是尽可能用最严格、最仔细的方法检验过的。"[2]修昔底德的这段话说的是他写作整部《伯罗奔尼

①［古希腊］修昔底德：《伯罗奔尼撒战争史》，徐松岩、黄贤全译，广西师范大学出版社2004年版，第104—105页。

②［古希腊］修昔底德：《伯罗奔尼撒战争史》，徐松岩、黄贤全译，广西师范大学出版社2004年版，第14页。

撒战争史》的原则，当然他有关瘟疫的记载也是这样的。实际上，在他开始考虑写作《伯罗奔尼撒战争史》的时候，也就是大瘟疫的前一年，他就坚持写日记，在日记中记录一些事件以及有关的事件和地点的具体细节。所以，他的瘟疫记载也是根据这些日记来写成的。

修昔底德在书中以自己的所见所感，用了超过半章的篇幅，生动地描绘了此病流行的情形。

他通过个人的观察，记录这种病的症状。他认为做这种记录的目的是：如果瘟疫再次暴发，后人就可以识别出来。这些描写为以后的医学专家研究这场大瘟疫的疫情和病因提供了第一手的资料。

修昔底德说，总之，人们"像羊群一样地死去"，人们已经无计可施，"在神庙中祈祷，询问神谶，诸如此类的办法，都无用处，直到最后他们完全为病痛的威力所征服，他们也不再求神占卜了"[1]。试图照顾病人的人染上疾病，这引起了人们的恐慌，这导致许多人在无人照料的情况下独自死去。由于死的人太多，尸体躺在地上无人埋葬。

修昔底德也试图探讨瘟疫暴发的原因，他注意到雅典城内人满为患，水源很不干净。从环境卫生的角度探讨瘟疫的原因，这是很有价值的。但他更认为，一种未知的东西是这场瘟疫的诱因，它有时会获得足够的能量，促使一场瘟疫暴发。他认为许多人都和他有同样的想法。医生们认为瘟疫中有某种"神圣的"东西在起作用，普通人将这场瘟疫归因于恶神的攻击或冒犯了神灵，一些人还将瘟疫与以前流传的诅咒联系起来。

他也留意到，患过一次病的人如果不死，几乎不会再患第二次，或者即使患上了也不会致命。这个看法完全符合后世对传染病的部分定义。

修昔底德特别描述了由瘟疫造成的普遍的大恐慌，以及导致的道德崩溃和对雅典文明的影响。

修昔底德评论说，瘟疫的实况是难以用语言文字来描述的，它给雅典人造成的痛苦超过了人性所能忍受的限度。因此人们开始空前的违法乱纪和随心所

----

① ［古希腊］修昔底德：《伯罗奔尼撒战争史》，徐松岩、黄贤全译，广西师范大学出版社2004年版，第104页。

欲。灾难排山倒海而来，人们不知道自己接下来会发生什么事，因而无视宗教戒律与法令。对法律、宗教、诚实和规范的应有服从早已消失殆尽了。修昔底德说，"对诸神的敬畏和人为的法律都不能约束他们了。就前一点而言，他们断定敬神和不敬神是一样的，因为他们看到所有的人毫无区别地死去"。没有人冀望服从人类正义能让自己活得更久。悲观和绝望的情绪笼罩着全城，雅典城因为人们的绝望而土崩瓦解。"他们明目张胆地冒险做一些事，这些行为在此（之）前是不敢公开的，而且恰恰是他们不愿意做的。"①在这种情况下，甚至出现了抢劫行为，有的富人家全家人都死于瘟疫，有人就把那些人家的财产劫掠一空。有许多人去发这种不义之财。

恐慌面前，人们对未来充满绝望，开始选择放纵的生活，因为没有什么比现时的享乐更能使他们逃避现实的恐惧。人们看到，命运的变化是如此迅速，有些富人突然死亡，那些此前一无所有的人却继承了他们的财产。因此，他们决定迅速花掉他们的金钱，以追求享乐。他们觉得自己的生命和财富都如同过眼云烟。至于所谓荣誉，没有人愿意遵守它的规则，因为一个人能不能活到享受光荣名号的那一天都是问题。人们也不怕因为犯罪而被审判，因为没有人能预料到他能否活到被审判的那一天。人们认为，瘟疫对他们每个人都宣布了重要的判决，这项判决正悬在他们的头上，他们想在这个判决执行之前，再享受一点人生的乐趣。

为了使自己免受感染，人们纷纷背弃了人情世故，人们普遍害怕去探视病人，结果不少病人因无人照看而很快死去。事实上，由于无人照料，许多人全家都死光了。

修昔底德还说，瘟疫的灾难具有压倒一切的力量，致使人们不知道今后会怎么样，人们对万事都漠不关心，不管它们是神圣之事还是世俗之事。合宜的葬礼仪式原本具有相当的重要性，但现在被忽视了。人们尽能力所及，埋葬死者。但许多人缺乏埋葬所必需的东西，由于他们的朋友已经死了很多，于是就采用最伤风败俗的方式来埋葬。有时候，他们来到别人已经做好的火化堆旁，

---

　　①［古希腊］修昔底德：《伯罗奔尼撒战争史》，徐松岩、黄贤全译，广西师范大学出版社2004年版，第107页。

把死者的遗体抛到素不相识的遗体的柴堆上，然后点起火来。有时候，他们发现另一个火化柴堆正在燃烧着，他们把自己抬来的尸体放在别人的尸体上，就跑开了。

不过，修昔底德还记述了瘟疫中一些感人的事迹。他记载说，有些人在荣誉的驱使下，不顾自己的安危，到他们的朋友家去照看病人，他们认为照看病人是一种高尚的行为。但是，他们冒险去照看病人，其结果也是染病身亡。他还记载说，在瘟疫中，医生死亡最多，因为他们与病人接触最频繁。

修昔底德记录了灾难，也记录了人类战胜灾难的信心和勇气。他告诉我们，"瘟疫可能击倒一个城市，但永远击倒不了人类"。

修昔底德在《伯罗奔尼撒战争史》中对雅典大瘟疫的记载，为后世提供了极为重要的资料。这是有关瘟疫的第一个完整的记录，人类遭遇瘟疫的编年史，也就从这里开始了。由于修昔底德的记载，后人将雅典的大瘟疫命名为"修昔底德综合征"。

有历史学家指出，阅读修昔底德，人们可以扩大自己的经验，遭遇行动中的人性，吸收详尽叙事对我们造成的情感及思想冲击。他的叙事深入却精炼，分析敏锐但也不乏慷慨激昂，他的生动描述足以激发想象，不只是表面的装饰，而是使人物困境得以衡量的深入洞察。有人评价说，这部著作"堪称纪实文学的经典。历史上出现能与之比肩的作品，要等到1800年后的《十日谈》问世"。

二、埃瓦格里乌斯教士对查士丁尼瘟疫的记载

对于发生在6世纪的查士丁尼大瘟疫，有许多文献都有记载，就像古希腊修昔底德在《伯罗奔尼撒战争史》中对雅典大瘟疫的记载一样，这些文献提供了第一手资料，使我们可以对这场大瘟疫的发生、造成的巨大危害都有比较多的了解。其中作为当时著名历史学家和医生的普罗科比，因为一直在君士坦丁堡救治感染瘟疫的病人，并参与了国家层面的防疫工作，因此，他对疫病的观察，以及大瘟疫对东罗马帝国的打击和影响，都有详细的记载。本书第六章曾多处引述他记载的材料。

除了普罗科比的记载，教会历史学家埃瓦格里乌斯和以弗所的约翰的记载最为详细，是这一时期关于查士丁尼大瘟疫的重要文献。

6世纪的教会历史学家埃瓦格里乌斯（Evaglius）出生于叙利亚地区，是安条克城的贵族基督教知识分子。他6卷本的《教会史》，涉及公元428年至594年间拜占庭帝国重要的历史事件。此书虽然名为《教会史》，但不只拘泥于教会事务，而是广泛包含政治、经济、军事、文化乃至自然等多方面的内容。这部作品具有很高的史料价值，是研究5—6世纪拜占庭和基督教会史的重要参考资料。

埃瓦格里乌斯一直居住在东部边陲的叙利亚。他在幼年时就染上瘟疫，后来又经历过多次瘟疫暴发。据他记载，东部瘟疫的发生时间还要早于君士坦丁堡，大约是波斯人占领首府安条克的次年。这场灾难开始时，埃瓦格里乌斯还只是个学童。在60年内，就曾有4次疫情袭击过安条克城。他失去了绝大多数的亲人，包括几个孩子、妻子、亲属和仆役。593年，在他58岁的时候，他以一种非常悲痛的笔触记录了自己经历的一切。他说，"我想整个人类都饱受了疾病的折磨"。因为在有些城市，疾病肆虐的程度甚至达到了"将城中居民清洗一空的地步"。"并且，在各种各样的天谴当中，我的许多孩子、我的妻子以及我的许多曾一度幸存下来的亲人都被疾病夺去了生命……现在，当我写下这些文字的时候，我已经58岁了，离瘟疫第四次暴发、袭击安提俄克还不到两年。在那场灾难当中，我失去了我的女儿和我的外孙，她们追随我以前失去的那些亲人去了。"

埃瓦格里乌斯写道："据说这场瘟疫来自埃塞俄比亚，之后就席卷了整个世界，除了一些感染过疾病的人，剩下的所有的人都被波及。有些城市受到的危害十分严重，以至于几乎没有人存活下来。"

埃瓦格里乌斯这样描述这次大瘟疫的可怕景象：在有些人身上，它是从头部开始的，眼里充血、面部肿胀，继而是咽喉不适，再然后，这些人就永远地从人群当中消失了。有些人的内脏流了出来。有些人身患腹股沟腺炎，脓水四溢，并且由此引发了高烧。这些人会在两三天内死去。在死的时候，他们的思想仍然停滞在与没受感染的人同步的地方，而后者的身体依然健壮。有些人在死去之前已经没有了任何感觉。恶性脓疱突然性地发作，并且夺去了人的性命。有些人感染了一两次又康复了，但是等待他们的，不过是第三次感染以及随之而来的死亡而已。

埃瓦格里乌斯还记录了瘟疫传染流行的途径，并且对瘟疫的暴发规律进行了总结。比如在时间上，可以在任何季节出现，而其停止的时间也不固定。发病的地区也有极大的随意性。在某些地方，城市只有部分地方暴发了瘟疫，而其他部分竟完全不受影响。

这次大瘟疫在地中海各地是周期性的暴发。埃瓦格里乌斯认为瘟疫的暴发周期是15年，而且往往在周期开始的第二年最为严重。他说："通常情况下，瘟疫以每5个财政年（即15年）的周期循环波及各地。但是，尤其是在每个循环的第一二年时最为严重。"他记录了其第二次暴发的严重情况，"那一年（558年）初春时节，瘟疫第二次大暴发，肆虐整个京城，杀死了大批居民。自从皇帝查士丁尼统治开始的第15年瘟疫第一次传遍我们这个地区以后，它……从一个地方蔓延到另一个地方，只是让那些一时躲过其暴虐摧残的人获得暂时的喘息。现在，它又回到了君士坦丁堡……人们大量地死去，好像遭受到突然而凶狠的袭击一样。那些能抵抗住疾病的人最多也就多活 5 天"[①]。

三、教会史家约翰对查士丁尼瘟疫的记载

瘟疫的暴发是对人性的极大考验。亲身经历瘟疫的人，都仿佛经历了一场生死炼狱。瘟疫暴发时，教会历史学家以弗所的约翰（John）正在君士坦丁堡。作为这场大灾难的见证人，他和修昔底德一样，根据自己的亲身经历，直接记录了541年至543年瘟疫第一次大暴发的情景，为后人了解这场大灾难提供了第一手的资料。

约翰出生在东罗马帝国东部边境叙利亚地区，幼年就被送入修道院，后来成为基督一性论派运动的领袖。他写作了一部教会历史和一本内容丰富的《圣徒传》。他认为，圣经的历史界定了一切事物的框架，自己所经历的一切都在圣经的预言中。他认为瘟疫是一种惩罚，他写道：

---

① 引自陈志强：《拜占庭帝国通史》，上海社会科学院出版社2013年版，第119—120页。

实际上，上帝的满腔怒气都化作了一台榨汁机，毫无怜悯之心地蹂躏、挤榨着上好的葡萄——许多城市的居民。……四处的房子，大也好、小也罢，漂亮也好、舒适也罢，全都在刹那间变作了居住者的坟墓。而房子中的仆人们和主人们，躺在他们的卧室里面，同时都在自己的虚弱之外突然觉出了死亡的气息。①

他说，在君士坦丁堡，从各方面来说，所有的一切都归于零，被摧毁掉了，只剩下悲痛与葬礼上的哀伤。整座城市就如消亡一般停滞。

约翰记载了病患的一些症状，他说，这种瘟疫的奇怪特征是位于腹股沟的肿胀。他还提到，其他动物包括野生动物也都染上了这种病。甚至老鼠身上也有肿块，它们被疾病击倒，奄奄一息。他还提到病人受伤出现的黑点。不管出现在谁身上，从出现那一刻起，他们在一两个小时之内就会死去，最多也只有一天的延迟。

约翰描述了瘟疫暴发时的悲惨景象，他说，到处都是"因无人埋葬而在街道上开裂、腐烂的尸体"，四处都有倒毙街头、令所有的观者倍感恐怖与震惊的"范例"。他们腹部肿胀，大张着的嘴里如洪流般喷出阵阵脓水，他们的眼睛通红，手则朝上高举着。尸体叠着尸体，在角落里、街道上、庭院的门廊里以及教堂里腐烂。有的瘟疫感染者尚能苟延残喘几天，而有的病人则在发病后几分钟内死去。有时候，当人们正在互相看着对方进行交谈时，他们就开始摇晃，然后倒在街头或者家中。当一个人手里拿着工具，坐在那儿做他的手工艺品时，他也可能会倒向一边，灵魂出窍。一个人去市场买一些必需品，当他站在那儿谈话或者数零钱时，死亡突然袭击了这边的买者和那边的卖者，商品和货款尚在中间，却没有买者或卖者去捡拾起来。在海上的薄雾里，有船只因其船员遭到了上帝的愤怒的袭击而变成了漂浮在浪涛之上的坟墓。

约翰详细地记录了君士坦丁堡大灾难的恐怖程度。他写道："由于既没有担架也没有掘墓人，尸体只好被堆在街上，整个城市散发着尸臭。"墓地用完之后，死者被抛进大海。大量的尸体被送到海滩上。"在海滩边上，船只装

---

① ［英］戴维·基斯：《大灾难》，世界知识出版社2001年版，第3页。

满尸体。在每一次航行中，所有尸体都被抛进海里，然后，船只再返回海滩装运其他的尸体。""站在海滩上，可以看到担架与担架之间可谓摩肩接踵，先装运两三具尸体，然后又回来装运其他尸体。其他人则使用木板和棍子运送尸体并把它们一具叠一具地堆起来。有些尸体由于已经腐烂，同席子粘在一起，所以人们用棍子将尸体运到海滩，再把这些流着脓水的尸体扔在海滩上。"成千上万具尸体"堆满了整个海滩，就如同大河上的漂浮物，而脓水则流入海中"。

面对着瘟疫的肆虐和死亡的威胁，约翰和他的同伴决定逃离这座城市，去寻找一个安全的地方。但是，不论他们逃到哪里，瘟疫总是接踵而至。到最后，他们再也无处可逃。

在约翰他们寻找安全的避难所的亡命之旅当中，在他们绝望之后，他目睹了瘟疫如何以摧毁城市同样的残暴摧毁了乡村。他写道："一天又一天，我们也像所有人一样，叩击着坟墓的大门。如果夜晚来临，我们就会想，死亡定会在夜间来攫取我们的性命。若黎明降临，我们又会整日面对坟墓之门。"在旅途中，"我们看到了荒无人烟的呻吟着的村庄。地上铺满了尸体，路边的补给站一片漆黑，孤寂与惊骇充斥着每一个碰巧走进其中又离去的人的心。而被人遗弃的牲畜四散在山间徜徉，根本无人看管"。他看到，田地当中，"满是变白了的挺立着的谷物"，却根本没有人"收割贮藏"。他还发现，"大群的已经快要变成野生动物的绵羊、山羊、牛以及猪，这些牲畜已然忘却了耕地的生活以及曾经放牧它们的人类的声音"。

瘟疫不仅吞噬着城市的居民，而且也蔓延到广大乡村。在每一个瘟疫肆虐的地区，人口都会急剧减少，并由此产生大量荒废的耕地。有时，瘟疫会在一年之内席卷无数的城镇和村庄。约翰写道：

> 每一个王国、每一块领地、每一个地区以及每一个强大的城市，其全部子民都无一遗漏地被瘟疫玩弄于股掌之间。因此，当我，一个不幸的人，在想要把这些事件一一记入历史档案的时候，有很多次，我的思维都被麻木黏滞住。而且，出于许多原因，我想将它完全忘却：首先是因为就算是所有的口舌相加，也是无法叙述它的；此外，还因为当整个世界都在

摇晃，走向崩溃，当一代人的生存时间都被大大缩减了的时候，就算是能够记录下这些数不胜数的事件当中的一小部分，又有何用呢？而记录下这一切的人，又是为谁记录下这一切的呢？

四、薄伽丘与彼特拉克记载的黑死病

席卷欧洲大地的黑死病给人类的心灵以巨大的冲击。它的狰狞面目，它的极端残暴和恐怖，以及给予人们的极度恐慌，在当时的作家和历史学家们的著述中留下了许多逼真的记述。其中，薄伽丘的巨著《十日谈》中关于黑死病泛滥的描写被认为是最为可信的和最经典的记录。

在黑死病暴发的时候，薄伽丘就生活在佛罗伦萨，他经历了黑死病灾难的全过程。

乔万尼·薄伽丘（Giovanni Boccaccio，1313—1375）是意大利文艺复兴运动的代表人物，是意大利最初的人文主义作家。他与诗人但丁、彼特拉克并称为佛罗伦萨文学"三杰"。他是意大利第一个通晓希腊文的学者，对拉丁文和当时流行的俗语也掌握得炉火纯青。他既以短篇小说、传奇小说蜚声文坛，又擅长写作叙事诗、牧歌、十四行诗，在学术著述上也成就卓著。

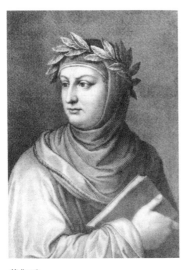

薄伽丘

瘟疫的恐怖给薄伽丘提供了机会。因为对于当时的作家而言，并没有什么办法可以轻易地逃避老一套古典传说和中世纪那种传奇表现爱情与战斗、欺骗和勇气等主题的模式。而这场大灾难却给薄伽丘提供了按照现代精神写作一部人间喜剧的背景。

在1348年的大瘟疫开始之后不久，薄伽丘就开始写作《十日谈》，当时他35岁。他正是在这场黑死病的高峰期间完成此书的。

薄伽丘在佛罗伦萨目睹了黑死病造成的灾难，而且他的继母也死于这次瘟疫。《十日谈》一开头就通过许多给人以真实感的细节，描绘出发生在佛罗伦萨的关于瘟疫的一幅幅可怕的、阴暗的画面。马基雅维利说薄伽丘的描述极为感人。

对于这场大瘟疫，薄伽丘描写了患病者的症状，"病人鼻孔里一出鲜血，就必死无疑。染病的男女，最初在鼠蹊间或是在胳肢窝下隆然肿起一个瘤来，到后来愈长愈大，有一个小小的苹果或是一个鸡蛋那样大小。……不消多少时候，这死兆般的'疫瘤'就由那两个部分蔓延到人体各部分。这以后，病征又变了，病人的臂部、腿部，以至身体的其他各部分都出现了黑斑或是紫斑，……是死亡的预兆"。

对于这种疾病，"无论是医学知识还是药物的力量，在治疗瘟疫方面都毫无作用，这可能是因为瘟疫本身就是致命的，也可能是因为医生们……查不清原因，从而开不出治病良方。染病之人几乎无人生还，病人一般都在症状初现三天内死去，没有发热或其他情况出现"。

薄伽丘说到这种病传染性极强，"不仅与病人交谈和交接可使声音传染，而且仅仅接触到衣服，或任何病人所接触或用过的东西，显然会自动传播这种病……一种属于病人或因病而死的人的东西，受一种动物所接触……很短时间动物即死……这是我亲眼看到的"。

他还说："幸存者自保的方法很奇特。尽管自保的方法各种各样，但有一点相同：自私自利，毫无仁慈之心。人们避免接触病人，避免接触病人周围的一切。每个人心中只有自己。"

在大瘟疫中，每个人都选择自己的生活方式。有人认为最好的办法是自我克制，什么事情都不要过头。这些人三五成群地聚在一起，将自己与外部世界隔离开来，有节制地饮美酒、享美食，在家中以音乐或其他娱乐自娱，从不去听外面那些令人不安的消息。其他人则认为纵情享乐才是防病良策，他们要满足自己的一切欲望。他们一个酒馆接一个酒馆地欢饮，或者去那些因主人遗弃而任人出入的住宅里痛饮。尽管他们生活毫无规律，但他们非常小心，不会靠近病人。在这样一个人人自危的时期，人间的律法抑或上帝的律法已经无人执掌了，因为执掌之人或死或病或孤立无援。于是，人人都任性而为。

薄伽丘说，另外一类人则取其中。他们既不像第一类人那样节制饮食，也不像第二类人那样肆意放纵，而是想吃什么就吃什么，想喝什么就喝什么，他们出去时会手持香花芳草，不时闻一闻，因为他们觉得空气都被尸体散发出来的恶臭玷污了。还有一类人，冷漠无情。他们说逃离才是最保险的治病良方。基于这种想法，大批心里只装着自己的男男女女离开了城市，放弃了财物，抛弃了房舍和亲人，逃到了农村，好像上帝的愤怒只会将惩罚降临到那些城墙之内的人，所以不能留在那块必死之所。

薄伽丘还说，在瘟疫面前，人们自顾自地都逃走了，留下来的病人则无人看护。他说，我要讲讲人与人之间的冷漠：

> 此灾难令所有的人的心都如此的恐怖……以至于兄弟背弃兄弟，伯舅背弃甥侄，……而且常常妻弃夫。而且（尤其更特别，和几乎不可相信），有些父母拒访或看顾他们的子女，就像他们不是自己亲生的似的……一般人，全不互相照顾，和不相救助，日以千计的生病，而且几乎毫无获救地死去。
>
> 有许多人在空旷的街道上呼最后一口气，还有其他更多人，他们死在自己的房子里，使邻居知道，他们乃死于腐烂尸体之恶臭，而非其他的原因；而整（座）城充满因此或其他原因而死的人。
>
> 邻居，并非对于尸体有什么慈悲的感动，是因为尸体腐烂，确实妨碍他们的生存……把死尸移放到大门口，每日早晨，都可以看见无数的死尸在人家的门口僵卧着。
>
> 事情已如此地过去了，没有人对于一个死人，不会比我们现在对一头死了的山羊，更加注意。

死的人太多了。无论何人死亡，几乎都没有朋友来挥泪告别。尸体只能雇人抬到墓地。这些人将停尸架扛在肩上，匆匆赶到最近的教堂，然后把尸体送到墓地，没有任何仪式。有时尸架不足，也就放在板子上；一个尸架常常放着二三具尸体；而且一个尸架同时放着夫妻、两三个兄弟，等等。

墓地不再够用，于是人们挖沟，将数以百计的尸体像船上的货物那样排成行，每层尸体中间稍微撒上些泥土，直到沟被填满。

周边农村的景象和城市相同。贫苦的农人及其家人，缺医少药，孤立无助，在路边、在田野、在自己家里忍受着疾病的折磨，像头牛而不是像个人一样死去。农村人和城市人一样，慢慢变得放荡不羁，得过且过。他们觉得末日随时会到来，根本不考虑也不关心如何增加自己的财产，甚至会将之吃光用尽。牛羊被赶出家门，在无人收割的田地里游荡。

薄伽丘继续写道：

> 无论多么华丽的房屋，多么庄严的宫殿，都已经没有人烟。多少高贵的家庭全家罹难！多少财富遗留下来却无人继承！多少男男女女，正青春年少，上午被伽林、希波克拉底、埃斯库拉庇乌斯一样的名医（诊）断为健康无比，中午还在和朋友欢宴，晚上就和朋友在另一个世界用晚宴了。

和薄伽丘一样，与他同时代的人都为这场前所未有的大灾难而震惊。特别是，当他们目睹自己的亲人死于这场灾难而束手无策的时候，当他们同样面对死亡威胁的时候，他们的心灵会遭受何等的折磨和震撼。

黑死病暴发的时候，与薄伽丘同时期的意大利著名诗人，也是薄伽丘最亲密的朋友、被称为"意大利文艺复兴之父"的彼特拉克（Francesco Petrarch，1304—1374），当时在意大利北部一个小镇帕尔马居住，是帕尔马大教堂的教士。

帕尔马人和其他城市的人一样，也想禁止人们与佛罗伦萨、威尼斯、热那亚和比萨等瘟疫蔓延的城市的人交往，以便把瘟疫挡在城门之外。但同样没有效果，瘟疫照样荼毒了这座城市。

相比较而言，帕尔马出现疫情稍晚一些，但持续了6个多月，把帕尔马及周边地区变成了不毛之地，有大约4万人被夺去生命。

彼特拉克为这场前所未有的大灾难而震惊，他将自己亲眼所见的可怕经历以哀歌的形式为我们描述了这场骇人的

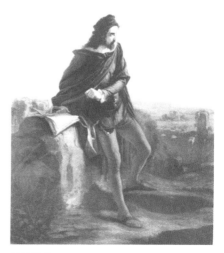

彼特拉克

瘟疫。

1348年6月，彼特拉克曾给他居住在阿维尼翁的兄弟写了一封悲痛欲绝的信。他的兄弟是意大利蒙纽斯修道院的修士，在那所修道院里，他是35个修士中唯一一个瘟疫的幸存者。

可以试想一下，彼特拉克刚刚经历了瘟疫的磨难，给一个仍然身陷瘟疫的兄弟写信，能说什么呢？内心又有着怎样的担忧与恐惧呢？

在几百年后的今天，我们重读这封家书，仍然能够感受到他心中的战栗和恐惧。他写道：

> 我的弟弟！我亲爱的弟弟！我的弟弟！尽管西塞罗在400年前就用过这样的开头写信，但是啊，我亲爱的弟弟，我还能说什么呢？我怎样开头？我又该在何处转折？所有的一切都是如此悲伤，到处都是恐惧。我亲爱的兄弟，我宁愿自己从来没有来到这个世界，或至少让我在这一可怕的瘟疫来临之前死去。我们的后世子孙会相信我们曾经经历过的这一切吗？没有天庭的闪电，或是地狱的烈火，没有战争或者任何可见的杀戮，但人们在迅速地死亡。

彼特拉克继续写道：

> 有谁曾经见过或听过这么可怕的事情吗？在任何一部史书中，你曾经读到过这样的记载吗？人们四散逃窜，抛下自己的家园，到处是被遗弃的城市，已经没有国家的概念，而到处都蔓延着一种恐惧、孤独和绝望。是啊，人们还可以高唱祝你幸福，但是我想只有那些没有经历过我们如今所见的这种凄惨状况的人才会说出这种祝福，而我们后世的子孙们才可能以童话般的语言来叙述我们曾经历过的一切。

彼特拉克接着说：

> 啊，是的，我们也许确实应该受这样的惩罚，也许这种惩罚还应该更

为可怕，但是难道我们的祖先就不应该受到这样的惩罚吗？但愿我们的后代不会被赠予同样的命运……

彼特拉克还说，灾难到处都是，足以让人觉得上帝已经不再关爱自己的子民，但如果这样想，就是对上帝的亵渎。"无论灾难从何而来，无论灾难如何神秘，其结果已然显现。不要再为大众悲哀，想想自己的苦楚吧。这是我自意大利归来的第二年，今年已经过去几个月了。算算这些日子，想想我们原来如何，我们现在怎样。我们亲爱的朋友们现在何方？……哪里才能同他们亲密谈话？过去我们亲友如云，现在却孤身一人。"

彼特拉克还专门提到了他的朋友、米兰人帕加尼努斯："帕加尼努斯夜间突然发病。和朋友用过晚饭后，他还和我说了一会儿话。情谊满满，相谈甚欢。夜里，帕加尼努斯勇敢地忍受着巨大的疼痛。次日上午，他便匆匆离去了。令人极度震惊的是，三日内，帕加尼努斯的儿子及全家人都跟着他进了坟墓。"

五、佩皮斯的瘟疫日记

塞缪尔·佩皮斯（Samuel Pepys，1633—1703）是17世纪英国作家和政治家。伦敦大瘟疫暴发时，他正在伦敦，亲历了那段恐怖的岁月。他的日记包括对伦敦大火和大瘟疫等的详细描述，成为17世纪非常重要的历史文献之一。

塞缪尔·佩皮斯1650年入剑桥大学，1653年获得学士学位。1660年他到海军任职，伦敦发生鼠疫和大火期间，他坚守岗位，赢得了国王查理二世的信任。第三次英荷战争期间，佩皮斯晋升为海军大臣，同时成为国会议员。在以后的6年中，他主持建造了30艘新军舰，使英国海军的实力增强了一倍，恢复了英国与法国、荷兰的海上均势，并为英国海军创立了秩序、纪律和服役质量的优秀传统，为日后英帝国统治海洋打下了坚实的基础。

他退休后，经常与著名科学家艾萨克·牛顿、建筑师克里斯托弗·雷恩、文学家约翰·德莱顿等学者名流往来书信，过从甚密，并收集资料准备撰写英国海军史。他曾任英国皇家学会会长，以会长的名义批准了牛顿的巨著《自然哲学之数学原理》的出版。

佩皮斯主要以其27岁到36岁（1660年1月1日—1669年5月31日）这10年间的日记闻名于世。日记是用速记写的，共6卷、125万字，是一部杰出的艺术作品。

《佩皮斯日记》最具研究价值和令人铭记的一部分便是关于伦敦大瘟疫的记录。

瘟疫暴发时，佩皮斯把妻子和母亲安顿到乡下，自己在伦敦坚守工作岗位。同时，他记录着眼前可怕的情景。

他在日记中写道："我的天哪！大街上没有人走动，景象一片凄惨。许多人病倒在街头……我遇到的每个人都对我说，某某病了，某某死了……"

到9月，瘟疫发展到顶峰，死亡人数一周即达12000人。佩皮斯在日记中写道："我看到一个浑身溃烂的病人被放在一辆出租马车上拉着，沿格雷斯教堂街走，正好经过我身边……一个天天渡我过河的船家星期五上午最后一次把我渡过河之后就病倒了……现在已经死于瘟疫……直到10月，随着天气转凉，疫

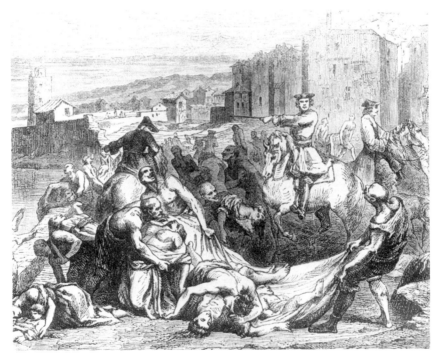

表现伦敦瘟疫场景的绘画作品

情才逐渐减缓。那些逃难的人回到伦敦，便明显地察觉到城中可怕的寂静。"

1666年发生的伦敦大火同样是令佩皮斯和当时的人们难以忘记的一件大事。佩皮斯每隔一小时便在日记中记录灾情进展、灭火措施和人身财产转移等情况。

大火始于9月2日凌晨的一个面包房，起火后又遇大风天气，转眼之间，伦敦就成了一片火海。当时市长已被叫醒，然而没有意识到事态的严重性，又回去继续睡觉。佩皮斯找了一位船工送自己去通知国王，国王让佩皮斯传话，拆除一列建筑以便制造隔离带。然而因市长担心重建这些房子的费用，所以耽搁了救火的最佳时机。

佩皮斯写道："风吹过脸颊，火辣辣地痛……火苗很可怕，很邪恶，很血腥，不像是做饭时生的普通柴火那样和善……看到这样的火，我忍不住泪流满面。"

六、笛福的《瘟疫年纪事》

丹尼尔·笛福（Daniel Defoe，1660—1731），就是写出那部著名的《鲁滨孙漂流记》的作家，在伦敦暴发瘟疫那年，他只有5岁。

笛福就出生在伦敦。在大瘟疫的灾难中，他没事，他家里的人也没事。我们不知道他们一家是怎么度过那场劫难的。59岁的时候，笛福开始写作小说。1719年，他的第一部小说《鲁滨孙漂流记》发表，大受欢迎。

在《鲁滨孙漂流记》出版3年后，即1722年，笛福出版了一部纪实作品，即《瘟疫年纪事》，记载了1644年伦敦大瘟疫肆虐的惨烈景象。

当年大瘟疫暴发时，笛福还是一个小孩子，对灾情谈不上有详细的记忆。但那种恐怖的社会氛围，一定是挥之不去的阴影。所以，他一直没有忘记那场大灾难，想把它记录下来。

此书出版时，那场灾难已经过去半个世纪了。这本书可能是基于笛福的叔叔亨利·笛福当时所留下的记录而写成的。亨利·笛福是一位鞍具商，瘟疫暴发时，他独自留在伦敦，把他的所见所闻记录了下来。他说做此记录的宗旨是要给后人留下一份"备忘录"，万一再有类似的灾难发生，也好给人提供

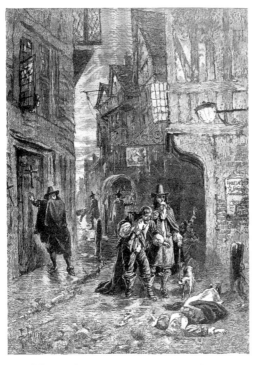

大瘟疫期间的伦敦街头

指导。他把瘟疫看作"上帝的复仇"，把自己的侥幸存活视为"上帝的赐福"。

除了他叔叔的记录，笛福还查阅了很多资料，因为在书中有很多具体的数字。《瘟疫年纪事》用编年体的撰写方式记述了这场大灾难，从1664年9月到1665年年底，几乎是逐月报道它的起落和进程。书中巨细靡遗地描述具体的社区、街道，甚至是哪几间房屋发生了瘟疫。它提供了伤亡数字表，并讨论各种不同记载、轶事的可信度。

后世对这本书给予很高的评价，人们把它视为对历史真实的记录，是发自瘟疫第一线的报道，是有关"大疫年"的一部百科全书。

《瘟疫年纪事》以栩栩如生的笔触描述伦敦大瘟疫的惨象，大街小巷到处可以听到吊丧的哭喊声；通常是熙熙攘攘的街市，顿时变得荒芜凄凉；法学会门窗紧闭，律师无事可干；为避免街旁房屋飘出来的恶臭，街上行人走在道路中央：这是一幅奇怪的城市白昼图景。有人在街上大叫大嚷："再过四十天，伦敦就要灭亡了。"有个人赤身裸体地在街上跑来跑去，腰间只拴条衬裤，彻夜奔走，彻夜号叫："噢，无上而威严的上帝呀！"

随着传染病愈演愈烈，有些教区的运尸车几乎通宵奔忙。夜晚的街道上，时而见到满载尸体的运尸车燃着火炬缓缓行进，时而见到人群念着祈祷文涌向教堂。不少教堂的牧师都逃走了，留下来的空位被那些非国教牧师占据，而不同教派的人济济一堂，常常在同一个教堂里听取布道。

灾难也改变了人们的生活：一方面，宗教生活变得空前团结和虔诚，就连那些铁石心肠的杀人犯也开始大声忏悔，痛哭流涕地供认隐瞒已久的罪状；另一方面，人们互相提防，偶尔碰面也都绕道避开，怕的是染上瘟病。层出不穷的江湖医生、魔术师、星相家、智多星、预言家，他们信口开河，趁机诈骗穷人和病人的钱财。在瘟疫的痛苦和瘟疫的恐怖达到高峰时，人们多半分不清谣言和真相的区别。护理员用湿布蒙住病人的脸，将他们闷死之后窃取财物，这样的传闻未必是不可信的。市政当局制定严格法规，将染上瘟病的房屋强行关闭起来，事实上常常是将有病的人和没病的人关在同一间屋子里，造成出乎意料的悲惨后果。许多瘟病在身的人，不知是由于痛苦之极还是由于恐怖难耐，裸身裹着毯子跳进坟坑里，自己将自己埋葬。

如果有人因此情景而默默流泪，甚而相信世界末日的预言，这是一点也不奇怪的。要是他们知道，这场大规模的传染病结束之后的次年，伦敦还会发生大火灾，将这个城市的3/4夷为平地，他们大概不得不相信，上帝的审判已经降临，播下时疫和大火，注定要将地球上的这块地方铲除干净。

染上此病的人，身上会出现所谓的"标记"（token），然后头痛、呕吐，往往很快就死去。有些人甚至不知道自己染上了病，在街上行走或在集市里购物时，突然倒毙，被人扒开衣服，发现身上布满"标记"。患者通常是在脖颈、腋窝和外阴部出现这种"标记"，也就是黑色小肿块，"其实是坏疽斑点，或者说是坏死的肉，结成一颗颗小瘤，宽如一便士小银币"。因肿块疼痛难忍而变得谵妄发狂，甚至跳楼或开枪自杀的大有人在。有时候痛得发狂，其行状和欣喜若狂倒是并无二致：病人突然从家里冲到街上，边走边跳舞，做出

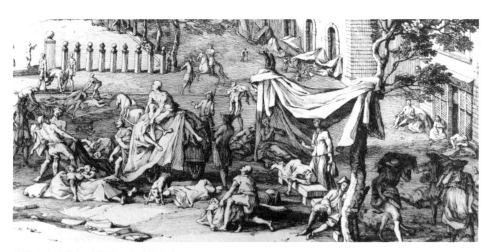

伦敦大瘟疫高峰时期暴死街头的人们

上百个滑稽动作，身后跟着追赶他的老婆和孩子，大声呼救，悲泣号叫。这种可笑又悲惨的情景，让人恍惚觉得是进了疯人院。

而在1665年伦敦大瘟疫高峰时期，最恐怖的还不是患者谵妄发狂或暴尸街头，而是大量的人被强行关闭在自家屋子里，门上画上红十字，像是活活被关进坟墓。

笛福还记载了瘟疫中当局采取的防疫措施，以及人们与瘟疫抗争的各种努力。他写道："眼下要讲的还有行政长官为全体安全采取的公开措施，以防瘟病蔓延，当时它刚刚暴发：我会经常有机会讲到那些行政长官，他们的智虑明达，他们的仁慈博爱，为穷人，也为维持良好秩序所做的那种警戒，供给粮秣，等等之类。"①

他说过往制定了一项有关瘟疫感染者慈善救护和安排整顿的条例，据此授权于治安推事、市长、市政官及其他行政负责人，在其各自的职权范围内，任命检查员、搜查员、看守人、管理员、下葬人，负责受传染人员及地区，并责成各位宣誓履行其职责。他提到政府为管制受传染家庭而颁布的规定和条例。城里有些房屋已经被关闭起来，有些病人被转移到了传染病隔离所。"米德尔塞克斯的治安推事，奉国务大臣之命，已经开始关闭菲尔兹的圣迦尔斯、圣马丁斯、圣克莱门特–但恩斯等教区的房屋，而且做得非常成功；因为在瘟疫暴发的好几条街道，由于对那些被传染的屋子实施严格警戒，小心埋葬那些死掉的人，在得知他们死后立刻加以埋葬，瘟疫在那些街道便中止了。而且还可以看到，瘟疫在受其侵袭的那些教区到达顶点之后，比在毕晓普斯盖特、肖迪契、埃尔德盖特、怀特夏普尔、斯台普涅以及其他教区下降得更快，以那种方式及早采取措施，成了遏制它的一个重要手段。"②

笛福提到了当时的疫情报告制度，"各房屋的主人，一旦其屋里有人害病，或是在身体的任何部位出现疙瘩、紫斑或肿块，或是在别的方面身患恶疾，缺乏某种其他疾病的明显原因，则在所述征象出现之后，要在两个小时内将此告知卫生检查员"③。

---

① ［英］丹尼尔·笛福：《瘟疫年纪事》，许志强译，上海译文出版社2013年版，第80页。
② ［英］丹尼尔·笛福：《瘟疫年纪事》，许志强译，上海译文出版社2013年版，第81页。
③ ［英］丹尼尔·笛福：《瘟疫年纪事》，许志强译，上海译文出版社2013年版，第86页。

接着就是隔离，"上述检查员、外科医生或搜查员一旦发现有人患上瘟疫，就要在当晚将他隔离于该房屋，万一他被这样隔离，其后却并未死亡，在其余的人都服用了正当的预防药之后他于其间患病的房屋也要被关闭一个月"①。为了把有传染病的物品及织品隔离开来，其寝具、衣物及室内帐帘，在再度被使用之前，必须在被传染的屋子里用火以及规定的那类香料妥善处理；这要按照检查员的指令来完成。

关于死者尸体的处理，死者因遭此劫难而被掩埋，尽量要在适宜之时，一般不是在黎明之前就是在日落之后，由教堂执事或警察私下执行，否则不得掩埋；邻居或朋友均不得陪同尸体去教堂，或踏进被传染的屋子，违者要被关闭房屋，或被课以监禁。在祈祷、布道或讲演期间，任何死于传染病的尸体都不得被掩埋，或是停留在教堂里。尸体在教堂、教堂墓地或下葬处被掩埋时，孩子们都不得靠近尸体、棺材或坟墓。所有坟墓至少要挖到1.8米深。此外，在此劫难持续期间，在其他葬礼上举行的所有公共集会都被禁止。

伦敦当局在公共卫生方面采取了很多措施。按照笛福的描述，这些规定得到了有效的执行，对于控制瘟疫的扩散起到了一定的作用。

通过笛福的《瘟疫年纪事》，我们了解到，在大瘟疫面前，英国采取了很多措施，包括隔离病人、处置尸体、加强公共卫生、禁止公共活动等方面，都是有成效的，其中有些措施是现在也在采用的。这不仅反映了他们的责任和担当，更是文明的勇气和人性的力量。但是，由于当时人们尚没有科学地认识疾病的本质，没有有效的抗疫手段，所以，在大疫面前，往往是束手无策。

---

① ［英］丹尼尔·笛福：《瘟疫年纪事》，许志强译，上海译文出版社2013年版，第86页。

第20章

艺术家们讲的瘟疫故事

一、瘟疫与文学

瘟疫在人类历史上留下了巨大的印记，也成为许多思想者、文学家和艺术家们思考和探索的对象。除了各个时代医学的专门研究和记载，在不同时代历史学家们的记载中，在各个民族的神话创作中，以及在文学家们的故事里，瘟疫始终都是一个挥之不去的话题。也许是因为瘟疫给人们的心灵留下的伤痛太强烈了，给人们的情感冲击太巨大了，促使当时的幸存者以及他们的后代，不得不去面对它、探索它、思考它。不仅要去探索和思考造成这种巨大灾难的原因和后果，还要去思考它的心理学、社会学和哲学的意义。也正是由于他们的记载和描述，我们今天才有可能了解历史上的那些重大灾难，了解我们的前辈经历了怎样的苦难和煎熬，才有可能通过对历史的反思获得生存的智慧和勇气。瘟疫的文学史观，不仅是时代心灵的结晶，也是通往疾病隐喻的大门。

大瘟疫造成的毁灭性伤害，给人们留下了刻骨铭心的印象，对人们产生了挥之不去的影响。在14世纪黑死病的"大死亡"逐渐消退之时，欧洲出现了大批以"死神"为主题的文学和艺术作品。死亡之舞（Dance of Death）、死神（Grim Reaper）、令人恐惧的地狱、恶魔、天启四骑士、骷髅头和交叉腿骨，这些令人毛骨悚然的象征，提醒着人们勿忘关于黑死病记忆的伤疤。麦克尼尔指出："频频遭遇瘟疫的突然造访，不时面对不可思议的生命消失，绘画风格也逐渐适应笼罩着阴郁的人生境况，比如托斯卡纳的画家，就一反乔托……的宁静风格，而偏好更严峻的宗教情景和僧侣般虔诚的肖像。'死亡之舞'成了艺术的主旋律，与灾难、恐怖有关的诸多主题进入欧洲的艺术宝库。"①

在一些作家那里，瘟疫则成为一种隐喻或象征。18世纪，对暴民式共和体制失望的法国诗人波德莱尔（Charles Pierre Baudelaire，1821—1867）在比利时革命后写道："共和制在我们血脉里奔流，就像啃蚀骨肉的梅毒，民主化后的我们有如感染花柳病般堕落败德。"

在文学史上，以瘟疫为背景的名著是薄伽丘的《十日谈》。薄伽丘是在一个真实的背景下写作虚构故事的。这个真实的背景就是14世纪那场著名的"黑死病"。《十日谈》是由躲避黑死病的10个青年男女所讲述出来的故事构成的。

与薄伽丘的故事相似的是，在1830年秋天，由于霍乱流行，俄罗斯最著名的诗人普希金被困在父亲的领地波尔金诺达3个月之久。正因为被困，普希金才得以安心写作，完成了《叶甫盖尼·奥涅金》《高加索的囚徒》《茨冈》等作品。如果没有那场霍乱，也许就没有这几部文学史上的佳作，也许就没有我们所熟知的普希金了。

其实，早在某些民族的原始神话中，就有许多关于人与瘟疫的故事。希腊史诗《伊利亚特》与《奥德赛》开始赋予疾病以社会学的意义。疾病是超自然的洗礼，或为恶魔所把持，或为某种未知力量所驱使。疾病不再是疾病本身，而是惩罚。受害者的意象潜入病人后，人们渐渐会因天地不仁或罪有应得而生病。在古希腊神话中，潘多拉的盒子释放出来的就是瘟疫；在俄狄浦斯的神话故事中，则是认为他的弑父和乱伦造成了瘟疫灾难。

《哈默尔恩的吹笛人》是中欧民间传说和儿童文学的经典故事，德国下萨克森州的小城哈默尔恩（Hameln）是童话中重要的城市之一。"哈默尔恩的吹笛人"在德语中的原意是"捉老鼠的人"。中世纪的哈默尔恩由于制粉业发达，那里的老鼠格外猖獗，造成鼠疫流行。因此，当地便出现了捕捉老鼠这样一个专门的职业，捕鼠人又通常是能演奏乐器的流浪艺人。据说当时就有一个这样的吹笛人，他能用笛声引出老鼠，并把所有的老鼠都带到河里淹死，制止瘟疫。哈默尔恩的居民起先许诺付给他丰厚的报酬，但是当老鼠被淹死后，居

---

① ［美］威廉·麦克尼尔：《瘟疫与人》，余新忠、毕会成译，中信出版社2018年版，第149页。

民们却食言了，不愿意履行诺言。后来，捕鼠人又来到哈默尔恩，这次他用笛声引来了城里所有的孩子，在悠扬的笛声中孩子们沉入了河底。吹笛人就这样惩罚了背信弃义的哈默尔恩市民。现在，根据这个童话故事改编的戏剧常演不衰，成为当地吸引外国游客的旅游节目。

在爱尔兰作家布拉姆·斯托克（Bram Stoker，1847—1912）的著名小说《德拉库拉》以及很多电影中所表现和描述的吸血鬼，是欧洲民间传说中经常性的主题。据说，在18世纪的巴尔干地区，曾多次出现过吸血鬼现象的"蔓延"，把整个欧洲闹得沸沸扬扬。有一个故事说，1731年冬至1732年春，在靠近贝尔格莱德的梅德维佳村，一个士兵从希腊返回后很快死亡，死前他说在希腊时自己曾被一个吸血鬼咬过。之后不久，该村的很多村民声称看到他在夜间出没，并且都抱怨说感觉自己浑身乏力。这样，人们把士兵的尸体从坟墓中挖了出来，在尸体上发现有被吸血鬼的血口吸吮过的痕迹。

1938年，秘鲁作家西罗·阿莱格里亚（Ciro Alegri，1909—1967）出版了长篇小说《饥饿的狗》。小说的主人公是一群牧羊犬，它们的主人是一位印第安人。一场瘟疫造成遍地饥荒，狗不再听主人的话，疯狂抢夺吃的，并互相残杀。狗的主人逃走了，狗也跑散了，狗的命运和人一样。委内瑞拉小说家米盖尔·奥特罗·西尔瓦（Miguel Otero Silva）1955年发表的长篇小说《死屋》，描述的是委内瑞拉一农村地区由于疟疾，造成人口大面积死亡，很多人弃家而逃，所以称为"死屋"。

在关于瘟疫的题材上，与加缪的《鼠疫》同样著名的作品，是哥伦比亚作家、1982年诺贝尔文学奖得主加西亚·马尔克斯（Gabriel García Márquez，1927—2014）的《霍乱时期的爱情》。其实，这是一本讲述爱情而不是霍乱的书。马尔克斯说："世界上没有比爱更艰难的事情了。"小说以阿里萨和费尔米纳之间持续了半个世纪的爱情为主线，不失时机地将其他多种爱情磨炼成珠，穿缀于这条主线上。有评论家精辟地说："它堪称是一部充满啼哭、叹息、渴望、挫折、不幸、欢乐和极度兴奋的爱情教科书。"

书中多次将爱情比喻为流行于南美的疫病——霍乱，在结尾的地方我们终于看到具象的"霍乱"：阿里萨与费尔米纳在半个世纪后走到了一起，费尔米纳早已枯萎的爱情又被激活。当"新忠诚号"在热带河流上昂然而行时，两位老人如患上"霍乱"一般迷醉，他们的爱情似乎冒出了腾腾的蒸汽。这简直就是爱情挑战死亡、青春活力冲击生命极限的神话。"不是死亡而是生活才是永无止境的。"年迈的阿里萨在自己的船上悬挂了代表霍乱的黄色旗帜，目的是不让它在任何一个港口停靠，不让现世生活阻断他和费尔米纳迟到了53年的爱情之旅。

马尔克斯的名言"我对死亡感到的唯一痛苦是没能为爱而死"，很长一段时间为人们所传诵。

瑞士小说家J. F. 菲德斯皮尔（J. F. Federspiel）的《伤寒玛丽民谣》也是一部瘟疫小说。故事讲的是曾经发生在20世纪初纽约市的一个真实事件。玛丽-梅隆是一个来到美国纽约寻梦的快乐女孩。她以一手好厨艺受到东家的赞赏，她沉默寡言、不善交谈，在自己不觉察的情况下她成了"伤寒杀手"，到处传播着可怕的伤寒病菌。随着玛丽所经过的地方不断有人因伤寒病而死去，人们开始对玛丽产生怀疑，并感到恐惧。唯独玛丽始终健康地生活。当时卫生局派出的人员和大批警察同时出动，开始搜遍美国纽约大大小小的厨房，寻找玛丽-梅隆。因此玛丽开始了游荡生活。在历史记载中，玛丽被隔离在孤岛上达20年之久，直到她在65岁时得中风死去。但是在小说中，作者为痛苦而有些"无辜"的玛丽安排了另一个黑色幽默式的结局：玛丽这位健康的带菌者最后化名为布朗夫人，来到一家医院工作，然后伤寒病又开始肆虐。

二、加缪与《鼠疫》

在有关瘟疫的文学作品中，最著名的是法国作家阿尔贝·加缪（Albert Camus，1913—1960）的长篇小说《鼠疫》。

1947年，加缪出版了给他带来巨大声誉和奠定他在世界文学史上地位的长篇小说《鼠疫》。在这部小说中，加缪讲述了一个相当恐怖而又寓意深刻的故事。

这个故事讲述的是发生在阿尔及利亚海滨城市奥兰的一场想象的瘟疫。这是一场持续了将近一年的鼠疫之灾。人们在"鼠疫"城中，不但随时面临死神的威胁，而且日夜忍受着生离死别、痛苦不堪的折磨。小说通过形形色色的人物行为，表现了人类面对额外的痛苦和不公平死亡的挑战时所作出的各种不同的反应。

加缪的道德典范是故事的讲述者里厄医生。里厄医生像一个哲学家那样深知，他只能诊断鼠疫并与之斗争，但不能消灭它，也不能治愈遭受浩劫的人们。所有他能做的就是在他的职业范围内一丝不苟地工作，对势不可挡的疾病展开有限但是坚持不懈的斗争。里厄医生在力搏那不知从何而来的瘟疫时，虽然有时感到孤独绝望，但他清晰地认识到自己的责任就是跟那吞噬千万无辜者的病菌作斗争，而且在艰苦的搏斗中，他看到爱情、友谊和母爱给人生带来的幸福。

里厄医生不是孤军作战。他最后认识到，只有通过一些道德高尚、富于自我牺牲精神的人们的共同努力，才能战胜肆无忌惮的瘟神，人类社会也才有一线希望。

在这部类似布道的小说中，加缪表达了他对那些"不能成为圣徒，但拒绝向瘟疫俯首称臣，竭尽全力做创伤的医治者"的人们的钦佩和认同。

里厄医生说："人的身上，值得赞赏的东西总是多于应该蔑视的东西。"

在小说的最后，鼠疫被消灭了，小城重获自由，人们在欢呼。但是，里厄医生的心中却在沉思着：威胁着欢乐的东西始终存在，因为这些兴高采烈的人群所看不到的东西，他却一目了然。他知道：

> 鼠疫杆菌永远不死不灭，它能沉睡在家具和衣服中历时几十年，它能在房间、地窖、皮箱、手帕和废纸堆中耐心地潜伏守候，也许有朝一日，人们又遭厄运，或是再来上一次教训，瘟神会再度发动它的鼠群，驱使它们选中某一座幸福的城市作为它们的葬身之地。①

《鼠疫》这部小说形象地表现出瘟疫突然降临时的恐怖气氛，贯穿着人与瘟神搏斗的史诗般的篇章、生离死别的动人哀歌、友谊与爱情的美丽诗篇，同时还有地中海海滨色彩奇幻的画面，因而使这部作品具有强烈的艺术

---

① ［法］阿尔贝·加缪：《鼠疫》，顾方济、徐志仁译，上海译文出版社1980年版，第303页。

魅力。

　　《鼠疫》的作者阿尔贝·加缪是法国现代著名的存在主义文学家，1957年诺贝尔文学奖的获得者。第二次世界大战期间，他参加了法国抵抗运动。《鼠疫》创作思想开始酝酿的时期，是1940年巴黎被德国法西斯占领以后。加缪当时打算用寓言的形式，刻画出法西斯像鼠疫病菌那样吞噬着千万人生命的"恐怖时代"。1942年，加缪因肺病复发，从炎热的奥兰转移到法国南部山区帕纳里埃（后来作者在《鼠疫》中以帕纳卢作为一位天主教神父的姓名）疗养。不久英美盟军在阿尔及利亚登陆，德军进占法国南方，加缪一时与家人音讯断绝，焦虑不安，孤单寂寞，这种切身的体会使他在《鼠疫》中描写新闻记者朗贝尔的处境时，特别逼真动人。加缪在1942年11月11日的日记中，曾把当时横行无忌的德军比喻为"像老鼠一样"。在另一篇日记中，他这样记下当时的情况："全国人民在忍受着一种处于绝望之中的沉默的生活，可是仍然在期待……"

　　加缪在小说中用细致的笔触写出了他的同代人在面临一场大屠杀时的恐惧、焦虑、痛苦、挣扎和斗争，特别刻画了法国人在经历第二次世界大战这场浩劫的过程中，在思想上和感情上发生的巨大而深切的震撼。加缪在他的诺贝尔文学奖受奖致辞中说道，他的创作题材是人类所遭受的空前的苦难。

　　加缪在《鼠疫》中讲述了一个虚构的故事。然而，这个故事的震撼力在于，它所描写的瘟疫来临之时人们所面对的恐惧、焦虑和痛苦，人们所经受的苦苦的期盼、无望的挣扎和生与死的搏斗，却是极为真实的，是人类曾经经历的和正在经历的真实体验。在人类的历史上，曾经无数次上演过人与瘟疫生死搏斗的真实故事，这些真实的故事往往比作家们虚构的故事更为惊心动魄、更为阴森恐怖、更为令人战栗不安。

　　而正因为有了这些历史上的真实，作家们虚构的故事，比如《鼠疫》，才具有永久的魅力。《鼠疫》不仅在寓言的意义上反映了"人类的生存状态"，而且在写实的意义上表现了"人类所遭受的空前的苦难"。

　　在漫长的历史上，人类曾经遭受了瘟疫给予的一次次"空前的苦难"。人类的历史从根本上说就是与苦难搏斗的历史，其中包括与瘟疫搏斗的历史。

三、让·吉奥诺的《屋顶上的轻骑兵》

法国作家让·吉奥诺（J. Giono）的小说《屋顶上的轻骑兵》，描写的是19世纪30年代法国南部发生霍乱的故事。

小说的主人公安杰罗是一个逃亡的意大利轻骑兵上校。一路上，他除了要躲避奥地利间谍的追逐，还要面对迅速蔓延的霍乱瘟疫的威胁。

当他来到法国南部时，正赶上一场蔓延的霍乱，死神夺走了成千上万人的生命，满目疮痍，尸横遍野，到处是焚尸的熊熊火光。幸存的人被送到隔离区，条件异常恶劣。濒临死亡的人们在挣扎、在呼号，很多村庄已人迹灭绝，随处可以嗅到死亡的气息。在集镇上，受瘟疫、死亡折磨而失去理智的居民追杀所有的陌生人。安杰罗举步维艰，还遭到污蔑，被指控在水源中下药毒害人民。他不得不在屋顶上栖身，以躲避追捕，与一只无家可归的猫为伴。

安杰罗从医生那里学到了一些救助措施，并不惧传染为挽救濒死患者拼命工作。他邂逅了一位高贵美丽的法国少妇宝琳娜，宝琳娜面对死亡时，气定神闲。她被安杰罗彬彬有礼的绅士风范所吸引，毫不犹豫地收留了这个衣衫褴褛的陌生男子。为了将战友积攒的经费运回意大利，安杰罗再次穿越瘟疫区，宝琳娜与他同行。他所表现出的助人为乐的精神和做人原则，使他恪尽职守地履行自己的职责。在宝琳娜也染上霍乱时，为了挽救她的生命，他拼尽了气力，从死神手中夺回了她。

清晨，宝琳娜的家乡，安静、祥和，村民在田间劳作，孩子们在村口嬉戏，他们在村口遇上宝琳娜年迈的、富有的丈夫。

故事结束了。从此，常常会看到宝琳娜站在家门口，隔着白雪皑皑的阿尔卑斯山，遥望另一个国度；或徜徉在小城阿克苏的街道上，寻觅安杰罗的足迹。一段患难经历变为跨越时空、绵绵无期的思念与牵挂。

《屋顶上的轻骑兵》描写的不是真正的霍乱，流行疫病在书中只是一个象征、一个隐喻。霍乱放大了自私、仇恨、恐惧、被动等特征，只要具备以上特征的人物都先后被霍乱击倒。安杰罗蔑视传染，反而安然无恙。所以这场疫情是对霍乱的恐惧，而非霍乱本身。

小说后来被改编成电影，由让·保罗·拉帕诺导演，法国著名女影星朱丽叶·比诺什主演。

四、萨拉马戈的《失明症漫记》

葡萄牙著名作家、1998年诺贝尔文学奖获得者萨拉马戈（José Saramago）的长篇小说《失明症漫记》，同样具有寓言的意义。

萨拉马戈是葡萄牙当代最杰出的作家。他先后从事技工、文员、记者、编辑等多种职业。1979年开始投入文学创作。1982年出版的《修道院纪事》为他赢得国际声誉，此后出版《里斯本之围》《失明症漫记》《复明症漫记》等多部影响深远的小说。1998年荣获诺贝尔文学奖，是葡萄牙迄今唯一一位获此殊荣的作家。

《失明症漫记》这部小说描写的是，在20世纪90年代末，某座大城市突然暴发瘟疫，人们莫名其妙地患上了"白色眼疾"。一天，一个男人开着自己的汽车，在亮起红灯的交通信号前停了下来。就在变成绿灯时，他突然双目失明，车子无法启动，交通顿时混乱起来。一位过路人主动上前，用失明者的汽车将病人送回家中，没想到他竟然也患上了"白色眼疾"。

第一个失明者在妻子的陪伴下去看眼科医生，不料这位眼科医生和他的三个病人也染上了这种怪病……随后，患病人数以几何速度增长。一时间，人言必谈"白色眼疾"，人们恐慌的程度迅速超过了疾病蔓延的速度。

政府为控制这场瘟疫的蔓延采取了严厉而坚决的措施：将患者和可疑患者立即隔离起来。与此同时，政府还通过新闻媒体广泛宣传预防措施和隔离管制办法。但是，人们更加慌乱起来。在隔离区里，病人们为抢夺食物、药物、饮料而互相斗殴。在隔离区外面，局势已经失控，全城的人都患上了"白色眼疾"。城市没水、没电、没食物，到处散发着腐烂的臭气。……

最后，"白色眼疾"不知为何突然烟消云散了，人们又恢复了视力。但每个人心里都清楚自己的精神、自己的道德水准是否经受住了这场瘟疫的考验。

《失明症漫记》给读者留下了一个意味深长的结尾。人们未经过医治又不明不白地恢复了视力。对于这种失明又复明的现象，医生说不出道理，而医生的妻子却说出了一个极有见地的看法：因为我们是能看但又看不见的盲人！她面对复明后欢乐的人群，突然感到恐惧：说不定自己就是个看得见的"瞎子"。

《失明症漫记》以寓言的形式让失明的瘟疫席卷了整个城市，集体性器官的失效直接导致了兽性的回归，猜疑、杀戮与弱肉强食，撕毁了人性的所有尊严，还有政府对失明者的不作为，甚至是恶行——隔离与屠戮，导致人性的进一步毁灭。白色盲症明显具有比喻义，第一个失明者向医生描述症状时说更像是灯亮了，意味着其实这次失明给了原先在社会意义上看不见的人们认清自我从而"看见"的机会。这本"可与《鼠疫》相媲美"的寓言之作将小说的叙述性与哲学的思想性融为一体，成为萨拉马戈写作特点的代表作之一。

后来，萨拉马戈又写了长篇小说《复明症漫记》，是对《失明症漫记》的续写。同一座城市，四年后，白色瘟疫卷土重来，白色眼疾变成了白票人，由于大量选民同时投出了空白选票，导致了政府职能的失效，引起当局恐慌，政府被迫应对，最后政府撤离后将首都封锁。

由于4年前第一个失明者的告密，当局得知医生的妻子是唯一未曾失明的人，因此派3名警察潜回首都进行调查，而带队警督的思想觉醒，或者说"复明"的过程，成为该书后半段的主要内容。医生的妻子在警察带走其丈夫时质问"还能有什么比你做的更加令人反感的呢"，却得到"啊，有，有，你想不到，马上就有"的回答，她和警督的惨淡结局彰显在群盲的社会中个人的复明有多么渺小。

五、瘟疫与电影

反映瘟疫题材的最经典的电影是乔治·P.科斯马图斯（George P. Cosmatos）导演、索菲亚·罗兰（Sophia Loren）主演的《卡桑德拉大桥》。这部经典影片讲述的是，在一个研究所内，两名恐怖分子在要炸掉这里的一切时，被保安人员发现。在追捕的过程中，两名歹徒感染病菌。一名当场被擒，不久腐烂而死。另一名恐怖分子蹿到一列开往斯德哥尔摩的火车上，车上快乐的旅客们还不知道自己随时都有可能被细菌感染。此列车不许在任何车站停留，引起人们的骚动。不满者与细菌研究人员发生冲突，人们纷纷拿起武器。年轻的女作家与丈夫被卷入战火中。研究组织为截下火车上的被染者，必须让其通过不能承受该火车重量的"卡桑德拉大桥"。灾难出现了，火车脱轨，大桥爆炸，细菌通过空气在扩散。最后男主角制服歹徒，将已感染的车厢与其他车厢脱钩，拯救了大部分的旅客。这部影片20世纪80年代在中国上映，至今很多人都还记得它精彩的故事和紧张的情节，中国的观众也因此认识了索菲亚·罗兰。

上映于1995年的瘟疫题材电影《恐怖地带》，由沃尔夫冈·彼德森（Wolfgang Petersen）导演、达斯汀·霍夫曼（Dustin Hoffman）主演。来自非洲的埃博拉病毒杀人威力强大，曾是传媒热烈报道的头条新闻。本片利用这种真实的背景编构故事。电影中讲的故事说，1967年，在非洲的扎伊尔莫他巴河谷，美国的雇佣军兵营中被一种突如其来的疾病肆虐，死亡人数不断攀升。军医抽取感染血样离开后，整个军营被炸弹摧毁。20世纪90年代，一个美国年轻人在非洲扎伊尔捕捉到一只小白脸猴，并带回国内出售。由于不合买主的要求，年轻人将猴子放生，之后一种新型疾病在旧金山的香柏溪镇上蔓延。达斯汀·霍夫曼饰演的美国传染病研究所上校军医山姆接到消息，与妻子及同事立刻展开研究和救治工作。由于疾病传染性极高，政府紧急出动军队封锁镇子，对想要逃离者格杀勿论。山姆一方面追查带病猴子的下落，另一方面则要应付军方的最后通牒。此时，有一批保密的染毒血清被送来，但山姆等一群人研究发现，这批血清能救治1967年的疾病，却对如今变异后的病毒毫无作用。不久，山姆的妻子不幸被感染，生命垂危。此时，摩根·弗里曼饰演的将军已奉命投掷炸弹毁灭整个小镇，以防病毒扩散危害全国。时间迫在眉睫，山姆最终查出了病毒的来源，制出了新的抗毒剂，投弹行动终止了。山姆终于以其艰苦的斗争和坚强的意志解救了整个镇子的人们。这部电影把病毒蔓延的恐慌表现得淋漓尽致。

2007年上映的《惊变28周》由胡安·卡洛斯·弗雷斯纳迪罗（Juan Carlos Fresnadillo）执导。该片讲述的故事是，剑桥科研小组发现一种可以令传染者处于永久杀人状态的病毒，这种病毒传染速度极快，且无法抑制。动物保护组织成员不慎释放了实验室中一批携带该病毒的大猩猩后，繁华的伦敦在短短的28天内变成一座死城。美国空军的运输机将一批英国人送回伦敦，他们是在英国政府发出病毒传染警报之前离开英国的，如今，这些担负起重建家园任务的可怜人已经是地球上最后的英国人了。重建家园的工作刚刚开始，便有人报告说发现被病毒感染的幸存者。科学家们迅速出动，希望从幸存者身上提取血清研制对付病毒的疫苗。然而，新的灾难也就此降临，可怕的病毒并没有被完全消灭，反而在经受了打击之后变得更加强大。已经饱受摧残与折磨的人类将面临更加恐怖和凶残的杀戮。

2013年上映的韩国电影《流感》也是一部关于瘟疫电影的佳作。一群东南亚偷渡客历经艰险来到韩国，但是整个集装箱内的偷渡客几乎全部死亡，只有一人拖着赢弱的身体侥幸逃入闹市之中。殊不知此人身上携带着致命的猪流感病毒，短短一天时间，病毒就迅速蔓延城市的各个角落。许多人在不知不觉间被感染，进而将死亡的阴影引向周围所有的人。韩国蛇头的弟弟因流感被送入仁海的医院治疗，经诊断，终于发现流感的起因，死尸横陈的集装箱无疑成为查找病源的关键。未过多久，猪流感病毒成几何速度蔓延，民众面临前所未有的灾难。

此外，《传染病》《生化危机》《十二只猴子》等影片，都以人类与瘟疫的生死搏斗为题材，场面紧张恐怖，悬念迭起，疑窦丛生，当然结局总是人类最后战胜瘟疫，新的生活重新开始。然而，它们也留给人们许多思考的空间，同时警示人们，对于病菌病毒这种看不见的杀手，千万不可掉以轻心。

结束语

一

　　长期以来，瘟疫与战争、灾荒一起，构成人类生存的三大威胁，其中以瘟疫的危害最为强烈。在人类文明的历史上，一直有瘟疫伴生和共存。一方面，瘟疫给人类造成巨大的灾难，摧残着人类文明的成果；另一方面，人类在抗击瘟疫的过程中，也不断地总结经验，研究和创新抗击瘟疫的科学手段。瘟疫参与了人类文明的历史进程，影响了历史的走向。人类在抗击瘟疫的过程中，也不断地发展自己、壮大自己，推动文明的进步与发展。

　　瘟疫是人类文明发展的伴生物。人在与瘟疫的交涉、抗争和搏斗中，也就需要改变自己，改变自己与之进行斗争的武装，改变自己的斗争方式和斗争策略，也改变自己的生存方式和生存状态。

　　人类同瘟疫的斗争是文明史的一个侧面、一个部分。20世纪是人类同瘟疫进行艰苦斗争并取得巨大胜利的世纪。为此，我们做了很多，付出了很多，也进步了很多。瘟疫参与了人的历史，也参与了人类文明的塑造。我们看到，在漫长的历史进程中，有多次，因为瘟疫的降临，从而改变了历史的走向，改变了文明发展的轨迹。同时，人类在与瘟疫的抗争中，也促进了文明的进步和发展。

　　瘟疫的暴发大量地吞噬着人类的生命，把人类推到了生活的极端困境，推到了生死的极限状态。这种情境是对人性极大的考验。成百上千的人陷入极大的恐慌，夺路而逃，法律失效，道德沦丧，尽显末日狂欢的景象。但更有一些人怀着悲天悯人的情怀，不畏危险，投身到抗疫救灾的斗争中，尽可能地帮助他人，给患病者以救治，给临终者以安慰。在他们身上，不仅闪耀着人性的光辉，更体现了文明的力量。还有一些作家文人，面对大瘟疫的恐怖，他们对人性、生死、文明进行了深入思考，他们记载了他们经历的恐怖记忆，也记载了他们对于瘟疫挑战的思考。这些文献，是他们留给我们的宝贵精神财富，是人类文明的重要遗产。

瘟疫的历史是人类文明历史的一部分，瘟疫困境下的人生境遇是人性的极端表现。人性是脆弱的，也是坚强的；是渺小的，也是伟大的；是怯懦的，也是勇敢的。这些，都是人性固有的不同侧面。但终归是勇敢战胜了怯懦，伟大遮蔽了渺小。因此，才有了人性的光辉，有了文明的进步。

二

在与瘟疫的斗争中，人类已经掌握了斗争的主动权。随着科学的快速发展、医学的突飞猛进，以及全球的通力合作，人类与瘟疫的斗争态势已经有了极大的变化。1978年天花病毒的灭绝是全世界第一次通过人工干预消灭了对人类威胁如此严重的疾病。但是，高枕无忧的时代还没有来临。美国历史学家麦克尼尔说，技术和知识，尽管深刻改变了人类的大部分疫病经历，但就本质上看，仍然没有也从来不会，把人类从其自始至终所处的生态龛中解脱出来。

1996年11月，在南非约翰内斯堡暴发的埃博拉热病，引起了全世界的恐惧，人们担心这一令人闻风丧胆的可怕病毒会乘船、乘飞机在全世界"旅行"。好莱坞影片《恐怖地带》曾把这种恐慌表现得淋漓尽致。最终，悲剧没有发生，但是通过这次事件，人们认识到，人类行为的改变以及对于自然界无限制的入侵，也许将引发不可治愈的瘟疫。

瘟疫为何能够降落人间，不仅仅是医生和患者思考的问题，更是所有人应有的反思。

生态学家和绿色和平组织的成员总是不断地警告人类，全球升温，臭氧层被破坏，以及河流、湖泊的污染，确实使很多野生动物和鸟类的生存受到了严重威胁。但是经常被人们忽略的是，环境的破坏已开始危及人类的健康。另一方面，让当今瘟疫更加恐惧的是人类行为模式的改变可能使疫情扩大到非常的规模，而其中最典型的则是作为人类文明象征的城市的飞速发展。美国历史学家阿诺-卡伦（Arno Karlen）曾经指出：两个世纪以前，世界上98%的人是农夫和村民，但很快，工业革命使一半的人成了城市人，许多人生活在100万人口以上的大都市。而在这样的城市中，水源、垃圾处理系统、基础设施、社会秩序以及公共卫生规划的使用都是超载的。大规模的人口在城市聚集，为瘟疫的暴发和流行提供了前所未有的空间。

工业主义的一路高歌，人类行为模式的改变，以及对自然界无限制的破坏，可能正在使一些新的可怕的瘟疫向我们走来。

进入20世纪以后，人类对自然的大规模开发是许多自然灾害发生的重要原因。瘟疫的发生有了新的背景和新的形势。自然环境的破坏导致了生态平衡的破坏；森林砍伐和无节制的开发，使生活在原始热带森林的动物与人类接近，寄生在野生动物体内的微生物进而感染人类，引发传染病。人口增加，都市化人口集中，交通工具发达，使人和物大量迅速移动；现代化的交通便利又使病毒更易于跨国界传播。已经有科学研究表明，新传染病的病原体变异病毒、细菌、原虫、衣原体出现的背景就是地球温暖化。而全球气候变暖的趋势正在加快。

2001年2月，联合国"跨政府气候变化小组"发表了一份关于全球气候变化的专题报告，警告说随着全球气候的持续变暖，干旱、洪水、饥馑和瘟疫将成为21世纪人类的严重威胁。在21世纪，热浪和暴雨等全球极端气候现象发生的频率将会升高，因此，洪灾、海啸、泥石流和雪崩之类的灾害将会增加。报告说，由于地球的暖化效应，未来人类世代恐不复见有如天堂般的热带海岛及阿尔卑斯山银亮的滑雪胜地，而南北极冰雪融化引发的气候改变，影响力将长达数世纪。气候变暖正在把全世界推向可能发生的大灾难。在这份报告发表前，该小组发表的另一份报告估计，在今后100年里，全球的平均气温可能上升1.4至5.8摄氏度，升幅大于先前的预测，其成因显然是包括汽车废气在内的工业污染。全球所有的地区都会或多或少地遭受气候变暖的不利影响，南方（发展中）国家或地区所面临的形势将更加严峻。常闹水荒的南方发展中国家或地区将会遭遇更多的热带台风、干旱和严重的沙漠化。因此，许多国家和地区的农业产量将下降，还可能出现饥荒和流行性疫病。

因此，瘟疫依旧是威胁人类生存的大敌。旧的可能复发，新的仍会出现，人类与瘟疫的斗争是无止境的。

所以，瘟疫的一再出现，给我们的警告之一就是要特别注意生态平衡。人与自然和谐相处的关系，是人类生存的基本条件，是文明发展的基本条件。人类力量的扩张不能超过这条边界。一旦人与自然的平衡被打破，就会引发像瘟疫这样的大灾害。

随着科学技术和社会组织方式的进步，人类不断征服疾病，并获得更加强有力的技术手段和组织方式。一种新的传染病从发现到消灭需要一定的时间，但是科学的进步已经使这一过程大大缩短。与过去相比，面对1975年暴发的莱姆关节炎（伴有疼痛、发热与皮肤红斑），医生用了将近7年的时间才检测出病因；面对1981年发现的艾滋病毒则用了3年的时间；2003年对SARS病因的诊断，只用了7个星期。

但是，人类与瘟疫的生死搏斗还在继续，人类同传染病的斗争是无止境的。一种传染病被消灭、被控制住了，另一种新的传染病又会出现。自20世纪70年代以来，结核、鼠疫、白喉等古老传染病复苏，艾滋病、埃博拉出血热、裂谷热、疯牛病、军团菌、莱姆病等新发传染性疾病开始流行，还有严重急性呼吸道综合征（SARS）、中东呼吸综合征（MERS）以及塞卡病毒等。美国传染病学家米切尔-库恩（Mitchell Kuhn）博士警告说：除非现行有效的反病毒措施能够成功地维持，并且提早结束有机体抗药性的遗传传播，我们人类才有可能接近曾经梦想的"后病毒时代"。还有学者指出，现在的医学家和生物学家在理解细菌与我们的关系时过于自信，很多时候细菌比人要聪明。

但在这种持久的战斗中，人类的武装力量在壮大。更重要的是，人类永远具有为生存而战的巨大勇气。

麦克尼尔在《瘟疫与人》一书中指出："先于初民就业已存在的传染病，将会与人类始终同在，并一如既往，仍将是影响人类历史的基本参数和决定因素之一。"①

与瘟疫共生，也许就是一次次瘟疫教会我们的。

所以，我们一点也不能放松警惕，人类与瘟疫的搏斗、抗争远远没有结束，瘟疫还会经常出现，威胁着人类的生存，威胁着人类文明的进步。

———————

① ［美］威廉·麦克尼尔：《瘟疫与人》，余新忠、毕会成译，中信出版社2018年版，第237页。

三

2002年，我国出现了非典疫情，疫情最初在广东发生，并扩散至东南亚乃至全球，直至2003年年中疫情才被逐渐消灭。非典疫情结束后，中国政府大幅度增加了卫生防疫经费投入，在全国建设各级疾病预防控制中心，特别是增加了对农村地区的经费投入。中央政府还公开扶植中医药行业，宣传中医药在治疗非典的过程中发挥的作用，要求各级医疗体系必须配备中医。这些措施对于我国医疗卫生事业的发展起到了重要推动作用。

在非典之后的十几年中，陆续出现了一些新的疫情，如禽流感、猪流感等，但都得到了有效的控制，没有造成大的伤害和损失。

2020年1月，又出现了更为严重的"新型冠状病毒肺炎"。今天，我们面临着一次非凡的考验。经过这次瘟疫的大考验，我们会获得什么呢？

在与瘟疫的每一场大搏斗之中以及之后，人们总是会有更多的思考——关于自己生活方式的思考、关于人与自然关系的思考、关于文化与道德的思考。站在生活的极端环境中，反省一下我们自己的生活态度，反省我们对于生命和生活的认识。反省使我们提高，使我们站在一个新的生活起点上，重建我们对于生活的信念和信心，重建我们的生活目标和价值理想。

灾难总会过去，生活还在继续，一切都会归于日常。但是，可能通过灾难的考验，通过这一次非凡的人性考验，我们都成长了、都进步了。

在思考中，人类更加成熟，更加理性，也更加健康和文明。

武斌

2020年3月28日于沈阳浑河之南

主要参考文献

1.〔意〕卡斯蒂廖尼:《医学史》（上册），程之范主译，广西师范大学出版社2003年版。

2.〔美〕罗伊·波特:《剑桥医学史》，张大庆等译，吉林人民出版社2000年版。

3.〔英〕玛丽·道布森:《医学图文史——改变人类历史的7000年》，苏静静译，金城出版社2016年版。

4.〔英〕玛丽·道布森:《疾病图文史——影响世界历史的7000年》，苏静静译，金城出版社2016年版。

5.〔英〕罗伯特·玛格塔:《医学的历史》，李城译，希望出版社2003年版。

6.〔英〕夏洛特·罗伯茨等:《疾病考古学》，张桦译，山东画报出版社2010年版。

7.〔美〕亨利·E. 西格里斯特:《最伟大的医生——传记西方医学史》，李虎等译，北京大学出版社2014年版。

8.〔德〕克劳斯·克莱默:《欧洲洗浴文化史》，江帆等译，海南出版社2001年版。

9.〔法〕米歇尔·沃维尔:《死亡文化史——用插图诠释1300年以来死亡文化的历史》，高凌瀚、蔡锦涛译，中国人民大学出版社2004年版。

10.〔英〕罗宾·布里吉斯:《与巫为邻：欧洲巫术的社会和文化语境》，雷鹏、高永宏译，北京大学出版社2005年版。

11. 杨真:《基督教史纲》（上册），生活·读书·新知三联书店1979年版。

12.〔英〕N. G. L. 哈蒙德:《希腊史——迄至公元前322年》，朱龙华译，商务印书馆2016年版。

13. ［德］古斯塔夫·施瓦布：《希腊神话故事》，陈德中译，陕西师范大学出版社2002年版。

14. ［瑞士］雅各布·布克哈特：《希腊人和希腊文明》，王大庆译，上海人民出版社2008年版。

15. ［古希腊］修昔底德：《伯罗奔尼撒战争史》，徐松岩、黄贤全译，广西师范大学出版社2004年版。

16. ［英］爱德华·吉本：《罗马帝国衰亡史》，席代岳译，吉林出版集团有限责任公司2008年版。

17. ［英］彼得·希瑟：《罗马帝国的陨落：一部新的历史》，向俊译，中信出版社2016年版。

18. ［美］凯尔·哈珀：《罗马的命运——气候、疾病和帝国的终结》，李一帆译，北京联合出版公司2019年版。

19. ［法］雅克·安德烈：《古罗马的医生》，杨洁、吴树农译，广西师范大学出版社2006年版。

20. ［美］拉尔斯·布朗沃思：《拜占庭帝国：拯救西方文明的东罗马千年史》，中信出版集团2016年版。

21. ［美］詹姆斯·奥唐奈：《新罗马帝国衰亡史》，吴斯雅译，中信出版社2016年版。

22. ［美］贾雷德·戴蒙德：《枪炮、病菌与钢铁——人类社会的命运》，谢延光译，上海译文出版社2000年版。

23. ［美］詹姆斯·A.特罗斯特：《流行病与文化》，刘新建、刘新义译，山东画报出版社2008年版。

24. ［美］威廉·麦克尼尔：《瘟疫与人》，余新忠、毕会成译，中信出版社2018年版。

25. 武斌：《人类瘟疫的历史与文化》，吉林人民出版社2003年版。

26. 王哲：《上帝的跳蚤：人类抗疫启示录》，世界知识出版社2020年版。

27. ［美］汉斯·辛瑟尔：《老鼠、虱子和历史：一部全新的人类命运史》，谢桥、康睿超译，重庆出版社2019年版。

28. ［美］洛伊斯·N.玛格纳：《传染病的文化史》，刘学礼译，上海人民出版社2019年版。

29. ［英］弗朗西斯·艾丹·加斯凯：《黑死病（1348—1349）：大灾难、大死亡与大萧条》，郑中求译，华文出版社2019年版。

30. ［英］丹尼尔·笛福：《瘟疫年纪事》，许志强译，上海译文出版社2013年版。

31. ［美］约翰·M.巴里：《大流感——最致命瘟疫的史诗》，钟扬等译，上海科技教育出版社2008年版。

32. ［美］杰里米·布朗：《致命流感：百年治疗史》，王晨瑜译，社会科学文献出版社2020年版。

33. ［英］凯瑟琳·阿诺德：《1918年之疫：被流感改变的世界》，田奥译，上海教育出版社2020年版。

34. ［美］内森·沃尔夫：《病毒来袭：如何应对下一场流行病的暴发》，沈捷译，浙江人民出版社2014年版。

35. ［美］劳里·加勒特：《逼近的瘟疫》，杨岐鸣、杨宁译，生活·读书·新知三联书店2008年版。

36. 张剑光：《中国抗疫简史》，新华出版社2020年版。

37. 刘滴川：《大瘟疫：病毒、毁灭和帝国的抗争》，天地出版社2019年版。

38. 韩毅：《宋代瘟疫的流行与防治》，商务印书馆2015年版。

39. 韩毅：《瘟疫来了：宋朝如何应对流行病》，中州古籍出版社2017年版。

40. 曹树基、李玉尚：《鼠疫：战争与和平——中国的环境与社会变迁（1230—1960年）》，山东画报出版社2006年版。

41. 陈旭：《明代瘟疫与时代社会》，西南财经大学出版社2016年版。

42. 余新忠主编：《清以来的疾病、医疗和卫生——以社会文化史为视角的探索》，生活·读书·新知三联书店2009年版。

43. 王哲：《国士无双伍连德》，福建教育出版社2011年版。

44. 孟久成：《伍连德在哈尔滨》，哈尔滨出版社2018年版。